MUSIC-
THANATOLOGY

ミュージック・サナトロジー
やわらかなスピリチュアルケア

里村生英
Satomura Ikue

春秋社

目　次

ミュージック・サナトロジー

やわらかなスピリチュアルケア

序　章

生きた音楽のぬくもりを求めて

1.　ケア観の背景

　人間にとってケアするとはどういうことか、本書はこの問題を深く考察する一つの試みである。そのために現代のエンドオブライフ・ケアの一様式である「ミュージック・サナトロジー（music-thanatology）[1]」を採り上げ、音楽経験を媒介にしたケアの場において起こるスピリチュアルな特質に着目しながら、実践の体験内容、思想基盤及び実践方法論について検討し、死に逝く人をめぐる関わり・ケアの意味内容を探るものである。

　日本では 1980 年代頃より、少子高齢化社会の問題、医療や看護の倫理問題、子どもから高齢者までが抱える心の問題などの様々な理由から、境界を越えたケアの研究が現われ、その動向は 2000 年の介護保険の施行を挟んでますます広がっている。「ケア（care）」という語も、看護・介護・世話・手当・配慮・気遣い・関係性等様々に訳されて、医療、看護、介護、福祉、心理、教育、倫理、哲学等、様々な分野で使われ議論されてきたが、特定の訳語によって特定の分野に限定することを避け、各々の分野を越えて議論する必要から、「ケア」という表記が定着してきている[2]。

そのようななか、「教育」と「ケア」との関係についての関心は、ギリガン［Gilligan, C., 1986］、ノディングズ［Noddings, N., 1997］、マーティン［Martin, J.R., 1987, 2007］らによって問題提起されて以来活発化されており、「ケア」の問題は医療、看護、介護といった領域を超えて教育学の諸領域でも、教育的営為の妥当性を問うひとつの重要な概念として注目されている。

例えば生田［2005, 2007］は、「ケアする人」と「ケアされる他者（事物、観念も含まれる）」との間の関係性に焦点を当てて認識論を展開させたノディングズの「ケア（リング）」論に注目し、そこから新たな知の様式（従来の「形式的抽象的」な思考様式とは異なる、「ケア的な〔文脈的で物語的〕」な思考様式）の可能性と、「教える―学ぶ」あるいは「育む―育つ」という言葉では描写しきれない、教える者と学ぶ者との新たなありようを見出している。

また西平ら［2013］は、「ケアとは云わないケア」の観点から、人間の成長やそのライフサイクル、また生老病死の中の、人と人、あるいは生者と死者とが関わりあう多様な様態を丁寧に見つめ、ケアという言葉の内側に含まれている問題を検討しながら、人間の営みとしての「ケア」の意味を探究する試みを行っている。

教育の領域におけるこうした「ケア」の論議で主題となっているのは、近代科学が想定してきた「個体」あるいは「個人」に完結した人間理解ではなく、所属するコミュニティ、あるいは人生・世代交代において出会う様々な事象や出来事とのダイナミックな「関係性」の中での人間理解である。「ケア（関係性）」という主題の探究を通して新たな「人間―文化・教育像」が模索されていると言えよう。

しかしながら、上記の議論のなかには、具体例を「死に逝く」という人生の時期の関わり・ケアに焦点をあてたもの、さらには「音楽経験」を介在させるという工夫をもった実践を取り扱っているものは含まれていない。

ところで、死に逝く人へのケア（エンドオブライフ・ケア）において重要な課題となっている「スピリチュアルケア」について目を向けてみると、その言葉の一義的な定義は、現在のところない。[3]しかし「スピリチュアリティ」の探究を伴う「スピリチュアルケア」は、医療、看護、福祉、教育の分野において、様々な議論や取組みが為されている［安藤, 2007; 大下, 2005; 井上・窪寺,

2009; 樫尾, 2012; 鎌田, 2014; 窪寺 2000, 2004, 2008, 2012; 村田, 2005, 2011; 谷山, 2009, 2014; 柴田, 2011; 島薗, 2007, 2012, 2014; 高木, 2014; 中川, 2005, 2015; 西平, 2005, 2015; 村上, 2014 等]。これらの議論や実践検討が共通に示唆しているのは、特定の宗教に限定されない、ケア・関わりの新しい精神性・意図である。すなわち、人間を超えた存在（「大いなるもの・聖なるもの」、あるいは、魂やいのちといった、「より深い何ものか」）へ意識を向ける中で、今ここにある自分の存在を今まで以上により リアルに自覚し、生かされていることや周りに支えられていることにより気づかされ、生きようとするエネルギー、勇気、意志、姿勢、生きる目的が再統合されていく、そのプロセスと共にあろうとする精神である。

　しかしながら、そうした新しい精神性のもとでのケア論（スピリチュアルケア論）が論議されるなかで、聖なるものとのつながり、あるいは生きる意味・自己とのつながりを意識するありようが、音楽経験の様相、すなわち、私たちがひびき・音楽と関わるときの意識のはたらきと一致している（重なっている）ことに着目して、そこからケアの意味が論じられたことはあまりなかった。

　どういうことかと言うと、つまり、私たちが「ひびき・音楽と関わる」ということには、ひびき・音楽に「注意を向ける」、「気づく」、「聞き耳を立てる」といった「意識のはたらき」と、ひびき・音が響いているその響きかた、響き渡り具合から、そのとき・その場の気配、気の流れ、空気感、振動といった、〝目には見えないけれども感じられるエネルギー〟に「触れる」ことが含まれている。そして、それを通して、私たちは神秘的なもの、聖なるものとのつながり、あるいは神秘的な力や超越的なもののはたらきを読む・知る（感知する、意識する）経験、あるいは自分の中の深いものと再び出会う（気づく、意識する）経験をすることがある。また、そのような経験に意味を見出し、さらにはこれまでの経験全体の意味を深め、再構成することもある。

　つまり、「音楽経験」には、現代のスピリチュアルケアが希求していると思われること、すなわち、「大いなるもの・聖なるもの」あるいは「より深い何ものか」へ意識を向け、それらとのつながりを取り戻したり強めたりすることによって、自己の全体性を再統合していこうとする、その具体的なありようが見出されるのである。しかしこのように、音楽経験において超越的

なものとつながり、自己の全体性が再統合されていくありようを、より広い意味での「ケア（スピリチュアルケア）」の文脈において捉え、特定の宗教（教義、制度や形態）に限定されない、現代のスピリチュアルケアとしての新たなあり方・やり方の探究という角度から、ケアそれ自体の意味を掘り下げる試みは、あまり行われていない。

2. 「ミュージック・サナトロジー」とは何か

　本書で取り上げる「ミュージック・サナトロジー」とは、終末期及び臨死期の患者（とその家族）を対象とし、ベッドサイドでハープの音と歌声を活用して、高い集中力を持った注意深いやり方で、患者のバイタルサインや体の容態に応答してひびき・音楽を創り出し、その提供を通して死に逝く人とその家族の身体的、感情的及びスピリチュアルなニーズに取り組む臨床実践であり、またそのやり方である。その唯一の焦点を、最期のときに一緒に居て、死に逝く患者が人生の完成・満了へと進むのを助けること、言い換えれば、この世界から未知なる次の世界へスムーズに移行するのを損なわせる何ものからも解き放つことに置いている［Schroeder-Sheker, 1994, 94[6]］。そして、家族や医療スタッフからは、患者が死に逝くあり方にスピリチュアルな局面（尊厳、恩寵、美の感覚）を添えると評価されている[7]。

　この実践（運動）は1970年代半ば、現代のホスピス運動がアメリカ合衆国でエンドオブライフ・ケアに影響を与え始めたとき、時期を同じくしてコロラド州で始まった。現在アメリカでは、ミュージック・サナトロジーはエンドオブライフ・ケア及び緩和ケア領域の一つの専門分野として社会的認知を得るまでになっている。

　ミュージック・サナトロジーは、エンドオブライフ・ケアや緩和ケアの場で実施されることから、一見ミュージック・セラピィ（music therapy）と混同されやすい。しかし前述のように、死に逝くプロセスと共にあることに主眼が置かれ、クオリティ・オブ・デス（quality of death: 死に逝くことにおける

質）を支えるために、音・ひびきと声が応答的に使われる。そしてこのような実践の開発に際して、11世紀フランス、クリュニー修道院の看取りの慣わし・儀式から精神性と方法論の基盤を与えられているという特徴を持っている。

　では、ケアの意味を、「ミュージック・サナトロジーを通して」探究していく妥当性・有益性はどこにあるのか。言い換えれば、「ミュージック・サナトロジー」はケアのどの側面に新しさを付け加えるのか。あるいは、いかなる特性を備えたケアであるのか。死に逝く人へのケアにどういう角度から接近しようとしているのか。

　本書の論点を暫定的に示しておくために、ここでまず、この運動の創始者、シュローダー゠シーカー（Schroeder-Sheker, Therese）が、「ミュージック・サナトロジー」を開発する契機となった出来事を見ていきたい。シュローダー゠シーカーはこの出来事を、「最初のミュージック・ヴィジル[8]：ミュージック・サナトロジーの誕生」として、しばしば自著やインタビューで語っている。しかしそれは、死に逝く人に接した逸話を紹介したかったということからではない。そうではなく、むしろその経験を語り伝えることによって、何かミュージック・サナトロジーのようなもの、すなわち「音楽経験を通してのスピリチュアルケア」といったような考え方や方法論の必要性、さらに言えば、そうしたケアを必要とする今日の社会のありようや文化的風潮について注意と省察を促すことを目指していたように思われる。つまり、産業化時代の価値観や人間観に支配された考え方やあり方（他者との関わりや関係性のあり方）、また「医療の失敗」・「敵」としての「死に逝く」観について問題提起を行い、この問題に取り組むことこそが「ミュージック・サナトロジー」の真意であることを伝えたかったのではないか。現在の「ミュージック・サナトロジー」という様式を開発、提言するに至った社会的背景とケアの今日的主題が、ここには潜んでいるのではないかと思われるのである。

3. シュローダー゠シーカーの体験と語り

　以下ここでは、シュローダー゠シーカーの語り（narrative）をもとにその
要約を記す。ひと続きの語りであるが、続く第4節での検討のために便宜
上、**A** 〜 **D** の四つの場面に区切り、記述する。なお、この語りには、この
あとの長い本論での考察を経て、改めて終章で再び立ち戻る予定である。

　シュローダー゠シーカーは、「ミュージック・サナトロジー」という分野
を開発するきっかけとなった出来事の語りを、自分自身が看護助手として高
齢者施設で働くなかで、大きな苦痛と混乱を経験したことから始めている。
　A…当時（1970年代半ば）、高齢者施設で死期が迫った老人のケアをしてい
たシュローダー゠シーカーは、その施設の「ケア」方針が非常に「産業的」
であることに疑問と葛藤を覚えていた。そこでは居住者が死に逝かんとして
いる、あるいは亡くなっているのを見つけたら、マニュアルに沿った、しか
も機械的手続きを行うことが教育され実行されていたからである。また、居
住者たちは人間的な関わりのない中で日々を過ごし、死期が迫った時期にお
いても心理的・信仰的援助も受けられず、孤独と苦しみのうちに亡くなって
いた。
　シュローダー゠シーカーはこうした光景を日々目の当たりにして、自分の
内側で不安や葛藤を募らせていき、しかしそれをうまく表現できないまま、
どんどん混乱していった。さらには、人の死を次第に経済的観点から見るよ
うになっていく自分自身にも嫌悪感を抱いた。そうして、この仕事を辞めた
ほうがいいのかどうかを、大学時代の哲学担当の教師でもあった牧師に相談
した。
　B…この牧師はシュローダー゠シーカーをウォーキングに連れ出し、ウォ
ーキング瞑想というやり方で彼女の話に専心した。ウォーキングをするなか
で彼女に話をさせ、その話に耳を傾け、話しの内容を確かめながら反芻し、
沈思黙考した。そしてしばらくの間、沈黙のうちにウォーキングを続けたの

ち、燃えるような厳粛さをもって彼女にこう言ったのである──「彼らを置き去りにしてはいけない。護りなさい」と。

　シュローダー゠シーカーが「問題」として見たことを、この牧師は「スピリチュアルな機会（a spiritual opportunity）」と捉え、ひとの内面にある静寂（interiorized stillness）と神聖さ（holiness）は保護することはできるのではないかと、彼女に投げかけた。そしてこうも問いかけた。「死に逝かんとしている居住者を見つけたときに、すぐにマニュアルを実行するのではなく、その人の傍らに静かにたたずみ、彼の内なる静けさ・神聖さのために祈りを唱えるとしたら何が起こるだろうか」。続けて彼は、他者のためにより自由により的確に働くためには、自らのスピリチュアリティ（内面性・深みへの感性）と宗教的コミットメントの両方を拡げ深める努力をしたほうがいいのではないか、具体的には、世界のいろいろな聖典に親しみ、聖句を暗唱して沈黙のうちに祈ることができるようにしてはどうかと助言を与えた。

　C…このアドヴァイスに思いを巡らしていたとき、シュローダー゠シーカーはもう一人の人物に出会う。その人は高齢者施設の入居者で、肺気腫で死の床にあった。ある晩、シュローダー゠シーカーがその人の担当になり部屋を訪れたとき、彼はあえぎ、おびえ、苦しみ叫んでいる状態だった。彼女は意を決して（教えられたマニュアルを実行するのではなく）、彼の名前を呼び、手をとり、目をあわせて関わった。さらに、息をするのが困難になっている彼の状態に応答して、咄嗟の判断でベッドに上がり、後ろから彼を抱きかかえ、静かに揺らしながら小さな声で語りかけるように聖歌をいくつか歌った。

　すると、必死の形相でもがき苦しんでいた動きが止まり、日ごろ人を遠ざける傾向にあったその人は、安心した様子でシュローダー゠シーカーの腕の中で静かな歌声に合わせて共に息をし始めた。そしてその後そのままの状態で彼女は彼の心臓が鼓動を穏やかに止めるのを看取り、その後もしばらく、静寂に包まれて彼を抱いていることができた。

　D…彼女はこの居住者の看取りのさなか、触知できる、光り輝く実体が、部屋を満たしているのを見た。彼の苦闘に取って代わった静けさは、一種のゴールド、光輝くいのちとでも表現しうるもので、それが部屋に充満し、触知できる実体となって、まるで彼の遺贈したスピリチュアルな（超自然的・

神秘的な）遺産であるかのように、聖油のごとくシュローダー゠シーカーの奥深くに浸透していった。その神聖さ・静けさは、彼女のコアの部分に宿り、現在も彼女の仕事に拠り所と力を与えている。そしてこの経験を通して彼女は、死・死に逝くことは一種の「誕生」であり、畏怖の念を感じる静けさと神秘的なエネルギーに満たされることである、という新たな意味を発見したのであった。

4. 死に逝く人をケアすること

　以上、シュローダー゠シーカーの最初の事例についての語りを要約、記載した。ここに紹介した一連の記述は、各場面が以下のような、死に逝く人への「ケア・関わり」をめぐるテーマとそれへの暗示的応答を提起しながら、全体としては、死に逝くこと・死に逝く人をケアするとはどういうことか、つまり「人間の営み」としての、死に逝く人へのケアの意味を深く問う一つの物語として見ることができる。

A…（死に逝く人を）「ケアする」とはどういうことか。現代の産業化社会の価値観に基づいた（利潤と効率を重視する）関わりのあり方、及び死・いのちの受け止め方に、この私はどのように応ずるのか。→暗示的応答：自らの、死・死に逝く人に対する関わりのあり方を問い直してみよ。⇒ (a)

B…（Aの暗示的応答を承けて）死に逝くという事態、死に逝く人に「関わる」ためには、どのような視点また意識・姿勢を要するか。そしてそのためには何が必要か。→暗示的応答：「死・死に逝く」を、経済的事象として捉えるあり方から、「スピリチュアルな機会」（人知を超えた超越的なはたらき、神聖なるものに属する領域の事柄）として捉えるあり方へ、また経済的損失を出さないというケア姿勢から、人の内奥に宿る静寂・神聖さを保護するというケア姿勢へ意識を変えること、そして、そのために内面性と宗教性両方の

涵養の道に開かれることが必要ではないのか。⇒（**b**）

C…（**B**の暗示的応答を承けて）実際に、死に逝く人に関わる場において、ケ
アする側の人はどのようにあ・る・のがよいのか。→暗示的応答：ケアする人と
ケアされる人が「共にある」という関係性を築く。ケアする人が意識を集中
させて患者の傍に居・て・、聖歌の介在を通して、相互的で共感的な関係を創っ
ていくのは可能性を秘めたひとつのやり方ではなかろうか。⇒（**c**）

D…（**C**及び**B**をふまえ、また**A**の疑問に立ち還って）実のところ、死とは何
を意味するのか。どのような視座・あり方が、現代の死に逝く人をケアする
ということには必要か。→暫定的な提案：「死に逝く」ことはいのちの営み
の一部、「いのちの新たな始まり・誕生」であり、「神聖な静けさに抱かれる
経験」である。それゆえ、死に逝く・死に逝く人へのケアには、いのちの新
しい局面への「移行を助ける」というケア観、言い換えれば、死に逝くとい
う視座（生から死への境界）に立ったケア・関わりのやり方への転換が必要
である。そして、死に逝くこと・死に逝く人に関わるということには、大い
なるいのち・神聖なるものの流れにつながり、それに満たされること・統合
されるという洞察が含まれるのではないか。⇒（**d**）

（**a**）

　まず**A**の部分が投げかけているのは、（死に逝く人への）ケアをするとは
どういうことか、それは教えられた通りに単にマニュアルを実行することで
いいのかといった、ややもすれば通り過ぎてしまう、しかし基本的な問いで
ある。しかし、ここにおいて注意を向けなければならないことは、この問い
かけが、産業化時代の機械論的で物質主義的な世界観によって立つ現代の価
値観・人間観のもと、人間を経済的存在とみなし、死を経済的事象だと理解
するあり方を背景にして生じてきている、極めて今日的・同時代的問題提起
であるということである。^{◆10, 11}ここで問われていることは、マニュアルの良し悪
しや、教えられた通りにそれに従うことが正しいか誤っているかということ
ではなく、シュローダー゠シーカーの葛藤・混乱が示しているように、利潤

と効率を優先させたケアの姿勢・状況、ひいてはそのような生き方、ケアの仕方に、自分は「どのように応じるのか」である。言い換えれば、ケアに携わる私たち一人ひとりが死とどう向き合い、孤独や苦悶のうちに死に逝かんとしている人・事態をどう受け止めるかといった、死そして死に逝く他者への関わりや関係性のあり方。つまりこの部分の語りには、ケアの営みや実践を根底から支えるケアの根本的意味を、ケアする側の主体的なそして「他者や事象との関わり方」に視点を置いて捉え直していくことの必要性が暗示・喚起されていると見て取ることができる。

(b)

Bにおいて描写されているのは、葛藤状態のシュローダー゠シーカーが相談を持ちかけた牧師の助言とそのやり方である。しかし、その助言と助言の仕方を通して、ケアすることへの新たな意識とケアに臨む視点と態度の転換、そしてそのために内面性と宗教性両方の涵養の道に開かれることの必要性が提起されている。

牧師は、人の死を「スピリチュアルな機会」と捉えるという視点に立ち、「ひとの内奥にある静寂（interiorized stillness）と神聖さ（holiness）を保護する」というケアの新たな方向性をシュローダー゠シーカーに提案した。そしてそのためには自らのスピリチュアリティ（内面性、深みへの感性）と宗教的献身の両方を深めることや、祈ることや聖典に親しむことを勧めている。これは、人そして人の死（いのち）を、経済的事象として見る見方でのケア方針とは全く異なる。それはむしろ、人間の理性的判断を超えた大いなるもの（神）のはたらき、あるいは「いのち」の営みの一局面として捉える見方、すなわち、新たな、しかし考えて見れば全く根本的な、ケアの視座と言えるものではないかと思われる。

このようなケアの視座には、その人の「人生」に終わり（エンドオブライフ）というひと区切りはあっても、その人の「いのち」はその区切りを超えて、より大きないのちの営みの中に統合され、引き続いて営まれていく、流れていくという捉え方、言って見れば、永遠性への希望がある。このようないのち観を持つことが、死に逝くことを意識しながら生きる、ケアをする側

の人には重要かつ必要であることがこの部分の語りには示唆されていると見て取ることができる。

　また彼は、単に言葉で助言を与えただけでなく、自らの助言の仕方を通して、内面性を修練することの意味・意義も示している。「ウォーキング瞑想」というやり方を通して、物事に「完全に巻き込まれて十全に」取り組むあり方を示しているのである。

　曇りのない意識と思考が統合して、目の前の事象をありのままに深く洞察することのできる状態、あるいは、こころとからだが一致して深く落ち着いた状態、こういった意識状態は、常に何かをすることへの欲求、心配、緊張に心を奪われている現代人にとっては、自らが修練して求めていかなくてはならない状態・態度となっている。牧師のウォーキング瞑想というやり方は、そのような状態を求める「現代のスピリチュアル・プラクティス（霊的修練：内面を深めるあり方、超越的次元に触れることを探求する道・やり方）」を彷彿とさせる。そしてこのような内面への沈潜・内的沈黙の涵養は、今日、「観想教育（contemplative education）」という分野が登場するほどに関心を集め、魂やスピリットといった超越的な次元を包括した人間理解、ケアリング的な教育のあり方の探究、そして瞑想やマインドフルネスの社会的浸透を背景にして、1990年代以降、急速に広がっている。

　このような内面性の修練を通してもたらされる、目の前の事象あるいはその人まるごとに「専心」し、「耳を傾け」、「沈思」し、「対象あるいは対象者の立場に立って認識」して「応答」するといった、より集中した意識状態あるいは深い態度は、これまでは「ケアする」ことの陰に隠れて、ケアにおける重要な要件として光が当てられてこなかったものかもしれない。しかし、「ケアをする人」と「ケアをされる人」がその場に一緒に居て、そこから生まれてくる注意・意識のはたらきと関係性。この場面の牧師の態度についての描写は、これまでの臨床現場・教育では特には意識されず、積極的に育まれてこようとはしてこなかった態度、すなわち、その時その場に十全と存在して、事象、環境、そして目の前のそのひとに注意を向け、応答してケアに取り組むという側面を強調する、新しいケアのやり方を暗示・予感させる。内面性修練の道に開かれること（観想的教育）の重要性・必要性もここには

示唆されているのである。

(c)

　Ｃの部分はシュローダー＝シーカーが高齢者施設の入居者を自らの歌声と共に看取ったときの体験内容である。そしてその体験内容が暗示するのは、注意の働きを持って患者の傍に居て、ひびき・歌声を介在させることによって〝関係性をつなぎ、共にある〟という、ケアの新しいやり方である。言い換えれば、「魂が安らぐ、神聖さに触れる経験としての音楽経験」の構成という「ケアの音楽的なやり方」の可能性である。[15]

　これらのことは、シュローダー＝シーカーがまず、死に逝かんとしていた患者の苦痛や恐怖心を含むその場の危機的状況をまるごと「受け止め」、教えられていた施設のマニュアルを即座に実行することを止め、その状況の中で「傍に居ようとした」こと、そして呼吸をすることが困難になっている臨死の人にただ「仕えた」様子に示されている。加えて、そこには「居る（仕える）やり方」として、歌われる祈り（日常の自我意識とは異なる、より研ぎ澄まされた意識状態での歌声、すなわち「祈り〔聖歌〕」をうたうという行為とその響き）が介在していた。ここにはケアする者が相手丸ごと全体、すなわち、肉体・こころ・魂に寄り添い、ケアされる者もそのように寄り添われることを受け入れて応答するという相互関係性構築のさま、またその中でケア及びケアの場が成り立っていく姿が見て取れる。

　音楽の医療現場における適用については、ホスピス緩和ケア、ターミナルケアにおける「ミュージック・セラピィ（music therapy）」がある。[16]日本での場合、その多くの実践は、主に人生回想法と親しみのある音楽の聴取や音楽活動を組み合わせることによって臨床技法としての独自性が発揮されている。ただその内容は、終末期患者のもつ懐かしい思い出や感情に訴えかけることを通して、疼痛緩和、ストレス軽減、QOLの維持と向上、不安や緊張などの神経症状の緩和等を目的とする、いわゆる「心理的及び実存的安寧を目指したケア」であると言ってよいだろう。[17]そこでは人生の旅立ちに際しての精神的準備（心の奥底にひっかかっていることの整理、和解、ゆるし、手放すこと、告別あるいは感謝の表現）に取りかかったり、死に逝くことを越えてつ

ながっていくいのちについて省察したりする霊的・宗教的ニードにはあえて
深入りせず、人間同士の情緒的なコミュニケーションに重点が置かれている。

　しかしＣの部分は、霊的、また人間同士の関係性構築のどちらのニード
にも応えていることを語り伝えているという意味において、ミュージック・
セラピィとは異なる様相を呈するプロセス・やり方の示唆と見て取ることが
できるだろう。なぜならここでの「音楽的なやり方」には、「死に逝く」と
いういのちのダイナミクスのもとで、①うたうという行為によって死に逝く
人の傍に居る（時間・空間を共にする）、②声の響きを通して死に逝くことへ
の不安と恐怖にあるからだ同士とこころ同士が一つに重なり合って同調する、
さらには、③聖歌（祈りとしての歌）を介して神聖なるものに意識が向かう、
という関係性に開かれているからである。つまり、このＣの部分は、ケア
する人とケアされる人が、歌われる祈りを介して、ⅰ）物理的にそこに居る
という面、ⅱ）人間同士がつながるという面、ⅲ）神聖なるものに取りつぎ
を祈りつつ死に逝くというダイナミクスに乗るという霊的な面、これら三重
の面から「共にある」という関係性が築かれるなかでケアが成り立っていく
という、独特のケアの形を提示している。この意味において示唆的であると
思われる。

（d）

　最後の部分が示唆するのは、死に逝くこと・死に逝く人に関わる根本的な
あり方（ケア観）、そして「ケア」自体の究極的な意味・意義である。

　この事例ナラティヴは、単に、死に逝く人との実際の関わりにおいて変容
（内面的癒し）が起こってきたプロセスの報告に留まるものではない。死とは
何を意味するか、その「意味づけ」が続いている。「新しいいのちの始ま
り・誕生」、「神聖な静けさに抱かれる経験」としての死の包括的理解である。

　ただ非常に特徴的なことには、その意味の理解は、シュローダー＝シーカ
ーが施設の居住者の死に立ち会ったそのとき・その場で何が起こっていたか
について、日常的な意識で目にし、耳にして経験することとは別次元の、よ
り高められた注意力をもって経験し、直観したことに拠っている。つまりこ
こで語られているのは、脳波や心肺停止などの生理学的・医学的データによ

る死の説明ではなく、居住者の逝去の場で、神聖な静けさとそこに宿る「いのち」としか表現しようのないものが顕れたさまの実況・表現であり、死に逝く人との関わりを通して知った、「いのちとのつながりの実感（いのちへの畏敬、感謝の念、いのちの流れ・営みのなかに置かれていることへの不思議さと感動の覚え）」である。

　このように D の部分は、A 〜 C を通して終始一貫して鳴り響いていたテーマ、「死に逝く人をケアすることとはどういうことか」に対する、いわば総括的な暫定的回答である。この事例ナラティヴは、結局のところ、「経済的事象としての死」、あるいは「機械論的な世界観に立ったマニュアル的なケア」とは異なる死の捉え方とケア観、すなわち、人の死を「いのちの新たな局面の始まり」・「神聖なもの」といった「大いなるいのちの流れとのつながり、聖なるものとのつながり」の観点から捉え、そのいのちの新たな局面の始まりに向けての移行・流れを、神聖さと内的静寂を擁護しつつ援助・サポートすることが「ケア」のあり方なのではないかということを提起していると思われる。しかし同様に、「いのちとのつながり・神聖さに満たされる」という実感がケアの営みにあるということが、何よりもケアの原動力であり、根本的意味であるということ。そしてそのつながりにおいて、ケアはケアとして意味を成し、また、ケアする人はケア者として、また一人の人間としてより全体的に統合されていく（言い換えるならば成長していく）ということ。これらのことを D は強く言い表していると思われる。

5.　「〈いのち〉の受けとめ手」としてのスピリチュアルケア

　以上、ミュージック・サナトロジーの源泉となった最初の事例を通して、このナラティヴが現下の「死に逝くこと・死に逝く人へのケア」に対して示唆・提起していることを検討してきた。これらの示唆点を改めて全体的に見通すと、この事例ナラティヴは、ケアにおける「関わりのあり方」及び「死に逝くということ（言い換えれば、いのち）の受けとめ方」に対する現代

的・同時的問いに端を発し、ケアする側の人が関係性に〝多元的に〟より開かれ、よりつながれていくというはたらきに沿う（応答する）なかで、ケア自体が生成し展開されていくさまを描き出していることが分かる。またそこには、自己の行動や思考パターンを意識化したり、意味や原因を理解したりすること、ケアの全体状況を把握し直したりすることといった、ケアする人の意識や態度の変容、また内的統合・成長が内在していることも認められる。

　つまりこのナラティヴは、ケアの営み、またその環境のなかで「関係性を生きる（築く）道・あり方」という観点から、ケアを構成する以下のような局面において、新たな指標を提示していると仮定してさしつかえないだろう。

　①ケアの精神性・宗教的視座──死に逝く人への関わりを「スピリチュアルな機会（人知を超えた超越的なはたらき、神聖なるものに属する領域の事柄）」として受け止める。

　②ケアの方向性──死に逝かんとしている人の内奥に宿る静けさ・神聖さを保護する。

　③ケアの場における態度（ビーイング）とそのための観想的修練の必要性──感情・思考・存在が統合されて、その場に十全と存在し、目の前のひと、事象、出来事に注意深く開かれている意識状態、態度で居る、またそのための観想的修練を必須とする。

　④ケアの新しいやり方──今ここに開かれた注意深い状態で死に逝かんとしている人の傍らに居て、ひびき・音楽（歌われる祈り）経験の構成を通して、関係性を築く・共にある。

　⑤死に逝く人への関わりの根本的あり方──いのちの新たな局面への神聖な「移行」を援助・サポートする。

　⑥「ケア」すること自体の本質的意味・意義──大いなるいのちの流れとのつながりの実感と、それによる全体性の再統合（癒し・内的成長）を省察する。

　先にふれたように、この最初の事例は、「ミュージック・サナトロジー」を説明する際に繰り返し語られており、いわば「ミュージック・サナトロジー」の原型であり、その理念、教育、実践の拠り所であると見られる。また、

最初の事例で見出されたケアの意味は一回きりのものではなく、その後、実践のたびにシュローダー゠シーカーを始め、ミュージック・サナトロジストたちによってミュージック・ヴィジル経験の意味は深められ、再構成されているものと推測される。したがって、最初の事例を契機として開発された「ミュージック・サナトロジー」は、死に逝く人に関わるあり方（すなわち、関わることの意味を問う姿勢、ケアの精神性〔宗教的視座〕、ケアの方向性、ケアにおける態度、ケアのやり方、及びケアの根本的意味）において、独自な観点を具えた、いわば、死に逝く・死に逝く人へのケアとは何かを知っていく、一つの運動体[20]であると見なすことができる。

　本書では、「ケア」に対するミュージック・サナトロジーのこのような独自の観点・スタンス、及び、形態・あり方を「音楽経験を通したスピリチュアルケア[21]」と呼ぶことにする。ただし、この「音楽経験を通したスピリチュアルケア」という言葉は、確立された方法と対象をもつ専門分野を意味するものではない。それはむしろ「ケア」の理論的枠組み、内容（実践への反応）、技法・プロセス（方法論）を一つのまとまりとして設定しておくための言葉である。したがって、その意味内容こそ本書全体を通して内側から探っていかれるべき課題である。これからの各章の検討を通して、こうしたケアの基本的テーマを改めて検討し、死に逝く・死に逝く人へのケアとは何かを、「音楽経験を通したスピリチュアルケア」という観点でその意味内容を明らかにしていくことを試みたい。

6. 本書の目的と構成

1）目　的

　先に述べたように、「ミュージック・サナトロジー」は、死に逝くこと・死に逝く人へのケアとは何かを知っていくための一つの運動体と捉えられる。したがって本書は、その実践内容、理論的枠組み（思想基盤）及び方法論を検討することを通して、死に逝くこと・死に逝く人をケアすることの意味内

容を明らかにしていくことを目的とする。

2）方　法

本書では、ミュージック・サナトロジーの実践、思想基盤、方法論の検討を通して「音楽経験を通したスピリチュアルケア」の意味内容を探究することをめざすが、その検討においては、シュローダー゠シーカーの視点をターゲットにしながら論を進めていくものとする。第1章で詳述するが、ミュージック・サナトロジーは現在、シュローダー゠シーカーが主宰するプロジェクトだけではなく、このプロジェクトで養成を受けた卒業生が独自にミュージック・サナトロジーの運営機関を展開する動きも出てきている。

ここではこういったミュージック・サナトロジーの全体的な動向も見る。しかしこれらを見ていく際には、ミュージック・サナトロジーの創設者であるシュローダー゠シーカーの側に立脚して、論考していく。つまり、ミュージック・サナトロジーの実践、歴史的・思想的基盤、そして方法論は、シュローダー゠シーカーが開発し、展開しているミュージック・サナトロジーに照らし合わせながら、その内容を紹介し、規定し、解きほぐし、検討していくという方策を採るものとする。

アプローチの方法は、実践分析［PART Ⅰ］ではインタビュー分析及び文献研究に拠る。理論的枠組み（思想基盤）及び方法論の検討［PART Ⅱ、Ⅲ］においては文献研究の手法をとる。その概要は以下の構成に含め、詳細な手続きについては本文に譲ることとする。

3）構　成

PART Ⅰでは、ミュージック・サナトロジーの実践分析を行う。実践によってケアの場にどのような関係性のつながりと深まりが起こっているかを視点として分析・考察し、「ケア」の意味と特質について探究する。具体的には第1章でミュージック・サナトロジーの現状を把握した後、第2章で日本での応用実践、第3章でアメリカでの臨床実践をそれぞれ分析する。そして第4章は、PART Ⅰのまとめとして、第2章・第3章の内容を比較検討し、ミュージック・サナトロジー実践の地平から捉えた、死に逝く人への

「ケア」のもつ特殊な質：「スピリチュアルなありよう」について整理し、記述する。

　PART Ⅱでは、ミュージック・サナトロジーに歴史的・思想的基盤を与えた11世紀クリュニー修道院の看取りの慣わし・儀式を精査することを通して、「ケアの精神性（根本的な理論的枠組み）」を探究する。その際、クリュニーの看取りの慣わしが、いかに現代のミュージック・サナトロジーと共通しているか、及び、クリュニー修道院の理念から「ケア」をめぐってどのような示唆を受けているのか、の視点でアプローチする。

　議論の流れとしては、まず第5章で、クリュニーとミュージック・サナトロジーの関係ならびに看取りの慣わしを読み解く視座について説明し、続いてクリュニー修道院とその霊的生活について概要を述べる。そして、看取りの慣わし・儀式のプロセスと特質を示す。第6章は第5章の後半部分を受け、看取りの慣わしに見られる具体的な「ケア」様態、及びその背後にある精神・信条を検討する。第7章と第8章は、ミュージック・サナトロジーのケア理念と方法論に基盤を与えたと思われるクリュニー修道院の理念を検討する。その際、第7章では思想的枠組みに、第8章では方法論的基礎に焦点を当てる。そして第8章第4節において、クリュニーに学ぶ、死に逝くこと・死に逝く人に関わるにあたっての精神性（ケアの根本的枠組み）について論述し、PART Ⅱのまとめとする。

　PART Ⅲは、方法論（ケアの音楽的なやり方）としてのミュージック・サナトロジーについて検討する。ミュージック・サナトロジーという独特のやり方、すなわち、「死に逝く人のベッドサイドで、ハープの音と歌声を使って、ひびき・音楽を創り出して提供する」ということは、なにゆえ「ケアのやり方・方法論」であるのか。シュローダー゠シーカーによる、ミュージック・サナトロジーに関する言語的説明［Schroeder-Sheker, 1994, 2001, 2005a, 2005b, 2009a, 2009b］を手掛かりにして探究する。

　具体的には、第9章でまず「ミュージック・サナトロジー」の言語的説明を検分し、ミュージック・サナトロジーのケア方法論としての独自性を考究する。そして第10章と第11章で、方法論の二本柱である「プリスクリプティヴ・ミュージック」と「観想修練の臨床適用」というあり方にそれぞ

れ焦点を当て、関係性と変容を深めるという観点から、この独特のやり方に
込められたケア的意図（意味）と意義を明らかにしていく。

　そして終章で、検討全体を通して見えてきた、ミュージック・サナトロジ
ーの特質をまとめ、本書全体の課題である、「音楽経験を通したスピリチュ
アルケア」の文脈への位置づけを行うものとする。加えて、音楽経験を通し
たスピリチュアルケアのモデルとして、「ミュージック・サナトロジー」が
同時代に何を訴えているのかを論じて本書の結びとしたい。

　なお、以上のように本書は、「ミュージック・サナトロジー」について、
ケアの実践、ケアの歴史的・思想的基盤、ケアの方法論という角度から光を
あてていくものであり、それはそれぞれ、臨床死生学、実践神学、人類学、
応用音楽学、人間学等の諸分野とリンクしている。「ミュージック・サナト
ロジー」とはそういった複合構成概念の運動体である。したがって、読者の
方々の興味に応じて、PART Ⅰ～Ⅲのどの部から読んでいただいても幸いと
考えている。

7.　キーワード用語法

　ここで本書において使用する以下の言葉の用語法について触れておく。

①「スピリチュアルケア」

　「スピリチュアルケア（spiritual care）」という言葉に、現在一義的な定義
はない。本書では「スピリチュアルケア」の意味を始めから何らかの文脈に
議論を絞り込むのではなく、まずは「スピリチュアルケア」という概念のも
つ広さを受け止め、いわばその豊かさや奥行に様々な角度から光を当てつつ
考えを深め、次第に個別分野のより特定された場面（本書では、死を前にし
た人と音・音楽を介して関わるという場面）に焦点をあてていくのが適当とで
あると考える。そして、そうすることによってこそ、スピリチュアルケアと
いう行為・関わりがその奥に持つ、より深い意味が明らかになるのではない

かと見ている。

　したがって、「スピリチュアルケア」という語は、ある特徴的な質をもった「ケア」という「ものの見方・視点」を成り立たせるために仕掛けられた「装置」の名前として使用する。その装置のからくりを解き明かすのが本書の目的であるため、仕掛け・からくりに相当する議論の展開においては原則として、この言葉は登場しない。議論それ自体はすべて、「ミュージック・サナトロジー」の言葉で進めていく。つまり、この「スピリチュアルケア」は以下に挙げる用語に対して、上位概念の位置にあるということである。

② 「スピリチュアル」及び「スピリチュアリティ」

　西平［2007］は、「日本語カタカナ表記の『スピリチュアル』及び『スピリチュアリティ』、また spirituality という言葉は様々な文脈で用いられる。その意味内容も、文脈に応じて多様である。正確には、その強調する側面が異なっている」［p.85］として、「霊　性（スピリチュアリティ）」という言葉の、文脈に即した意味内容の一側面の具体的な訳語案をいくつか示してくれている。筆者も西平に賛同し、「スピリチュアリティ」は様々な側面を有したひとつの構成（複合）概念（construct）であると捉える立場にまず立つ。そして本書は、「スピリチュアリティ」（及び「スピリチュアル」）という構成概念には、ⅰ）一般的な用語法、ⅱ）シュローダー゠シーカーが使う英語の spiritual/spirituality、ⅲ）「ミュージック・サナトロジー」における「スピリチュアル」、のそれぞれの場合において、以下の言葉で言い表される側面があることを把握しておくことからスタートする。ただし、本論のなかでそのつど、その意味内容や特質、その他の側面に言及しながら、（ケアが）「スピリチュアル」であるということの意味を解明していくものとする。

　ⅰ）　一般的な用語法の場合[22]
　　ⓐ「宗教性」[23]：従来の宗教が扱ってきた事柄としての、神・仏の力へ心が向かう性向、信仰心。
　　ⓑ「超越性」：神、仏あるいは霊という名称を使わない形ではあるが、「神的存在」、「神秘的存在」、「人間を越えた存在」、「永遠に変わらな

い存在」、「大いなるもの」、「聖なるもの」といった名称で言い表される、人間（わたし）と垂直関係を作っている存在に対する関心や希求、また「自然の威力、偉大さ」への感動、「大いなるいのち」への崇敬や畏怖、芸術体験における実感や感受。

ⓒ「内面性」：生きる意味、存在の土台、あるいは真実の自己を求めて、沈黙や瞑想を通して、意図的に日常とは異なる次元（自らの深み、内的静寂、純粋さ）へと沈潜する性向。

ⓓ「実存性」：人生の意味、生きる目的、存在の土台、罪の意識、死後のいのちへの希望等、各人がこの世でその生を生きる（実存する）ゆえにその人が背負う切実な問題・苦悩を実感、自覚する、あるいはそれらに覚醒する性向。

ii）　シュローダー＝シーカーが使っているspirituality/spiritualの場合[24]

①「聖なるものとのつながり」：上記ⅰ）ⓑ「超越性」に属する意味であるが、シュローダー＝シーカーの場合、「大いなるもの・聖なるものに触れて、崇敬、感謝（恩寵）、神秘・畏怖、いのちを感じること」及び「聖なるものとのつながりを回復する体験様式やそのやり方」といった意味合いが強い。そして、次に挙げる意味と相互に関連している。

②「内面へと向かう道」：上記ⅰ）ⓒ「内面性」とほぼ同じであるが、シュローダー＝シーカーの場合は、特定の宗教的な説明や実践に関与しない形で「祈りの伝統」あるいは「観想の伝統」を通ること・そのあり方といった意味合いが強調されてこの言葉が使われている。

③「パストラルケア的（であること）」：上記ⅰ）ⓐ「宗教性」の側面に属するが、ここでの場合、歴史学的（historical）、知的（intellectual）、心理学的（psychological）、社会学的（sociological）、臨床的（clinical）、医療的（medical）、教育的（pedagogical）と区別する意味合いで使われている。つまり、その社会的機能・はたらき面に着目しての意味合いである。ただこの場合、シュローダー＝シーカーは「パストラルケア的」［下記④「パストラルケア」参照］という色合いを与えて、「宗教的」

の意味をより際立たせている。

④「魂の・霊的な（事柄）」：これも上記ⅰ）ⓐ「宗教性」の側面に属する意味であるが、ここでの場合は、一個人内の、身体的（physical）、精神上の（mental）、情緒的（emotional）と区別する形で、人間が持つ、この世的な事柄を超えて、より絶対的・究極的な存在や意味を求める局面（性向）を示す意味で使われている。

⑤「見えざるものへの鋭く豊かな感性」：人間が聖なるもの・大いなるものに開かれていて、それをキャッチするアンテナが精妙にはたらいているという意味である。この側面は、前出④の「魂に関する事柄」と関連し、また、上記ⅰ）ⓐ「宗教性」に属する事柄であるが、ひびきと静寂のうちに聖なるものを見て取る臨床家—音楽家、シュローダー＝シーカーにとっては、より焦点化された、はっきりとした意味合いを持つ側面として認識され、使われていると思われる。

⑥「全体的／全体性」：肉体と魂とスピリットの「ひとまとまりの全体性」という文脈において使われている。「ホリスティック（holistic）」という言葉で補足説明されている場合もある。

⑦「実存的／実存性」：上記ⅰ）ⓓ「実存性」と同じである。（例えば苦悩や痛みが）架空ではなくて実際に存在すること、あるいは、ひとりの人間として、自己の存在を自覚的に問いつつ存在する人間の主体的なありようなど、今、目の前に現実・事実として現われているもののことに関することを言い表す場合に使われている。

⑧「理念・精神」：そのものを成り立たせている意図、真意、特質。シュローダー＝シーカーの場合、特に、「ミュージック・サナトロジー」というはたらき・運動、また、それを運営する自らのプロジェクト（組織体）に息づき、浸透し、そのはたらきやプロジェクトを動かしているもの・気質を指して使われている（このことはまた、クリュニー修道院という組織体を説明する文脈においても適用されている）。

ⅲ）「ミュージック・サナトロジー」における「スピリチュアル」

ミュージック・サナトロジーにおける「スピリチュアル」は、本書の主目

的である、「音楽経験を通したスピリチュアルケア」の文脈の中で、本論また結論のなかで言及されるべき事柄ではあるが、「スピリチュアル」の含意するすべての意味合いを、最後に全体的に理解するという方向で議論を進めていくと、矛盾ばかりが目につき、肝心の「ケア」の意味内容を解き明かすという論旨が見えなくなってしまう危険性があると思われる。

　そこで、ここでミュージック・サナトロジーにおける「スピリチュアル」の意味内容を、箇条書きで列挙する形で予め示しておくという策を取ることにする。つまり、本論を全部読み終わっていただくと、本書における「スピリチュアル」及び「スピリチュアルであること」は、以下の意味であることがお分かりいただけると思う。

- 全人的：上記ⅱ）⑥の「全体的／全体性」と同じ。ひとを一人の人間・人格として、肉体、マインド、魂、スピリットのひとまとまりの存在として捉えるという視点に立つ。
- 実存的：上記ⅰ）の⒟、並びにⅱ）の⑦の「実存的／実存性」と同じ。自己とのつながり、すなわち、生きる意味や目的を自覚的に問いつつ現実に存在する人間の主体的なありようを形容する。
- 超越的：上記ⅰ）⒝「超越性」、並びにⅱ）①「聖なるものとのつながり」に相当する。ただここでは、聖なるもの、大いなるもの、神秘的な力とのつながりに、「意図なく開かれている・招かれている」という、受け身的・受動的な方向性が強調されている。
- 同調的・統合的：その場のものやひととの関係性が共感的・一体的になっていく力動がはたらいていて、なおかつ、それは、完成（調和・和合、癒しといった言葉で言い表される統合的状態）の方向（成長）に向かうという動態を言い当てている。
- 見えざるものへの感性が鋭く豊か：上記ⅱ）⑤に相当する。美、希望、尊厳、畏怖、崇敬さ、恩寵、といった見えざるものに開かれ、これを感受する精妙な注意のはたらきが鋭く作動している、というさま。
- 観想的：上記ⅰ）⒞の「内面性」、並びにⅱ）②の「内面へと向かう道」に相当する。ただここでは、人に仕えること、ケアをすることにおいて

必要不可欠な、今ここに十全と参加している状態（思考と感情、また肉体と精神が統合された状態）を自ら作り出すために、習慣的に無自覚に身につけてしまった生き方・考え方を意識的に剥ぎ取っていくあり方、ケノーシス（kenosis, 自己無化）的姿勢の側面が強調されている。

③「魂のケア」・「魂の救済」・「魂の癒し」

「スピリチュアルケア」に類似した用語として、「魂のケア」（「魂の救済〔魂の癒し〕」）がある。本書では、「魂」（soul）という言葉が明確に意図・言明される場合にのみこれらの表記を用いた。それは例えば、PART Ⅰにおけるインタビューの語りに見られる場合、PART Ⅱの「11世紀クリュニー修道院の看取りの慣わし・儀式」に見られる場合、そして、「ミュージック・サナトロジー」の理念「care of the body, cure of the soul」に基づく内容の表記の場合である。なお、使用文献で表記されている care for soul は「魂のケア」、cure of the soul は「魂の救済（もしくは魂の癒し）」と訳して用いている。

④「パストラルケア」

「パストラルケア」（pastoral care）も、「スピリチュアルケア」に類似した用語である。本書では、「司牧（牧会）」（聖職者が自分の責任下にある信者を、教え・典礼・信仰生活全般にわたって導くことを意味する［『岩波キリスト教辞典』, 486］用語）として扱い、そのまま「パストラルケア」と表記する。

⑤「音楽経験」

本書での「音楽経験」は、音・ひびきそのもの、また、そのひびきのスペースに実在する、静寂（stillness, silence）、気の流れ、気配、雰囲気、振動・エネルギーといった、微細なレベルでの感受・認識を含む、いわば、「ひびきの時間・空間」の経験を意味している。「音・ひびき」を介してそこに集う人間が自己の存在と他者の存在を認め合い世界観を共有する、そういった、人間の一つの基本的存在様式としての意味を「音楽経験」という言葉に託している。したがって、一般的な、いわゆるカルチュアとして成り立った「音

楽作品」の「鑑賞」体験とは趣が異なるものである。

⑥「涵養」

　「涵養」とは、「自然にしみ込むように、養成すること。無理のないように
だんだんに養い作ること」［『岩波国語辞典第三版』］である。本書では主に、他者
や事物、社会・世界との関わりを通して、人間（そのひと）の全体性、人間
性、あるいは内面性・徳性が育まれ、深められ、啓発され、助長されるとい
う人間全体性の成長への「耕し」を意図して、この語を使用している。

⑦「変容」及び「応答」

　「変容」及び「応答」は、本書では、人と人が「関わり」のなかで変化し
ていくさま、また、その関係性が築かれていくさまを意味するものとして使
用される。つまり、何らかのものに焦点をあてて測定した結果見られた「変
化」ではなく、人と人とのやりとりのなかで見られる「ありよう」を示す意
図でこれらの語を使用している。

⑧「ケア的意味」

　本書において「ケア的意味」という語は、ケアという行為に込められた内
容、意図、あるいは、機能（ケアがそのために使われる理由、目的）を包含し
た語として使用している。ただし、文脈に即して特に意味内容が限定される
場合には、「ケア的意味（意図）」というように括弧内に補足する語を併記し
て表記することとする。

PART I

ミュージック・サナトロジーの実践

　序章ではシュローダー゠シーカーの事例ナラティヴを検討し、この事例を契機として開発された「ミュージック・サナトロジー」は、死に逝く人に関わるあり方において独自の観点、質（意味内容）を備えた、「音楽経験を通したスピリチュアルケア」と呼ぶことのできるもの（ひとつの運動体）ではないかということを推考した。その意味内容を明らかにしていくために、まずPART Ⅰでは、ミュージック・サナトロジーの臨床実践の内容（実践への反応）を見ていきたい。

　「ミュージック・サナトロジー」という運動体にとって、臨床実践は理念・理論と両輪を為す、不可欠で重要な部分である。それは、最初の事例の後、シュローダー゠シーカーが、実験的な模索と理論的基盤の探求を続け、ミュージック・サナトロジーを臨床方法論へと発展させていったことからも窺われる。そこでPART Ⅰでは、ミュージック・サナトロジーの現在の動向及び実践への反応の分析を通して、「ケア」とはどういうことか、「ケアをする」とはどういう特質、意味を持つ営みなのかについて探究を試みる。

第 1 章

ミュージック・サナトロジーの現在

　ミュージック・サナトロジーは現在、創設者であるシュローダー゠シーカーが主宰するプロジェクト（the Chalice of Repose Project、「安息の聖杯」の意 [以下 CORP と略称]）とは別に、国際ミュージック・サナトロジー協会（Music-Thanatology Association International）という組織が設立され、ミュージック・サナトロジー実践の理解と普及、資格認定、実践家のための継続教育、職業としての制度やマネージメントの整備等の充実への努力が行われている。また、シュローダー゠シーカーのもとで養成教育を受けた卒業生による、独自のプロジェクトの設立も散見される。

　本章ではこのように、現在のミュージック・サナトロジー実践運動が総体的にどのような状況にあるのかを、シュローダー゠シーカーの主宰する CORP の理念・考え方を基軸としながら見ていく。またその際、ミュージック・サナトロジーがなぜ臨床の場で実践されているのか、緩和ケアないしエンドオブライフ・ケアの場に組み入れられているのはなぜかという観点から、実践・運動を通して見えてくる「ケア」の意味について考察することとする。

第1節　出発点　新しいケア開発がムーヴメントになるまで

1 ｜経　緯 [1]

　最初のミュージック・ヴィジルののち、シュローダー＝シーカーは働いていた高齢者施設を離れ、当時拠点としていたコロラド州デンバーで、終末期の患者また臨終が迫っている患者のベッドサイドを訪問し、ハープと歌声で、[2] その人のために祈りとしての音・音楽を届ける活動を開始した。何が効果的で何が有害か、何が死に逝くことを妨げるのかあるいはサポートするのか。試行錯誤を続けながら、温かく包み込む音調や低いひびき、非侵襲性の音等、音そのものの使い方を模索し、時間をかけて、臨床的で実践的な方法内容の核心を見出していった。

　最初のヴィジルから 10 年（1980 年代の中頃まで）、彼女はデンバーのあらゆる病院、ホスピスをまわったという。そうするなかで、宗教・人種の区別なく、美しさ、無償の愛、癒しといったものを、死に逝くという時季を過ごしている患者とその場にいる家族・友人に経験してもらえる、「祈りとしての音楽の時間・空間」を生み出す術を編み出していったのである。

　またこの間、彼女の実践は、個人的な探究活動から組織的な取り組みへとも進展していった。臨床実践と兼業して、当時彼女が教えていたハープの学生の中には、彼女の病室訪問に関心を寄せる者が少なからずいたのである。彼らはコンサートといった舞台活動の形ではなく、他のやり方、すなわち、もっとこころの深いところや魂の次元で通じ合うことができるようなやり方で役に立ちたいと思い抱いていて、シュローダー＝シーカーに同行することや、小さなセミナーを開くことを依頼した。

　彼女はこの依頼に応じ、臨床現場に学生を一人あるいは二人連れて行き始め、また、現場での心得や実践の仕方についても小規模ながら教育するようになっていく。そして、臨床現場の協力、活動の理解者や自分が教えた生徒

たちの支援を得て、1981 年、公益法人 the Chalice of Repose Project（チャリ
スオブレポーズ・プロジェクト）を立ち上げるに至った［Schroeder-Sheker, 2001, 45］。

　このプロジェクト化した活動は、さらなる発展へと招かれていく。CORP
はデンバーのリージス大学（Regis University）と提携し、学部で「ハープの
歴史」と「ミュージック・サナトロジー」の二つの科目を開設した。さらに
聖トマス神学校（St. Thomas Theological Seminary）では、パストラルケアと
してミュージック・サナトロジーが理解され、修士学位のための授業プログ
ラムを開講した。これらカトリック系の大学や神学校での学究的プログラム
は、学び環境の充実、教授陣の協力、そしてスピリチュアルな取り組み尊重
の学風から、「ミュージック・サナトロジー」の理論的側面の構築に大いに
寄与したのであった。

　そして 1992 年、「ミュージック・サナトロジー」は大きく進展する。
CORP はフィッツァー（Fizer）財団の助成を受け、モンタナ州ミズーラの聖
パトリック病院（St. Patrick Hospital）と提携し、臨床方法論としての「ミュ
ージック・サナトロジー」の確立、ならびに資格授与体制を整えたミュージ
ック・サナトロジスト養成に踏み出したのである。医療機関に属することに
よって、医療専門家たちの助言や反応を得ながら、また、その医療機関と連
携するケアの現場に赴く機会を得て、そこでの実践のやり方、すなわち、臨
床現場における作法を確立していくと共に、臨床インターンシップを組み込
んだ、大学院レベルのミュージック・サナトロジスト養成プログラムを実施
した。

　助成終了の 2002 年までの間に、CORP は聖パトリック病院のほか、四つ
の長期老人療養施設、ローカル・ホスピス、周辺のコミュニティ病院で、ま
た在宅療養者を対象として、計 4200 以上のミュージック・ヴィジルを実施
した。また、隔年開講の養成プログラムを 5 期にわたって開講し、計 63 人
の卒業生を送り出した。こういった CORP の挑戦的努力は、「ミュージッ
ク・サナトロジー」という分野、そして、「ミュージック・サナトロジスト」
という新しい死の臨床専門家の存在を大きく社会に知らしめ、ミュージッ
ク・サナトロジーは社会的認知を得ることになったのである[3]。

　フィッツァー財団助成終了後、シュローダー゠シーカーと CORP は拠点

をオレゴン州ポートランドに移し、新たな体制のもと、地元のクリニックと提携して実践を行っている。また 2005 年より、新たな形での養成（インターネットによる遠距離学習、ポートランドでのリトリート形式の集中講座、及び受講生の希望する地域での臨床実習を組み合わせた養成教育プログラム）を開始した。現在は、2005 年当初とは異なるかたちで教育プログラムを継続している。[◆4]

　以上の経緯が示すように、ミュージック・サナトロジーは、シュローダー＝シーカーの個人的な実践活動から始まり、それは、宗教学（牧会神学 [パストラル・セオロジー]）や音楽の分野の人々、また、死生（いのち）の現場で働く医療従事者たちの協力と理解を得て、理論構築並びに一つの運動へと発展していった。しかし経緯の中でひときわ目を引くのは、シュローダー＝シーカーが医療機関（聖パトリック病院）との提携を目指して助成申請をし、進んで医療の場に出て行ったということである。すでに、大学や神学校とも提携し、地元の病院や施設で、パストラルケア的な取り組みとして理解と協力を得ていたにもかかわらず、なぜシュローダー＝シーカーと CORP は、医療の場に打って出たのか。

　シュローダー＝シーカーは、彼女が受けたインタビューのなかでしばしば、医療機関のなかにミュージック・サナトロジーを持ち込み発展させるということ、すなわち、新しい医療技法を創るということに対して、深く強い決意を示す受け答えをしている。その一つは、宗教学や音楽学の純粋なリベラル・アーツの環境（大学）にとどまるならば、「ミュージック・サナトロジー」は単なる一つのアイデアに留まったままでその先がないという理由からであった。[◆5] しかし（この理由と関連するが）、彼女が医療の世界に進出しようと考えた真意は、次の受け答えに表されていると思われる。

　　大掛かりで、綿密な研究モデルを開発することがとても重要だと私は考えています。なぜなら、それを私たちが（臨床機関に属して）行わなければ、なぜ音楽がはたらくのか、効き目があるのか、私たちは意識して知ることができないからです。[Hollis, 2010, 24＝2014, 42]

　つまり、臨床の場に「ミュージック・サナトロジー」を持ち込み進展させるということは、シュローダー゠シーカーにとっては、医療現場でハープと歌声を使用するということを「メディスン」（ラテン語で「治療の技法」の意）として通用するようにさせる、ということであったということである。ここには、音楽の有効性の解明・実証、あるいは、どんな音楽が臨床目標のために選択されるべきかといった視点はない。シュローダー゠シーカーにインタビューを行ったローゼンバーグは、彼女の受け応えから、彼女が「医師、音楽家、聖職者の三つのはたらきを結びつけて、メディスン・オブ・サウンド（medicine of sound: 音・ひびきの治療術）を創ろうとしている[6]」という見解を示しているが、この見解とシュローダー゠シーカーが最初のヴィジルで経験したことを勘案するならば、彼女にあったのは、患者と共にあること、音楽、そして祈り、この三者が分かちがたく結びついて正真正銘のメディスンとなることの実現化、という大きな志であったと思われる。

　このような、医療と音楽と宗教性の融合によって一つの新しい分野を切り開くというヴィジョンのもと、シュローダー゠シーカーは、ミュージック・サナトロジーを臨床の場で実践し、臨床方法論として確立させていったのである。

2 ｜ 基本コンセプト

　シュローダー゠シーカーによるミュージック・サナトロジーの言語的説明は、PART Ⅲで詳しく検討する。したがって、ここでは次節以降で取り上げるCORP以外の組織及びそこに属する実践者の運動を見ていくための〝比較基準〟として、シュローダー゠シーカーが言語化しているミュージック・サナトロジーの説明を箇条書きにして挙げておくこととする[7]。

・その発端から、CORPのヴィジョンは、観想的修練の臨床適用（contemplative practice with clinical applications[8]）にあります。
・CORPが目標とするのは、ただひとつ、すなわち、プリスクリプティヴ・ミュージック（prescriptive music）の提供を通して、死に逝かんと

している人の身体的そしてスピリチュアルなニーズに愛情深く応答することです。

・プリスクリプティヴ・ミュージック[9]は（原則として二人一組で）、声とハープで、死に逝かんとしている人のベッドサイドで、生（ライヴ）で届けられます。そしてそのつど、その人のために誂えられます。

・この分野に与えられた用語[10]「ミュージック・サナトロジー（music-thanatology）」で、実践家は「ミュージック・サナトロジスト」と呼ばれる、非常に熟練した「音楽家—臨床家（musician-clinician）」です。

・音のメディスンというべきこの医療的な音・音楽の提供は、「ヴィジル」（ラテン語で「油断のない」）と命名されています。

・私たちは、肉体、魂、スピリットという三つの次元に応答しつつ、患者が身体的痛みと、内面的（スピリチュアルな、精神的な、あるいは感情的な）苦悩に対処するのを助けることができる音楽ではたらいています。

　以上のように、CORP はまず、自分たちのヴィジョンを、観想修練という内面を見つめ直すあり方を臨床分野に持ち込むということに置き、そのなかで、死に逝かんとしている人の身体的・スピリチュアルニーズに、ハープと歌声を使って、個別的に取り組むということを目標に掲げている。そして、その音楽の提供の時間を「ヴィジル」、また、音楽提供者を行う「音楽家—臨床家」を「ミュージック・サナトロジスト」と命名しているということを表明している。そして最後に、重要な点であるが、ミュージック・サナトロジストは、ヴィジルの場において、肉体、魂、スピリットの三つの次元を意識して音・音楽を応答させながら、患者が身体的また内面的な痛みと苦悩に対処するのを助けるとしている。

　ここに挙げられた基本的事項には、前項で検討したシュローダー゠シーカーの医師、音楽家、聖職者が行うことを一つの仕事として行うというサウンド・オブ・メディスンのヴィジョンが反映されている。すなわち、肉体と感情面の痛みと苦悩に対処するのを助ける側面（医師のはたらき）、ハープの音と声のひびきを調和的に響かせる側面（音楽家のはたらき）、観想修練を日常生活においておこない、魂のケア、魂とスピリットをつなぐ世話をする側面

（聖職者のはたらき）が、ここでは結びつけられている。そして、この融合したはたらきを行う実践家が「ミュージック・サナトロジスト」であり、そのはたらきに付された名前が「ミュージック・サナトロジー」ということなのである。

第2節　展開 1　国際ミュージック・サナトロジー協会

　モンタナ州ミズーラでの CORP 養成教育プログラムの終了とプロジェクトの一時解散が決定したのち、養成プログラムの卒業生が中心となって、1999 年、国際ミュージック・サナトロジー協会（The Music-Thanatology Association International,［以下 MTAI と略記］）が設立された。ミュージック・サナトロジーという分野の仕事を深め、維持し、さらに会員の相互サポートによってさらなる発展へと組織的に取り組むためである。2002 年に正式な規約の批准と役員選出が行われ、ウェブサイトの開設を経て、以後、定期的なニュースレターの発行と年次大会の企画・運営等が行われている。

　以下、本節では、MTAI が設立初期に取り組んだ重要な二つの仕事、すなわち「ミュージック・サナトロジー」という分野の①概念基準と②専門職業能力の明確な文書化を見ていきながら、オフィシャル機関としての MTAI が、「ミュージック・サナトロジー」という名称に託して、どのようなコンセプト、またどのような資質・能力を備えた人材によって、「ケア」に取り組もうとしているのかを検討する。

　まず、「ミュージック・サナトロジー」の概念の基準化について見る。それは MTAI によって、次のように規格化された。[11]

　　ミュージック・サナトロジーとは、緩和ケアのより広範な領域の中の一つの専門分野です。またそれは、エンドオブライフ・ケアにおいて音楽と医療が結びついた、臨床音楽の一様式・方法論です（a musical/clinical modality）。その実践者である「ミュージック・サナトロジスト（musicthanatologist)」は、ベッドサイドでハープと歌声を活用し、プリスクリプティヴ・ミュージック（prescriptive music）を通して死に逝かんとしている患者とその家族の身体的、感情的、そしてスピリチュアルなニーズに思いやりをもって応答します。

　ここには、「ミュージック・サナトロジー」が次のように言明されている。すなわち、ミュージック・サナトロジーは、1）緩和ケア及びエンドオブライフ・ケア領域に専門的に従事するものであり、2）音楽的な臨床方法論（様式）である。そして、3）そのケアのやり方とは、「ベッドサイドで、ハープと歌声を用いて、プリスクリプティヴ・ミュージックを創り出す」ことであり、4）こうしたライヴ音楽の提供を通して、「死に逝く人とその家族の、身体的、感情的及びスピリチュアルなニーズに取り組む[12]」ことをケアの目的としているということである。また、「プリスクリプティヴ・ミュージック」については次のように説明されている。

　　「プリスクリプティヴ・ミュージック」とは、その瞬間その瞬間、時間を追いつつ、患者の生理学的ニーズに応じる生（ライヴ）の音楽のことです。例えば、心拍数、呼吸数、体温のようなバイタルサインを観察することによって、ミュージック・サナトロジストは、各々の特定の状況に合わせた音楽を提供します。人生の終わりの最期の旅立ちに近づいている人々に、この生きた音楽のぬくもりは、慰め、尊厳そして優美さをもたらすことができます。

　以上のように、MTAIによる「ミュージック・サナトロジー」の概念規定は、前項で見たCORPの概念と同じものである。つまり、この一節が示唆しているように、MTAIとしても「ミュージック・サナトロジー」は、プリスクリプティヴ・ミュージックを通して、そのひびきの身体面、感情面またスピリチュアルな面への影響を十分に考慮し、生かしながら、エンドオブライフ期に相応しいケア、すなわち、慰め、尊厳、優美さの経験を援助することを行うものであるということである。ただMTAIは、それまでシュローダー゠シーカーの著作やインタビューでしか言い表されなかった「ミュージ

ック・サナトロジー」の概念を〝基準化〟させたこと、それも、ミュージック・サナトロジーの資格認定基準と兼ね合わせて確立させたところにCORPとの違いがある。

　次に、MTAIの初期のもう一つの重要な仕事、ミュージック・サナトロジストの職業専門能力の明確化についてである。これは、ミュージック・サナトロジーという分野を確立し、社会の中で評価を得ながら維持・発展させていくうえで極めて大切な事柄である。古代から音楽と医療はヒーリングの同盟者として長い伝統があり、ミュージック・サナトロジーはその同じ伝統に根差した現代の一分野であるとは言っても、医療技術が進歩し、様々なシステムが混在する現代の臨床・ケア現場においてミュージック・サナトロジーを実践していくには、ミュージック・サナトロジストがどのような力量を持っているのかを、現場関係者のみならず、社会に対して明確に示す必要があるからである。

　このことを、養成を受けている段階から肌で感じてきたMTAIの創設メンバーは、小委員会を組織し、約5年かけて、ミュージック・サナトロジストの資格認定の基準を明確化した[13]。ここでは、ミュージック・サナトロジーの専門能力・適性の概要が、6領域：①個人の能力・適性、②音楽的能力、③医学的説明能力、④臨床的能力、⑤死生学的素養、⑥職業的能力、に分類されて説明されている[14]。各領域を要約すると、以下のとおりである。

①「個人の能力・適性」
・内面の涵養や道徳的及び精神的な成長のために修練するという約束を果たす能力
・ミュージック・ヴィジルの場で死に逝かんとしている患者、その家族、音楽、これらの観想的関係を結ぶ能力
・死に逝く人とその家族の痛み、苦悩、悲嘆に対して十分に内省し、そのような中でも感情を統合して寛いでいることができる能力
・ストレスの下でも機能する能力（危機状況に対処して、いろいろな挑戦を創造的に行っていく能力）
・他者と健康的で尊敬し合える関係を創っていくために必要とされる成熟

さと誠実さを有している
・自己ケア能力
②「**音楽的能力**」
・ミュージック・サナトロジー実践で使われる音楽の理論的分析・解釈力
・ハープ弾き語りの能力
・ミュージック・サナトロジー実践で用いられる基本材料（楽曲）の演奏能力
・音・ひびきの性質を熟知し取扱う能力
③「**医学的説明能力**」
・解剖学と生理学における基本的事項、病気の進行プロセス、臨死期のペイン及び症状に対する適切なマネージメント、ホスピス・緩和ケアで使用される薬物について基本的知識を有している
・基本的な医学用語の理解に基づいた説明ができる能力を有している
④「**臨床的能力**」
・プリスクリプティヴ・ミュージックの原理を理解し適用する能力
・その音楽と生理学的・現象学的反応との関係についての説明能力
・多様な文化・宗教背景をもつ患者を尊重し、またそのような環境及びシステムの中でプリスクリプティヴ・ミュージックを臨機応変に提供していく能力
・死に逝くという嘆き悲しみのプロセスに付き添い、立ち会う能力
⑤「**死生学的素養**」
・現代の緩和医療とホスピスについての知識、死に逝くプロセスの理解、儀式の人類学的理解、古代から現代までの西洋キリスト社会における死及び死に逝くことの歴史がいかに現代に影響を及ぼしてきているかについての基本的な理解
⑥「**職業的能力**」
・ミュージック・ヴィジルの記録や効果的なカルテ作成能力
・プレゼンテーション能力
・学際的なケアチームの中でのコミュニケーション能力
・カルテ、病歴、医学情報を読み、ミーティングに参加する能力

・ケアの改善を目指して他職種専門家と共に、地域あるいは全国的にネットワークを形成していく能力
・臨床現場のケア提供者として適切な倫理的行動の実行、学究的な研究への参加意欲

　以上、ミュージック・サナトロジーの専門能力として MTAI によって明文化された、六つの領域を見てきたが、総じてみると、これらの能力に共通しているはたらき・果たす役割は、「関係性をつなぐ」ということであることが分かる。それは、ケア対象者となる患者とその家族との関係だけでなく、ケア提供者である自分自身（の内面、音楽性、人間性、適応性あるいはケアする者としてのアイデンティティ）、臨床現場で働く多職種の専門家及び地域・社会、さらには現代の医学的また死生学的動向とのつながりを意識し、そのつながりを再構築していく能力である。ミュージック・サナトロジーは、関係性を中心に据えたはたらきの意向に支えられた様式であるということであろう。

　かくして、上記のようなミュージック・サナトロジーの専門能力の観点から見ると、「ケアすること」とは、関係性に意識的であること、そしてその関係性の構築に主体的に関与していく動き・はたらきであると言える。

　なお、ミュージック・サナトロジーの概念の基準のみならず、専門能力もが MTAI によって明文化されたことは、「ミュージック・サナトロジー」にとって画期的かつ重要な節目となる出来事として評価される。なぜなら、前項で示したように、それまでのミュージック・サナトロジーは、創設者シュローダー＝シーカーと彼女が主宰する CORP 先導のかたちで開拓され、基礎部分が形成されてきていたが、現代の臨床現場で働く複数の実践者（修了生）にバトンが渡された形で、その基礎部分が客観的に鮮明にされ、なおかつ、現代の一つのケア様式としての位置づけが広く社会に表明されたからである。

　公的な機関としての MTAI の活動は、今後しばらくはミュージック・サナトロジー実践の理解と普及、実践家のための継続教育、及び職業としての制度やマネージメントの整備等の充実に注がれると思われる。しかし同時に

それは、ミュージック・サナトロジーを試金石として、「ミュージック・サナトロジーのようなもの」が必要とされる同時代的状況の把握と、エンドオブライフ・「ケア」の本当の意味を考える運動とも言えるだろう。同じ死に逝く運命を持った人間として、死に逝くこと・死に逝く人と私たちはどう関わるべきか、そのあり方を自らに問う、そういった現代の私たちが遠ざかっている極めて人間的かつ神秘的な問いを深めていく運動の広がりがMTAIを通して期待され得るのである。

第3節　展開2　アメリカの臨床施設とのタイアップ

　MTAI の初代会長であったホリスによれば、ミュージック・サナトロジーは現在、アメリカの各地で、医療現場の日常業務の一部として、ケアチームの中に組み入れられている［Hollis, 2010, 101=2014, 185］。チームでの協働体制とは以下のような様態である。すなわち——

・医師がミュージック・サナトロジーの指示書（order）を書く。
・医療スタッフ誰もが、ミュージック・サナトロジストによるカルテ記録を読む。
・チャプレンは、ミュージック・ヴィジルのあいだ、そこに出席し、家族と一緒に祈る。
・看護師は患者（とその家族）に、ヴィジルについて説明をし、承諾あるいは申し出があれば指示書を医師に依頼する。
・ソーシャル・ワーカーはミュージック・サナトロジストに連絡をとり、ヴィジルを依頼する。
　——このような協働が日常繰り広げられているということである。
　ここには、スタッフの誰もがミュージック・サナトロジーの本意を理解すると共に、医療ケアの一環としてこれを効果的なケア様式にしていこうとする協力体制が見られる。関係他職種と連携し、共同してその責務を果たすことは現代の臨床現場的課題であるが、決して容易なことではない。以下、本

節では、ホリスの報告［Hollis, 2010, 101-108=2014, 185-199］を参照しながら、ミュージック・サナトロジーが少なくとも 5 年間は実施されているアメリカの四つの医療施設の様子を、ミュージック・サナトロジー導入の意図、経緯、運営状況という観点から見ていくものとする。

　まず、四つの医療施設とは以下の施設である。

・オレゴン州ユージーン、ピースヘルス・セイクリッド・ハート医療センター（Peacehealth Sacred Heart Medical Center,［以下 SH と略記］）
・オレゴン州ポートランド、プロビデンス・ポートランド医療センター（Providence Portland Medical Center,［以下 PP と略記］）
・オレゴン州ポートランド、プロビデンス・聖ヴィンセント医療センター（Providence St. Vincent Medical Center,［以下 SV と略記］）
・イリノイ州グレンビュー、ミッドウエスト緩和ホスピスケアセンター（Midwest Palliative and Hospice Carecenter,［以下 Mid と略記］）

　Mid 以外の 3 施設はいずれもカトリック系の施設で、ミュージック・サナトロジーの理念と役割を、自分たちのミッションと結びつけていることがまずミュージック・サナトロジーに対する理解と支持につながったようである。ミュージック・サナトロジーは、特定の宗教・教義に根差すものではない。しかし、ミュージック・ヴィジルにおける象徴的なもの、すなわち、ハープという楽器、奏でられ歌われる音・音楽、観想的態度の音楽家という思いやりのある存在、これらがカトリックの環境にすんなりとなじむのだろうとホリスは指摘している。しかし、現実的に自分たちの患者のケアについてのヴィジョンにミュージック・サナトロジーが重なるものかどうかを判断し、導入を決定、そしてミュージック・サナトロジストのポジション創設を強力に促したのは、Mid も他の 3 施設も、施設の管理・指導的立場にある人たちであった。

　SH のキーパーソンは、チャプレンであり、このセンターのミッションサービスとスピリチュアル（パストラル）ケア部門の責任者である。彼はミュージック・サナトロジーについて初めて耳にしたとき、自分自身のスピリチュアル（パストラル）ケアの分野との類似点をすぐに理解したそうである。

そして、「ミュージック・サナトロジーが人々に何か味わい深い経験を与えて、彼らがその中に価値を見出すならば、それは文化的にも資金的にも支持を得るだろう」と判断し、ボランティア活動として、ミュージック・サナトロジーを試験的に導入するところから始めた。またその後、彼はスピリチュアルケア部門への寄付から、少額の財源をミュージック・サナトロジーの試験的プログラムに資金提供する方法を見つけ、パートタイムのポジションを創設した。導入から15年経った現在、この施設のミュージック・サナトロジーは、サービスの利用増加とそれに伴う寄付金の申し出によって、二人のフルタイムのポジションを持つまでになっている。

　PPとSVでのミュージック・サナトロジーは、同系列のヘルスサービスセンターのプランニング・ディレクターによって導入の道が開かれた。彼女は、エンドオブライフ・ケアの質の改善を念頭に置いており、ミュージック・サナトロジーがさらなるサポートを患者と家族に提供すると考えたのである。2年の準備期間を経て、PPとSVで、二つのフルタイム・ポジションが創設され、以後ミュージック・サナトロジーは、パストラルケア・プログラムの一環として実施されている。またPPとSVは、専用の責任者それぞれに置き、相互に連携してミュージック・サナトロジー利用のサポートと教育を行っている。ミュージック・サナトロジー導入当初は、外部補助金によってミュージック・サナトロジストのポジションがサポートされていたが、補助金終了後は病院側がパストラルケア部門に予算を計上することを申し入れ、以後それが継続している。

　Midにおけるミュージック・サナトロジー導入は、Midの社長兼最高責任者によって決定された。彼女はミュージック・サナトロジーを重要なマーケティング・ツールとみなし、この質的な介入によってMidが差別化されることを望んでいた。そして、それができれば資金提供を得ることができるだろうという見通しのもと、ミュージック・サナトロジーの導入を決定した。結果、その判断は正しいものとなった。Midには、ミュージック・セラピィとミュージック・サナトロジーの両方の音楽サービスがあり、これらは大きな額の寄付金でサポートされている。

　現在、音楽サービス部門は、フルタイムのミュージック・サナトロジスト

2名と、フルタイムのミュージック・セラピスト2名で組織され、医療スタッフやソーシャル・ワーカーと共働しながらも、ひとつの独立した部門として機能している。彼らは患者への音楽サービスだけでなく、バイタルの変化に焦点をあてた研究実践、サービス照会に関する継続的な教育の提供、そして、エンドオブライフ・ケアに関するコミュニティの教育活動にも携わっている。

　以上、ミュージック・サナトロジーとタイアップしている医療施設の、導入、経緯、そして運営状況を概観した。各施設とも、ケアの「質」を改善する、あるいは特色化するという意図のもと、ミュージック・サナトロジーに関心を向け、制度的には、「パストラルケア」あるいは「音楽サービス」という、医療機関のひとつの「部門」の中にミュージック・サナトロジーを位置づけることによって予算の割り当てを確保し、導入を開始していた。また、サービス利用が効果的になるように、導入後の体制づくりや教育活動が積極的に為されていた。そして、そうすることによって、ミュージック・サナトロジーという新しい形態の「ケア」がその施設の中で確立され、福利・恩恵をもたらすものとなっていた。[15]

　アメリカにおけるミュージック・サナトロジーに対する反応や効果については、第5節ならびに第3章で別途採り上げるが、少なくともここで概観した四つの施設へのミュージック・サナトロジーの組み入れの様子からは、「ケア」というものが、ケアの質を高めることに関心をもった施設責任者の意向・意図、現実的な制度やシステムとの整合性、施設における実施体制づくり、教育活動及び地域コミュニティ向けの啓発活動等のなかで生み出され、育まれる営みであることが窺われる。[16]この意味において「ケア」は、患者とその家族、またケアに直接携わる人を中心に置きながらも、施設運営・管理者、共に働く医療・看護・介護そして社会心理系のスタッフ、また健康マネージメント系のスタッフ等、様々な人々の連関と連携によって生み出される〝アート〟であると言うことができるかもしれない。

第4節　展開 3　オーストラリアと日本

　前節では、ミュージック・サナトロジーが、パストラルケア及び音楽サービスの一環として、医療施設に組み入れられている状況を確認した。本節ではオーストラリアと日本での実践展開の状況を、どのような実践フィールドを開拓しているか、またそこにはどのような意図がはたらいているかという視点でみていく。

1 ｜ オーストラリア

　CORP の養成プログラム出身者の中には稀少ではあるが、アメリカ以外で活動を行っている卒業生もいる。その一人が、オーストラリア人のピーター・ロバーツ（Peter Roberts）である。彼は家具を扱うビジネスで成功を収めていたが、40 代半ば過ぎ、感覚障害を患い、内的枯渇を覚えるようになった。家具の商いを休むなかで、アシ笛と共に歌われるペルシャの神秘主義者ジャラール・ルーミー（Jelludin Rumi）の詩に深く引き付けられ、内的な平穏を得たことがきっかけとなり、CORP の実践と養成教育について知るようになる。1994 年秋、大きな決心をして彼は家族と共にアメリカ・モンタナ州に移り、当時 2 年半の CORP の養成プログラムを受講、修了した。1997 年にオーストラリア、ヴィクトリアに戻ってからは、小型ハープの製造に携わる傍ら、ギーロング（Geelong）市内の医療施設で、ミュージック・サナトロジーの実践を行っている [Roberts, 2013, 81-188]。

　2007 年、ロバーツは Annie Danks 財団からの資金提供を受けて the Institute of Music in Medicine を設立した。そして、Deakin University's School of Nursing and Midwifery の名誉教授であり看護師であるヘレン・コックス（Helen Cox）をディレクターに迎え、他のリサーチ・メンバーと共に、現在 St. John of God Hospital's special care nursery and very special kids regional community program に関わり、未熟児の特別治療室におけるミュ

ージック・サナトロジー的なハープ音楽の提供が、未熟児、その両親、ケア
スタッフ及びミュージック・サナトロジスト自身にどのような影響をもたら
すのかについて、質的及び量的両面の調査を行っている。[18]

　さて、ここで注目されるのは、ロバーツが「ミュージック・サナトロジ
ー」という方法論を特別治療室の未熟児に適用している点である。シュロー
ダー゠シーカーは、プリスクリプティヴ・ミュージックの原理は、医療の他
領域で、また他の患者層に容易に採用されることができるだろうという見通
しを持っていたが、[19]これはいわば、彼女の予測したミュージック・サナトロ
ジーの展開である。ただロバーツは末期の患者を対象とした実践も行ってお
り、その中で、ミュージック・サナトロジーが、人々が亡くなっていくその
あり方を変えること、つまり、忙しく騒がしい病棟から静かで落ち着いたス
ペースへと橋を架け、孤立感や怖れが平穏あるいは精神的準備の状態へと
向かうことを見出している [Cox and Roberts, 2007]。

　そしてそれは単に音楽がそうさせるのではなく、憐み深い音楽家がそこに
居て、崇敬さと落ち着きに満ちた安全な環境を、音楽・響きの調合的な性質
を利用して創ることに拠っているという見解も明らかにしている。つまり彼
は、ミュージック・サナトロジーの、音・音楽を調合して、「橋を架ける」、
「つなぎ合わせる」というはたらきの面に着目して、未熟児の集中治療室と
いう実践フィールドを開拓したと見られる。

　実際、実践報告書 [Cox, Roberts, McGill, Carr &Kelly, 2010] には、ミュージック・
サナトロジーに対する未熟児の身体的な反応（心拍数、血液酸素飽和度及び挙
動測定）の調査結果と共に、母親の我が子に対する観察内容と母親自身の感
情変化に関する調査結果が掲載されている。つまりここでは、ミュージッ
ク・サナトロジーを通して、未熟児に対する身体面での関わりのみならず、
母親の我が子に対する心配・不安、また実質的な母子分離（我が子を抱くこ
とができないこと）から来る感情的な痛み、我が子とつながること（時間と空
間を共にすること）への欲求への対応という意図をもった関わり・ケアが行
われていると見て取ることができる。

　このように、ロバーツの取り組みの例は、「ケア」が「つなぐ・結び合わ
せる」というはたらきをするものであるということが、CORP とは異なる

対象者層においても認められたという意味で、重要である。

2 ｜ 日　本

　ミズーラでの養成プログラム最後の修了生の一人であるキャロル・サック（Carol Sack）は、アメリカ福音ルーテル教会から日本に派遣されている宣教師である。彼女は、自分の子どもの難病を知ったときの苦しみとそれに対する慈愛に満ちた祈りのサービスの体験がきっかけになって、CORP の養成プログラムを知ることとなった。

　2003 年、養成プログラムを修了して再来日した当初は、教会及び個人的な紹介で活動を行っていたが、2004 年頃から、ホームレスの人のための在宅ホスピス「きぼうのいえ」（東京都墨田区）で定期的に奉仕実践を行うようになり、それを機に「ミュージック・サナトロジー」は「音楽による看取り」あるいは「音楽死生学」という名称で、日本のメディアでも取り上げられるようになった。

　また、サックは社団法人日本福音ルーテル社団［以下 JELA と略記］の事務局長ローウェル・グリテベック（当時）から要請を受け、準備期間を経て2006 年、「リラ・プレカリア（祈りのたて琴）」（Lyra Precaria［以下 LP と略記］）という名称で養成プログラムをスタートさせた。主催団体である JELA のサイトには、「ラテン語でリラはハープを、プレカリアは祈りを意味する「リラ・プレカリア」は、「祈りのたて琴」と訳すことができます。病床にある方、さまざまな問題で悩み苦しむ方に、ハープと歌による祈りをお届けするプログラムです［下線は引用者］」◆20 と紹介されている。なお、このプログラムの研修講座は 2018 年 3 月で終了したが、12 年（6 期）の間に 38 名の修了生を輩出し、彼らは関東圏を中心に、様々な施設、病院、また個人宅等での活動を行っている。◆21

　以上のように、サックと LP の場合もまた、対象者を死に逝く人に限定していない。病床にある人、心に悩み・苦しみを抱えた人や東日本大震災の被災者も対象としている。またそれに伴って、ホスピス・緩和ケア領域だけでなく、高齢者福祉施設や被災者住宅、教会（集会）や学校（課外授業）も実

践フィールドとしている。そして、LP の本質については次のように強調されている。

　このはたらきの重要なところは、音楽で痛みをとったり、気分をよくしたり、楽しませることではありません。私たちがすることは、患者さんのベッドわきに行って、一対一で、ハープと歌で生きた祈りを捧げること、つまり、傷や痛みを抱えた目の前の人の尊厳・大切さを認めることです。〝あなたは大切な人です、あなたはあなたの人生の旅路にとって、限りない価値を持つかけがえのない方ですよ〟と、ハープと声と自らの存在を介して伝えることです。そして、この祈ることのなかに深い癒しがあると信じ、結果は、人知を越えた大いなる存在の神秘的な力に委ねます。[下線は引用者][◆22]

　この言葉から注目されるのは、LP が自らのはたらきを、「祈りを捧げること」、言い換えれば「目の前の人の尊厳・大切さを認めること」であると表現し、癒しが生じてくるのは、「人知を超えた存在の神秘的な力に委ねる」としていることである。つまり、サックはハープと声によって「祈る」ということ自体、つまり患者の尊厳・大切さを意識し、人知を超えた存在に癒しの力を求めるという主体的なはたらきかけそのものが価値あることと信じる信仰に立って、人生の苦しみ・悲しみの意味を理解できない嘆きがあるところ、弱い立場に立たされている人の生活の場所、また神秘的な力がはたらくことが特に願い求められるところはどこでも、社会福祉的な実践フィールドとして開拓するに至ったと見られる。

　要するに、サックによる日本での取り組みの例は、厳密に見ていくと、ハープと歌声を精妙なやり方で使うという方法論はミュージック・サナトロジーから完全に受け継いでいるものの、医療的・医学的な側面を含む CORP とは異なる分野のものであり[◆23]、より宗教的で、より祈りに重きを置いていると言ってよいであろう。つまり LP の意図からは、「ケア」は「祈ること」そのもの、すなわち、「尊厳」を意識し、護り、人知を超えた存在の神秘的な力が働くように願い求めることであるという独自のケア観を読み取ること

ができるように思われるのである。

第5節　独自の臨床方法と研究動向

　これまでの節では、ミュージック・サナトロジーが一つのケア様式として社会的認知を得るまでの経緯と現在の取り組みの状況を見た。そしてその中で、主として社会また医療機関への組み入れという観点から「ケア」の持つ意味を検討してきた。しかし、他の医学的方法論と同様、ミュージック・サナトロジーもまた、その独特の有効性を明確に述べるように求められている。本節では主としてミュージック・サナトロジーの臨床方法論としての有効性という観点から検討することを通して、ミュージック・サナトロジーの持つ「ケア」としての意味を探っていくことにする。

　ただ、ミュージック・サナトロジーに関する学術研究はまだ少ない。その理由として、この分野がまだ若く、データを提供できる実践者の総数が小さいこと、そして、リサーチしたり研究結果がまとめられたりするのにまだ時間が必要であることが挙げられる。

　ここでは2017年7月までに確認されている次の六つの研究に焦点をあてる。これらは、ミュージック・サナトロジーの特殊性、すなわち、最期の時に一緒に居て、死に逝く患者がこの世界から未知なる次の世界へスムーズに移行するのを助けるというねらいと、ハープと歌声を患者の容態に注意深く応答させて音・音楽を提供するという方法論を共通のベースとし、そのうえでそれぞれが独自の研究目的と方法を設定している。以下、簡略に見ていくものとする。

1

　ミュージック・サナトロジーに関する最初の研究は、2006年に *American Journal of Hospice and Palliative Medicine* で発表された、「ミュージック・サナトロジー：死に逝く患者のための緩和ケアとしてのプリスクティヴ・ハー

プ・ミュージック」という表題の量的研究である。ミュージック・サナトロジーの方法論（ミュージック・ヴィジル）の有効性を検証することが研究目的であり、65 人の終末期患者を対象として、ミュージック・ヴィジルの前と後で、不安興奮、睡眠状態、呼吸（リズム、深さ、呼吸努力、回数）、脈拍（回数、リズム、強さ）を観察・測定するという方法が採られた。

　その結果として、不安興奮レベルの低下、それと同調した入眠傾向、呼吸のリズムと深さの改善、及び、ヴィジル終了時の穏やかな呼吸状態が認められたことが報告された。ただ、脈拍には大きな変化はなかった。この結果から、訓練されたミュージック・サナトロジストによって行われたプリスクリプティヴ・ミュージック・ヴィジルは、終末期の患者に効果的な緩和ケアを提供したと結論づけられた［Freeman, L., Caserta, M., Lund, D., Rossa, S., Dowdy, A., & Partenheimer, A., 2006］。

2

　マフィンとハバーマン［Murfin & Haberman, 2007］が行ったのは、実践者であるミュージック・サナトロジスト自身が臨床ナラティヴを作成することの適切性と重要性を検証する研究であった。彼らは、ミュージック・サナトロジーが提供されている医療センターで、1 年間にわたって複数のミュージック・サナトロジストによって書かれた臨床ナラティヴの精査を行った。臨床ナラティヴは、観察記録[24]とは別に作成され、一つのヴィジルが終了するたびに、ミュージック・サナトロジストがそのヴィジルの経験を〝語る〟かたちで記述したものである。[25]

　マフィンらはそれらの臨床ナラティヴを精査・分析し、研究報告のなかでそのいくつかをそのまま提示することを通して、この記録法の適切性を示唆した。すなわち、臨床ナラティヴによってミュージック・サナトロジストは、患者、その時その場のひびき・音楽、実践者である自分、これらが相互作用する中で現れてきた、「目には見えないけれども感じられ、認知できた」すべてのことを振り返り、自らの実践経験を再統合することができるのである。「目には見えないけれども感じられ、認知できた」こととは、バイタルや痛みの度合い指数、鎮痛剤の投与量など、医学的な測定値が示すこと以上のも

の、すなわち、美しさや畏敬の念、親密さ、患者を敬う気持ちなどである。ただ重要なのは、これらの見えないものは、ミュージック・サナトロジストが紡ぎ出す音・音楽の動きと、患者の微細な変化（バイタル、表情、皮膚の色、手先や下肢の動き等）・家族の情緒変化が相互連関的に起こるなかで立ち現われ、ミュージック・サナトロジストによって注意深く観察されているという点である。

　マフィンらは、この点がミュージック・サナトロジー実践で立ち現われてくる顕著な特徴であり、ここにおいて、ミュージック・サナトロジストはより生き生きとしたあり方で実践に取り組むことができると指摘した。またそれゆえ、臨床ナラティヴがミュージック・サナトロジーというケア様式に適した評価・実証方法であると結論づけた。

3

　コックスとロバーツ［Cox & Roberts, 2007］の研究は、オーストラリアの医療施設で行われたもので、その目的は、人生の終わりに直面している患者に対してミュージック・サナトロジーを実施し、その評価を行うことであった。9か月の研究期間の間、70歳から85歳までの6人が、合計21回のミュージック・ヴィジルを受けた。研究代表者（コックス）は全ヴィジルに出席し、その詳細を観察して記録すると共に、ヴィジルの後、対象者にインタビューを行った。観察記録及びインタビューのデータは、事例報告の方式で患者ごとに整理され、記述された。

　その中で、例えば一人の患者は、ヴィジルは、「自分をどこか静かで、愛情と信頼が感じられる場所に連れて行った」と語った。そして数回のヴィジルの後、この患者は音が実際に鳴っていなくても自分自身をその場所に連れて行くことができ、最初は動揺していても、次第に落ち着き、心が平安になってくることを述べた。

　このような語りの分析の結果、コックスらは、ミュージック・ヴィジルが、スピリチュアルな次元（ここでは、深いそしてこの上なく慰めとなる「内面的静寂の世界」）へと患者を連れて行くという一つの評価項目を挙げた。そして他のデータ・語りの分析結果を考え合わせ、最終的に、ミュージック・サナ

トロジーは、①騒がしい病棟に静寂のスペースを創り、②孤独と恐怖を、平安さと旅立つこころの準備へと導き、③人々が亡くなるあり方を変えると結論づけた。

4

　ホリス［Hollis, 2010］の調査研究は、ケアする側の視点から捉えたミュージック・サナトロジー実践の様々な様相を、医学的な面に限らず、より幅広い視点で分析・論考した質的研究である。ホリスは、ミュージック・サナトロジーが組み入れられている 4 施設の医療及び運営スタッフ、並びにミュージック・サナトロジスト計 42 人を対象として、次の 3 項目についてインタビューを行った。

　①自分たちの施設でミュージック・サナトロジーがどのようなものとして紹介され、理解されているか、②ミュージック・サナトロジーは、患者や家族のために何をすると考えているか、③これまでに経験したミュージック・ヴィジルの中で思い出すことのできる特定の物語があれば語ってほしい。

　得られたインタビュー・データは質的帰納的に分析・整理され、③については、患者、家族、出席していたスタッフあるいはミュージック・サナトロジスト自身が、奏でられる響き・音楽の中で、死に逝くプロセスの瞬間瞬間に「応答」しているさまを描写する語りが、テーマ名を付けて整理され、そのまま記述された。そこには患者の身体的（生理学的）また心理的応答のみならず、その患者と家族の関係性、ヴィジルならびにケアすることの意味、音楽についての洞察、家族（共同体）全体の雰囲気、死と死に逝くことの神秘等、事物や観念に注意を向け、応答する語りも含まれていた。②のデータは帰納的に分類・分析されて記述された。同時に、データ検討を通して、ミュージック・サナトロジーが薬物投与を補い、またそれに代わる医学的なケアを提供すること、また、「神聖なスペース」を創り、人間同士のつながりと人生の意味を求めるニーズを満たすことができると考えられていることが明らかにされた。①のデータも同様に分類・分析されて記述された。

　そして、ミュージック・サナトロジーは、患者、家族、ケア提供者それぞれの個人の全体性やつながりに影響を及ぼすのみならず、医療施設全体の

「文化」を変えている、すなわち、その施設で人が亡くなる様子に、平穏さ、尊厳、美、恩寵が感じられるようになっていると医療スタッフたちが認めていることが明らかにされた。この研究を通してホリスは、特に、患者が苦しみ亡くなっていくのを目の当たりにするという痛みを経験してきた医療スタッフが、患者や家族に対してもっと多くのことをしたいという願いを持っていること、また、死に伴う怖れと痛みがあるところで、何か美しくて意味あること・関わりを希求する気概がケアを提供する側の医療スタッフの根底にあることを見て取り、ミュージック・サナトロジーは、彼らのニーズに応えるものであると結論づけた。

5

　上記 3 で挙げたコックスとロバーツは、新しい形でのミュージック・サナトロジーを展開し、その評価を測定する研究を行った。2 年間にわたって未熟児特別治療室でのミュージック・サナトロジーの手法の適用（ハープのみによるプリスクリプティヴ・ミュージックの提供）の効果を測定したのである。特別治療室に入院している未熟児（46 名）、及びその両親（16 名）を対象者とし、量的また質的の両方の研究方法が採られた。新生児に対しては、ハープ音楽提供の前と後で、彼らがつながれているモニタリング装置からバイタルサイン（心拍数）と血液酸素飽和度が読み取られた。また、前後の挙動も観察され、コード番号（1. 入眠、2. 安定した状態で起きている、3. 落ち着きのない様子を示す、4. 泣いている、のいずれか）と自由コメントが記録された。両親に対しては、同じくハープ音楽提供の前後で、リッカート尺度による測定及び自由コメントの記述が行われた。

　結果は、次のように報告されている。すなわち、ハープ音楽の提供の前後で未熟児の心拍数と血液中酸素飽和度は好ましい変化を示し、挙動面に関してはすべての対象児が入眠あるいは満された様子を示した。また両親の感情面の変化については、すべての評価項目において有意な変化を示した。さらに自由コメントでは、特別治療室でのストレスや子どもの将来に対しての不安が「寛ぎ」に変わったこと、また、自分の子どもに音楽が注がれていることを目にすることの喜びという効果が特に注目されて報告された。

　このことから研究者たちは、ミュージック・サナトロジーの手法に則ったハープ音楽の提供は、未熟児とその両親に有意な効果を示したと結論づけた。加えてこの結果は、新生児特別治療室の統計データとして、また、そこで提供されているケアのありようを知ってもらうことに貢献し、ハープ音楽提供の導入と資金投資を決定する病院管理者・幹部にフィードバックされるだろうと展望された [Cox, Roberts, McGill, Carr & Kelly, 2010]。

6

　最後に挙げるのは、ガンツィーニら [Ganzini, L., Rakoski, A., Cohn, S., & Mularski, R. A., 2015] によって行われた、「終末期と臨死期の患者に対するハープ・ミュージック・ヴィジルの有益性についての家族の見解」と題する研究である。ミュージック・サナトロジストの他に、ヘルス・サービスのリサーチを行う研究所所員、精神医学研究者、大手医療保険グループ法人のスタッフなどから成る他職種チームによって行われたこの研究の目的は、家族（遺族）への調査をもとにして、終末期及び臨死期の患者に対するミュージック・ヴィジルの有益性を検証することであった。

　調査は、患者が生前受けたヴィジルに同席し、後日の調査協力を了承していた 55 名の家族を対象として書面（質問紙法）で行われた。質問紙の内容は、ヴィジル時の患者の状態（呼吸、寛ぎ、苦痛からの慰め、痛み、ヴィジル後の鎮静剤の必要度、睡眠状態）を家族はどう見たかについての 5 段階評価、及び、家族のヴィジルに対する自由コメントである。段階評価は統計処理され、自由コメントはコード化されて分析された。

　その結果、家族は、患者の呼吸状態、寛ぎ、慰め及び睡眠については適度の改善が、また痛みと鎮静剤についてはより少ない改善が見られたと認識し、負の効果は認められていなかったことが明らかになった。また、自由コメントの分析からは、ヴィジルが家族にも、落着き、慰め、寛ぎ等、患者とほぼ共通する効果を与えていたことが報告された。さらに、畏怖の経験内容（ヴィジルの間より患者を近く感じた、死が迫っているなかで安らかな様子を示す患者と共にいることができた等）も示された。

　この結果をふまえガンツィーニらは、ミュージック・ヴィジルは終末期ま

た臨死期の患者と家族の経験を有意に変容させると結論づけた。同時に、緩和ケアにおけるミュージック・サナトロジー実践はコストが最少で副作用のリスクがないことがこの研究を通して予見されたため、コスト面等、より広い視点に立って、その肯定的な価値が検証される必要があると示唆した。

　以上、六つの先行研究を個別に検討した。これらの研究を改めて全体的に見通すと、様々なデータ収集方法と量的・質的両方の分析手法によって、ミュージック・サナトロジーの臨床的課題（対象者の身体的、感情的、スピリチュアルなニーズに取り組む）が、ハープと歌声によるプリスクリプティヴ・ミュージック・ヴィジルという方法論を通して有意に達成されていっているということが分かる。整理すると、①患者の身体的（医学的）効果については上記1、4及び5に、②患者及び家族に対する感情面への影響、及びスピリチュアルな体験の検討については上記3、4、5及び6に、③医療スタッフ及び実践者自身から見たミュージック・サナトロジーの有意味性については上記2、3及び4に示されていた。

　ところで、以上のような動向で筆者が注目したいのは、いずれの研究も、この方法論の臨床的検証あるいは評価が研究のベースとなっているものの、結果考察においては、患者一個人内における身体的また感情的変化はもとより、より広い文脈で、すなわち、関係性やつながりといった面が言及されて、ミュージック・サナトロジーという方法論の意義・ありようが論じられている点である。

　例えば1の研究は、患者に対するハープ音楽の医学的効果の局面に焦点が置かれて研究がスタートしたが、考察においては、呼吸のリズム及び睡眠状態の改善（生理学的局面）と不安興奮の軽減（心理的局面）はそれぞれが独立してではなく、相互に関連して起こるという反応性が指摘され、その意味において緩和ケア方法論としての有意義性が結論づけられていた。

　また、2〜6の研究においては、患者のみならず、その家族、実践者（ミュージック・サナトロジスト）自身、そして医療スタッフが、「死に逝く」（あるいは危機）という状況・事態との関係性の中で、ミュージック・サナトロジー体験を通して、何らか常識的な日常とは異なる次元に開かれ、見えざる

ものを意識した経験の様々な内容・テーマが明確化されていた（それらは、内的静寂の平安さ、畏敬の念、一体感・親密さ、尊厳、感謝の念、神聖さ、美、恩寵、希望といった言葉で表現されるものであった）。

　つまりここで重要なのは、現代の「死に逝く」に関わる場面・現場において、一個人内の全体性（心身の相互的関係性）、及び、超越的な次元とのつながりの実感が研究者たちによって明らかにされているということである。筆者はここに、死に逝く・死に逝く人への「ケア」の根本趣意が潜んでいるのではないかと仮定する。

　ただ、上記の研究の流れにおいては、このように、死に逝くという状況や死に逝く人に関わることと結びつけて、この方法論がいかなる意味において「ケア」であるのか、どのように「ケア」としての役割を果たしているのかという視点でミュージック・サナトロジー実践の様相を探る研究はまだ稀薄である。特に、死に逝く・死に逝く人へのケアを、その根本において、全体性の回復、また超越的な次元（聖なるもの、いのち）とのつながりに開かれていくことを援助する関わり・ケアであると仮定し、その観点からミュージック・サナトロジーの実践内容を捉え、そこから死に逝くこと・死に逝く人への「ケア」の意味内容を検討・考察する研究はまだ見られない。

　次章からは、このような視点に立って、ミュージック・サナトロジー実践の分析・考察を行うことにする。

第2章

ミュージック・サナトロジーの応用

ハープ訪問と「ケア」の実際

　筆者は日本において、がん看護専門看護師の資格を持つ訪問看護師や施設看護師から照会を受け[1]、在宅あるいは施設・病院ですごしておられる終末期及び臨死期のがん患者を訪問し、ミュージック・サナトロジーの趣旨と方法論に則って、ベッドサイドで生（ライヴ）のハープと声のひびき・音楽を届ける実践を行っている。本章ではそうした「ハープ訪問」[2]から得られた反応（データ）を取り扱い、実践によって対象者及び当の現場にどのような「ケア」の現象が起こっているか、主として関係性のつながりと深まりの観点から検討することを通して、「ケア」ということの意味を探っていく。

　そのためにまず、第1節において本章で取り上げる対象者の概要と実施時期について触れ、第2節でハープ訪問の具体的手順、データ収集の方法ならびに倫理的配慮を示す。第3節ではデータ分析（質的分析）の方法について詳述し、第4節において質的分析方法に則って抽出した「カテゴリ（現象を説明し得る概念）」とそれに対応するデータを記述するかたちで結果を示す。そしてこの結果をふまえ、第5節で、ハープ訪問の観点から、死に逝くこと・死に逝く人への「ケア」の意味をそのはたらきの様相・特質に注目して考察していくものとする。

第1節　ハープ訪問：調査対象と対象者の背景

　本調査の対象は2種類ある。一つは、終末期及び臨死期のがん患者を対象として実施したハープ訪問において、自発的に言語を介して反応が得られた4事例の、患者本人あるいは家族である。もう一つは、インタビュー対象者で、ハープ訪問に同席した遺族（当時の主たる介護者）2名と、事例となったハープ訪問をコーディネートした看護師3名である。

　事例となったハープ訪問は、2008年から2011年にかけて、また、遺族へのハープ訪問とインタビュー及び照会看護師へのインタビューは、2011年から2012年にかけて行われた。ハープ訪問の対象者の概要を表1に示す。

表1　対象者の概要

	性	年齢	疾患名	実施場所	実施時期	言語的コミュニケーション	ハープ訪問の紹介理由・実施経緯
A	女	40歳代半ば	卵巣がん・骨盤内がん	自宅	逝去5か月前	可	訪問看護師が、患者のスピリチュアルな痛みが強いと判断し、言葉でなくて癒すもの、癒す媒体としてハープがいいのではと慮り、本人へ紹介、了承を経て実施となった。
B	女	90歳代	胃がん	施設	逝去5日前	不可	担当看護師が、患者の逝去が近いことを慮って、家族にハープ訪問を打診、了承を得て実施となる。家族（主たる介護者）と担当看護師が同席。
C	女	70歳代半ば	胃がん	緩和ケア病棟	危篤時	不可	主たる介護者が看取る気持ちが定まらず、葛藤状態にあったため、そのことを知った同僚看護師がハープ訪問を打診、その結果、主たる介護者と親族の希望によって、実施となった。同僚看護師を含む10名が同席。
D	男	20歳代前半	脳腫瘍	自宅	逝去14日前及び7日前	文字盤を使って可	ほとんど目が見えなくなり、耳も聞こえなくなりつつあって、さらに伝えたいことが思うように伝わらず、思い悩む患者の様子を見た担当看護師が、ハープの音ならば患者の深いところに届くのではないかと考え、本人と家族へ紹介、快諾を得て実施となった。家族と担当看護師が同席。

E	女	40歳代 （Cさんの主たる 介護者）	施設	患者逝去 1年後	可	思い出すと辛い、子どもがいるので泣くことができない、日々の忙しさに紛れて悲しみに向き合う機会がない等の理由で、思い出さないようして日々を過ごされていたが、患者の逝去後1年が来るのを機に、当時照会にあたった同僚看護師がハープ訪問を打診、了承を経て実施。同僚看護師も同席。
F	女	50歳代 （Dさんの主たる 介護者）	自宅	患者逝去 4か月後 及び 1年半後	可	患者の生前の介護に対する後悔の念や、気分の落ち込みを抱えながら、悲しみを癒すことができないで生活なさっておられる遺族（当時の主たる介護者）へ、当時の担当看護師と筆者が、ハープ訪問を打診、了承を得、タイミングを見計らって実施となった。1回目のみ看護師が同席。

第2節　データ収集の方法

　本調査でのデータ収集は、三つの段階を追って行われた。

　①まず、患者を対象としたハープ訪問（事例A, B, C及びD）でのデータ収集である。ハープ訪問の実施手順は表2に示した。今回の調査では、ハープ訪問実施者が調査者（筆者）であったため、ハープ音楽提供中に観察された内容ならびに音楽提供後、対象者及び同席者によって自発的に語られた言葉は、筆者によって訪問終了後に筆記記録された。

　②次に、遺族（主たる介護者）を対象としたハープ訪問（事例E,F）では、上記と同様のハープ訪問を実施し、終了後、「当時、どのようにこの音楽またハープ訪問を感じていたか」、また「現在はどのように感じられるか」を質問項目とする半構造化インタビューを行った。インタビューは録音し、逐語録を作成した。

　③ハープ訪問をコーディネートした照会看護師については、ミュージック・サナトロジーについての印象、患者や家族への照会理由、ハープ訪問の意義等の質問項目を設定し、半構成化面接を実施した。インタビューは録音し、逐語録を作成した。

　倫理的配慮として、事例Aにおいては患者本人に、事例Bにおいては家

族（主たる介護者）に、ハープ訪問の紹介時と実施時に、調査の主旨、及び、協力への自由意思の尊重、個人情報の保護、データの管理等について口頭で説明し、データ収集及びその使用の同意を得た。事例 E 及び F においては、ハープ訪問時に、調査の目的、調査協力の自由意志の尊重、個人情報の保護、データの管理について口頭と書面で説明し、事例 C 及び D の観察内容と言葉をデータとして使用することを含めて、書面にて承諾を得た。照会看護師へのインタビューに際しても同様の説明をし、書面にて同意を得た。

表 2	ハープ訪問の手順

①看護師（主としてがん専門看護師）から照会をうける。
　・看護師から、可能な範囲で患者の状態について情報を得る。スケジュールの調整をする。
②対象者の自宅／病室を、小型ハープ（Westover 社製 therapy harp 23strings）と共に訪問する。
③患者あるいは家族に挨拶、ハープ訪問の趣旨を手短に説明・確認する。
　・照会看護師が同席する場合は、その看護師に患者の現在の様子を確認する。
④患者のベッドサイドに伺う。
⑤静かに、自分の名前とハープと歌の音楽を届けにきたことを告げ、これから 30 分位続けて音楽を提供することを、眠くなったら眠ってしまってかまわないこと、きくのがいやになったり苦痛になったりしたら、また、嫌いな音・音楽が聞こえてきて止めてほしくなったら、遠慮なく合図してほしいことを伝える。
⑥ハープを据え、少し静寂の時間をとり、物理的にも心理的にも静かさを確保する（ひびきの提供の開始）。
⑦部屋の雰囲気、患者に関する情報と現前の患者の存在感、表情、呼吸の仕方などを注意深く観察し、ひびきの質とテンポを決定し、ハープを奏で始める。
　・患者の呼吸の深さ・リズム・パターン、表情、あるいは身体の部位の反応を観察しながら、これらにテンポ、ダイナミクス、モード、拍子などを同調させ、患者の様子をひびきに反映させていく。
⑧注意深く、患者の微細な変化を感じ、受け止めながら、30 分～ 40 分、音・音楽で応答を続ける。
⑨最後の音ののち、静寂の時間を少しとり、終了する。
⑩患者のそばに寄り、小声でお礼とあいさつを述べ（眠っていらっしゃればそのまま）、静かに退室する。自発的にお話しになる場合のみ、お話を伺う。
⑪退室後、観察記録（患者の情報、音楽提供前・提供時・提供後の様子や言動、音・音楽の提供プロセス等の記録）と内省レポートを作成する。

第 3 節　データ分析の枠組みと方法

　ここでの目的は、ハープ訪問（ミュージック・サナトロジーを応用したベッドサイドでのハープ及び歌声のひびき・音楽の提供）の持つ意味、もしくはケア的な意味を探ることにある。したがって、出来事や語られた内容を、共感を持って対象者に即して読み解いていく、質的アプローチを分析の枠組みと

して用いた。具体的には、先に示した三つのデータ源ごとに、次のような手続きで分析を行った。

ハープ訪問を受けた患者及びその家族の筆記記録については、①まず、直後に自発的に語られた合計35の言葉（テクスト）を、現象学的研究の方法によって対象者にとっての意味を取り出した。②そののちテクストを、その取り出した意味内容の類似性によってまとめ、コード名をつけた。③コード名については、データに立ち返りながら練り直しを重ね、その後、類似性と差異に留意してコードを整理・統合し、カテゴリを作成した。④カテゴリ化とその概念の妥当性の検討を重ねる作業を行った。

患者の逝去後に行った遺族（当時の主たる介護者）及び看護師へのインタビューの逐語録からは、ハープ訪問の経験内容と意味づけについて述べられた部分、及びハープ訪問が持つスピリチュアルな働きや役割に関する言及の部分をそれぞれ抽出した。そして、取り出したデータを内容に即して区分し、その本意をよく表すコード名をつけた。それ以降は上記③④と同様である。

なお、看護師へのインタビュー逐語訳からのコード化については、次の二点の理由から、コード化する必要はないと判断した。一つは看護師の語りが、看護師自身の感じたことよりも、看護師としてハープ訪問にかかわったその様相や、ハープ訪問の働き・役割について言及するものになっている点。もう一つはその言及に対応して、コードそれぞれが独立した意味内容を示している点。したがって、あらためてコードを整理・統合することなく、コードをそのままカテゴリとして採用した。

第4節　結　果

分析の結果、得られたカテゴリとそれに対応するデータ（対象者の表現・言葉）を、データ源ごとの分析に即して、表3〜5に示す。したがって以下では、主として、カテゴリの簡潔な説明を行う。以下の文章中のカテゴリ名は〈　〉、意味コード及びコード名は《　》、対象者の表現・言葉は「」で示し

た（文脈に応じて、表中の表記を一部修整している）。なお、表中の対象者の表現例は、個人の特定を避けるために固有名詞を編集したほか、文章の流れなどの調整を行った上で示した。

1 ｜ 患者あるいは同席した家族の感想

　分析の結果、患者あるいは同席した家族にとってのハープ訪問の意味は、四つのカテゴリ：〈魂が満たされる〉、〈つながり感を自覚・回復する〉、〈向こうから働きかけてくる世界へ自分を明け渡す〉、〈旅立ち（死）を受け容れる〉から成っていた。

　〈魂が満たされる〉とは、ハープのひびきによって、感性の部分が作動し、《感じられること自体の喜び》を対象者が感じていたということである。対象者はそれを、「第三の眼がびんびんする」や「魂が喜んでいる」という、内奥部での感受を言い表す言葉を用いて表現していた。また、《いのちの源が潤う》という面もこのカテゴリには含まれていた。「元気」、「感動」、「伝わるものがあった」、「こみ上げるものがあった」、「幸福感」等の言葉で、存在のエネルギーが深奥から〝自然に涌いてきた〟ことが示されていた。

　〈つながり感を自覚・回復する〉とは、患者が苦しみを抱え、孤立感、失望感あるいは自己喪失感に苛まれながらも、音・音楽によって、内奥からの《聞きたい、感じたい、つながっていたいという、いのちの叫びを自覚》することである。患者が「音を感じるためにベッドの柵を持った」ことや、「〝聴いている〟と思って聴いていた」等の言葉に、患者の切実な思いが表されていた。また、自ら意志力や知的思考力の働きを取り戻し、態度や聴き方に《自分らしさを発現》するということも含まれていた。

　〈向こうから働きかけてくる世界へ自分を明け渡す〉とは、音・音楽によって閉塞感や緊張感が緩み、自分の価値観・見ている世界の《しがみつきを自然と手放す》ことである。そしてそれは、《ひびき・音楽の流れに身を委ね》て、音の余韻、ひびきや音楽と一体化していることでもある。表中の対象者の言葉は、それを物語っている。

　〈旅立ち（死）を受け容れる〉は、家族の言葉から引き出された概念であ

る。ここでは、家族が患者に対して、〝生きていてほしい〟という気持ちと〝安らかに逝ってほしい〟という気持ちの間を揺れ動きながら、次第に告別への精神的な準備へ向かうこと、すなわち《看取る気持ちを定めていく》ことを意味している。

表 3 患者あるいは同席した家族の感想

カテゴリ	コード名	対象者の表現例:「」は患者の言葉、『』は家族の言葉
魂が満たされる	感じられること自体の喜び	・「第三の眼がびんびんする感じです。」 ・「感じていることをうまく表現できないんですが、音楽がスーッと入ってきて、魂が喜んでいる感じがします。」 ・『魂に触れた感じだったのではないでしょうか。あんなに輝くあの子を見たのは久しぶりです。』
	いのちの源が潤う	・「元気が出た(意欲・希望が湧いてきた)。」 ・「とても感動した、興奮した。」 ・「とても伝わるものがありました。」 ・「涙が出そうになりました。」 ・『幸福感でいっぱいです。』
つながり感を自覚・回復する	聴きたい、感じたい、つながっていたいという、いのちの叫びの自覚	・「途中でベッドの柵を持っていたのは、痰が多くてつらかったのではなく、柵に伝わる弦の振動を感じていたから。」・「言葉はわからなくても、音は(感じられる、)わかる(自分は孤独ではない、世界とつながっている)。」・「また来てほしい、また聴きたい。」 ・「〝聴いている〟と思って聴いていました。聴きたい私がいました。」
	自分らしさの発現	・「(涙が出そうになったけど)がまんしていました。」 ・「(前回は一つ一つの音の動き方に注意して聴いたけれども、)今回は和音のひびきを聴いた(自分の意志でできる聴き方があって、うれしい)。」
向こうから働きかけてくる世界に自分を明け渡す	しがみつきを自然と手放す	・「いろんなことがいっぺんに消失してしまいました。」 ・『(それまではどうにかしてがんばって生きてほしいという気持ちで葛藤していたので、)フッと力が抜けました。』
	ひびき・音楽の流れに身を委ねる	・「ハープの音はいいなぁ。」 ・「余韻がいいですね。」 ・「音楽が中世の(何か神秘的な)雰囲気を感じさせるものだった。」 ・『自然と天国へ導かれるような気がしました。』
旅立ち(死)を受け容れる	看取る気持ちの定まり	・『幸せな最期のときです。』 ・『(お母さんがいなくなったあと)私、どうしたらいいの!という気持ちだったけど、〝お母さんのおかげでここまで来られたよ〟という気持ちになりました。』 ・『ええ、わかっとります、母は天国へ行くと思います。』 ・『今日、(帰省した)弟と一緒に、こういう時間が持てたということが、本当によかったです。』

2 │ 遺族（当時の主たる介護者）の感想

　遺族によって経験されたハープ訪問の意味は、三つのカテゴリ：〈現在の自分とつながる〉、〈過去及び故人とつながる〉、〈意図なく自然に与えられているもの・働きかけられているものとのつながりに意識を向ける〉から成っていた。

　〈現在の自分とつながる〉とは、喪失感と故人への介護に対する後悔の念のなかで、かつて共に聞いたハープ音楽を遺族が今また聞くことによって、現在の自分の中に故人の《存在の意義》と、自分自身が故人のために行ったことに対する《肯定感》を見出すということである。また、遺族の〝今ここ〟にハープの音が寄り添い、《気持ち・気分を和ませ》、現在の自分の悲しみや辛さに向き合う助けとなることもここには含まれている。

　〈過去及び故人とつながる〉とは、患者と共にハープを聴いた当時を振り返り、当時の場面を《想起》することである。遺族は、ハープの音・音楽によって創られた安心で安全な環境の中で、当時の自分の内面、故人や親族、また医療者との関係性、故人と過ごした日々、その場の雰囲気等、細部にわたって、自分の過去と故人につながり、そのつながりを深めているということである。

　〈意図なく自然に与えられているもの・働きかけられているものとのつながりに意識を向ける〉とは、ハープ訪問及びその音・音楽が仲立ちとなって、思いもよらず〝自然とそうなった〟、あるいは〝何か大きな力が働いた〟ことを感じていることである。このような、受け身的・受動的で受容的な実感は、《不思議さの覚え》や《エネルギー・力の内的感受》を通して対象者に体験され、意識されていた。またハープ訪問は、《自分を取り戻す・自分らしくいられる時間・機会》として、この世界の根本を流れているもの（時間）の認識に、特別な枠組みを与えるという面もここには含まれていた。

66

カテゴリ	コード名	対象者の表現例
現在の自分とつながる	存在の意義・肯定感	・「D（故人）がやってきたことが、思い出されてきたのだけれど、今こうやって演奏してもらって聴くと、Dがやってきたことを、すごく認めてもらったような気がしたんですよ。」 ・「Dの生きてきたことを認めてもらえたような気がするし、私も一緒に過ごしたことを認めてもらったような気がして。よかったです、今日、聞かせてもらえて。」
	気持ち・気分の和み	・「気持ちがスッとします。」 ・「ハープの音が心に浸みますね、気持ち良いですね。」 ・「いろんなことを思い出せて、あの子ががんばってきたことも、すごく認めてもらったような気がしていて、今とても穏やかな気持ちで聴くことができました。」 ・「悲しいことも思い出すけれど、このハープの音を聴いていたら、いいことも（一緒にやったこととか、あそこ行った、あんなこと言ったというのを）思い出すのが嬉しいです。」
過去及び故人とつながる	想起（患者と共にハープを聴いた当時の振り返り）	・「葛藤があったことを思い出した。でも、あのとき、ハープの音楽を聞いて、ちょっともういいかなーって。もうお互いにらくになってもいいかなーって。きっかけというか、なんかホッとした。ほっとしたというか、少し気持の整理がついた。」 ・「Dは最期の頃になると、CDの音楽をきくこともできなかったし、すべて自分の思うようにはいかなくなって、何でもできなくなったんだけど、この、ハープ聞かせてもらっている間っていうのは、実にDらしい過ごし方ができたというか、Dならではの聴き方で過ごせた貴重な時だった。」 ・「Dが耳だけではよく聴くことができなくて、一生懸命ベッドのふちを持って、『振動を一生懸命聴いていた』というのを、すぐ後で聞いたとき、ああ、よかったなと思って。『振動が分かった』と言ったときは、私はすごく嬉しくて。私にはできないような過ごし方が、最後のあの段階においてできたというのが、良かったねと言える時間でした。」 ・「Dは音楽に対しての想いがすごくあったと思うので、ハープ訪問はあの子にとって大事な、貴重な経験だったと思うし、有難い時間だったんじゃないかなと思うんです。」
意図なく自然に与えられ、働きかけられているものとのつながりに意識を向ける	不思議さの覚え	・「不思議ですね。すべての点と点が結びあわさって、その時間（ハープ訪問の機会）ができる。故人が引き合わせてくれたようです。」 ・「音楽の、ちからの大きさみたいなのがね、やっぱり、こうやって音楽を聴いて、いろいろと感じると、なんか分かるような気がします。」 ・「音・音楽が、これ、旅立ちの曲だと思って。今きいて、音楽、音、その曲の感じというか、ああなんかこれ、聞きながら旅立って逝くんだっていう思いがした。それに相応しい音楽っていうか、自然にそんな思いになるんじゃないかと、今日初めてそんな感じがした。」

表　4　遺族（当時の主たる介護者）の感想

	エネルギー・力の内的感受	・「遺された者にとってハープ訪問は、励みです。力もらいます。」 ・「自分でしかこの死別の辛さを乗り越えられないと思った時に、その乗り越えるエネルギーをハープ訪問は与えてくれるようなものかなと思う。」
	自分を取り戻す・自分らしくいられる時間・機会	・「あの時は気持ちが慌ただしかった。なんだか怖かった。今まで頼りにしていた人がいなくなる不安もあったし。でも、ハープ音楽で、いい時間を持たせてもらいました。あの時のハープは、私にとっては気持ちを落ち着かせてくれた時間。」 ・「C（故人）には悪いけど、こういう思い出す機会って、普段の生活の中では、なかなかないですね。こういう機会があったので、泣けたし、話もできたし、感謝も言えた。」 ・「胃ろうは造らないって言っていたのに、造っちゃって、なんかしんどいばかりで。そのなかで、あの子らしい時間っていうのが本当に良かった。」 ・「遺された者（子どもに先立たれた者）というのは、行き場のない思いがあって。本当に、何で癒されるわけでもないのですよ。それをこうやってハープ聞かせてもらって、そのときのことを思い出しながら、本当に、外に見せられるわけでもない、〝なまの〟自分で悲しんだり、その時間を共有したりするのが、すごく貴重な時間だと思います。」

3 | 看護師が捉えたハープ訪問の意味

　看護師が考えるハープ訪問及びその音・音楽の意味は、ハープ訪問のスピリチュアルな働き・役割を示す内容で、四つのカテゴリ：〈ホリスティックな人間存在への働きかけ〉、〈平安な旅立ちのサポート〉、〈〝共にある〟場・時間をつくる〉、〈自分の内面と向き合う時間を提供する〉に整理された。

　〈ホリスティックな人間存在への働きかけ〉とは、患者の身体、こころ、魂のすべての次元に、ハープ訪問の音や音楽は関わるということである。看護師たちは、「魂、（医療以外の）こころとかスピリチュアルな部分、琴線、気持ち・思いを満たす、からだやこころ」といった言葉の表現を用いながら、身体面や精神面とは異なる、患者の自己存在の深奥の領域を非常に意識していた。そして、「響く、届く、触れる、添える、満たす」という言葉で、その領域に音・音楽が「働きかける」様子を語っていたのである。

　〈平安な旅立ちのサポート〉とは、患者が生から死へ移行するときに、穏やかで安らかな通過を妨げたり、曇りを与えたりするようなものから、「い

い形で、未練なく」ほどかれる、そのサポートをハープ訪問のその音・音楽がするということである。看護師の語りには「幸せな思いで・いい形で」といった表現が見られたが、これは、患者が亡くなるときにしばしばそうではないケースに立ち会うこともあるゆえの語りであった。

〈〝共にある〟場・時間をつくる〉とは、ハープが奏でられているなかで、患者、家族・親族そして看護スタッフの思いが一つになることを可能にする場・時間を、ハープ訪問は提供するということである。そこでは、告別がはっきりと意識され、「今までにない感情」、特に「感謝の気持ち」が患者と家族の双方に「生まれてくる」。また、「同じ音・同じ場面・時間」を「共有」して、その場が次第に「一体化」し、患者を中心にして、家族、親族そして看護スタッフの思いが「相互につながる」。そういった、一方通行ではない〝共にある〟ことがハープ訪問によって創り出される、と看護師は見ているのである。

〈自分の内面と向き合う時間を提供する〉とは、ハープ訪問のひとときは、患者が「自分に問いかけられているような何かを、自分が見つめている時間となっている」ということである。それも、音楽に合わせて歌ったり、お茶を飲んだり話をしたりしながらではなく、「黙って、ハープの音をききながら自分の内面に向かわせる時間」、そういう「他にはない時間」を提供するものとして看護師には捉えられていた。

表 5 看護師が捉えたハープ訪問の意味	
カテゴリ	対象者の表現例
ホリスティックな人間存在への働きかけ	・「言葉やタッチングとはまた違って、ハープの音は、耳から、聴覚から入って来るので、患者さんの魂に響くっていうか、そういう感じがします。」 ・「医療以外のことですよね、これ（ハープ訪問）は。こころとかスピリチュアルなところに働きかける、癒すことになっていると思います。」 ・「患者さんに照会したのは、このハープ訪問の音楽が、スピリチュアルなところというか、『なんで自分がこんな病気になってしまったんだろう』、『なんでこんなつらい思いをして生きていないといけないんだろう』といった患者さんの思いに手が届く、琴線に触れるというか、それなのかなと思ったから。」

	・「(患者さんが)静かに聴くかなと思っていたのが、すごく感じ始めているというのが分かって、それに驚きました。ハープの音は、何かその患者さんの中の気持ち・思いを満たすものだったのだろうと思います。」 ・「ハープ訪問のハープは、語りかけるような音色で、優しくて静かじゃないですか。その音色が、傷ついたからだやこころに添えるのでは、というイメージがあります。」
平安な旅立ちのサポート	・「ハープの音をきいて亡くなられた方は、いい顔をされていて、本当に幸せな思いで時間をすごされたと思います。 ・この生を終える時、その時に少しでも『あー、生まれてきて良かったな』って、ハープ訪問で思っていただけるんじゃないかと思います。 ・「医療社会の助けというよりも、人生の最期を迎えられるときに、ほんとにいい形で、未練を残さず、あちらの世界に導いていただけるような気がします。」
〝共にある〟場・時間をつくる	・「もうまもなく旅立たれるというときに、ハープ訪問があると、そこに花を添えられた気がします。あのときのご家族の流された涙、ご本人さんが流された涙っていうのは、ほんとにお互い、別れを惜しむ気持ちであったり、『ありがとうね』という感謝の気持ちだったり、いろんな感情がその時に生まれてきたと思うんですよね、今までにない感情がね、改めて。」 ・「一体感がありますよね。皆さんが音楽によってつながっていますよね。より深くより強く、つなげてもらえるような気がします。」 ・「一方通行じゃないですよね、あのとき(ハープをきいているとき)って。相互ですよね。相互だし、同じ一つの音を、みんなが聞いているわけじゃないですよね。そこでやっぱり〝お互いが〟っていうのが出ますよね。〝共に在る〟っていうことだと思います。」 ・「亡くなられるときに、家族が何か、その方のためにしてあげられたという役目を、ハープ訪問はしていると思います。」 ・「看護師として、この音楽が患者にはどんな助けとなったのか、ずいぶん〝見る〟ようになった。そういう意味では、本当にこの(ハープ訪問の)時間を共有した。」 ・「患者さんの家族、患者さんがいて、その中に私たち看護師がいて、同じことを共有する、それもガヤガヤとするのではなく、『楽しかったね!』という体験でもなく、同じこと・同じ場面・同じ時間を、お互いが看護師だからとか、同じ家族だからとかいうのではなく、同じ場の空気を一緒に静かに音楽としてきいたね、みたいな感じの場、ハープ訪問は、振り返った時に、そういう場面があったなと思える瞬間なのかなと思います。」
自分の内面と向き合う時間を提供する	・「看護師として見た感じでは、患者さんの表情が、穏やかで、聞き入っている、いい体験をしているという印象ですね。きいている人が、自分に問いかけられるような何かを自分が見つめるような、内面を見ているような、そういう時間になっていると思います。」

第5節　考察:「ハープ訪問」がもたらすもの

　以上、ミュージック・サナトロジーを応用した日本での実践（ハープ訪問）に関して、患者とその家族の応答、及び遺族とハープ訪問を照会した看護師へのインタビュー録を見てきた。結果（カテゴリー）を、あらためて全体的・横断的に見通すと、ハープ訪問及びその音・音楽は、a）感性の部分や魂（人間存在のより内奥の次元）を呼び覚まし、b）それらを通じて他者とつながり、大いなる世界・存在につながることに影響を与え、c）そのようなものとして当事者に理解されていることが確認された。言い換えれば、音・音楽は、「関係をつなぎ、全体性を再統合するエネルギー・力」として働き、機能していることが自覚されていたということである。

　筆者はここにハープ訪問及びその音・音楽経験の意味、すなわち、死に逝くこと・死に逝く人への「ケア」の意味があると考える。では、それはどのような意味なのか。以下、関係性をつなぎ、全体性を再統合するというはたらきの現象の三つの側面を考察する。

1 ｜ 当事者の内面的ニーズを満たす

　第一は、ハープ訪問及びその音・音楽は、その人ひとまとまりの全体性に関わって、その人の内面的（実存的・宗教的〔ここでは超越的なものとつながることへの〕）ニーズを満たすという側面である。ここでの内面的なニーズとは、調査結果から言えば、その人が自身の内面とつながり、そのつながりを強めることである。それには二つの方向性が見られる。一つは、〈魂が満たされる〉、〈存在の意義・肯定感〉、〈自分を取り戻す・自分らしくいられる時間・機会〉、〈自分らしさの発現〉が示すような、「存在の意味」を探求する方向。そしてもう一つは、〈内面性における外からの働きかけを受け取る〉、〈意図なく自然に与えられているもの・働きかけられているものとのつながりに意識を向ける〉、〈エネルギー・力の内的感受〉あるいは〈旅立ち（死）

を受け容れる〉が示唆するような、大いなる世界・動きに開かれ、その世界へ押し出されていく方向である。

　末期医療の分野で言及されるスピリチュアルニーズには、「人生の意味・価値の探求」、「納得のいく死」、「死を超える希望を求めること」、「大いなる世界に開かれる」、「関係性の回復」が含まれている［安藤, 2007; 窪寺, 2008; 村田, 2011］。またホスピス・緩和ケアにおける音楽療法の先駆者であり、この分野で最初に医学雑誌に掲載された研究論文の著者であるマンローとマウント［Munro & Mount, 1978］も、「存在の意味」や「いのちの究極的意味」を希求することが末期患者のスピリチュアルニーズとしてあることを報告している。

　本調査においては、このような種類のニーズが、患者のみならず、その主たる介護者（家族）にもあったことが示された。また、ニーズの方向性がより鮮明に特定された。患者と家族とでは、苦悩の状況が異なるとはいえ、当人の存在を深みにおいて支える重要な部分として、共有の基盤であると考えられる。さらに、このようなスピリチュアルニーズが、従来の言語的・面談的な関わり方、もしくは療法的な関わり方とは別の、「ハープ訪問」という関わり方によって満たされていることも明らかになったと言える。

2 ｜ 「共にある」スペースを創る

　二番目は、そこに集った人々に〈共にある場を提供する〉という側面である。つまり、個と個（一個人同士）を有機的に結ぶという機能である。これは特に、患者とその家族をいつも傍で見ている看護師によって指摘されていた。看護師たちは、ハープ訪問の時間・機会は、医療的ケアというよりも、同じ音・同じ場面・同じ空気をそこにいる人が共有する「場」、もしくは、そこに集まっている人々が「共にある場・時間」であると捉えていた。そしてその場で共に音楽を静かに聞くなかで、今までにない感情が双方に生まれてきたり、気持ちの一体化や、相互の結びつきが強まってきたりする様子を冷静に見てとっていた。

　ここで重要なのは、この世での人生を終えようとしている患者、その家族・親戚、また看護スタッフから成るひとつの集団（共同体）が、ハープ訪

間の音楽の時間・場のなかで共にあることが可能となっている、そのことに
意義が見出されている点である。

　音・音楽が共感的・共存的な空間・時間を創り出し、そこからしばしば意
味や効果がもたらされることは、ミュージック・セラピィにおいても指摘さ
れている［Salmon, 2001; 近藤, 2005］。また、ミュージック・サナトロジーの先行
研究のなかには、ミュージック・サナトロジーが「神聖なスペース」を創り
出すことに着目するものもある［Hollis, 2010, 115-120=2014, 212-222］[4]。本調査の結
果から見てもこうした見解は支持される。しかし、本調査はそれとは別に、
看護や医療が十分に注意を向けてこなかった位相に光を当てたことになる。
すなわち、ハープ訪問とその音楽は、患者、家族（主たる介護者）、親族そし
て看護師をつなぎ、その場での思いや空気を共有することを助ける。そうい
う面にハープ訪問の意義があることを示している。

3 ｜ 音楽の力、全体性の獲得

　最後に、ハープ訪問及びその音・音楽の時間・機会が、一過性のもの、刹
那的なものではなく、程度を深め、強めていくという、動きの運動を進める
働きをするものであることを挙げる。

　例えば、「ハープの音はいいなぁ」、「余韻がいいですね」といった、音が
実際に鳴っていなくても、内面で響くひびき、その場の鼓動・エネルギーを
今ここで味わっている様子の表現。「こうやって音楽をきいて、いろいろ感
じると、なんか（音楽の力が）分かる気がする」、「看護師として、この音楽
が患者にどんな助けとなるのか、ずいぶん見るようになった」、「その場の皆
さんを、より深くより強く繋げてもらえるような気がします」といった、感
性がより開かれていくことを表す表現。また、「今日、弟と一緒にこういう
時間が持てたということが、本当に良かった」、「振り返った時に、そういう
場面があったなと思える瞬間なのかなと思います」といった、時を経ても、
音が内奥で響いていることを予期した表現等に示された側面である。

　これらは、彼らの内側で、音がはたらく力・エネルギーとして、その人に
とって適切な道筋を通って浸透していき、より良い感じ・感覚、意識変化、

未来への希望的観測等、いわば、「その人の全体性の再統合」を呼び起こしていったことを表している。

サーモン［Salmon, 2001］は、「音楽は、創造力や記憶を呼び起こし、感情と共鳴し、その人を通常の気づきや境界線を超えて運んで行きながら、……その人が深層の領域に入ることをより容易にし、しばしば習慣的になっている防衛メカニズムを回避させてくれるものである」と述べ、緩和ケアにおけるミュージック・セラピィの究極的な目的を、サイコスピリチュアルな領域へのつながりが促進され得るような、そして患者が意味性、完全性、健やかなありかたの感覚をより多く持てるような安全な空間を提供することであると考えている。

サーモンの場合、サイコスピリチュアルな領域へのつながりとは、心理的・個人的な性格のもの（その人の過去の経験や関係など）あるいはトランスパーソナルな性格のもの（夢、イメージ、意味性など）につながることを意味しており、さらに、音楽の働きの説明に心理療法的な用語が使われている。ハープ訪問はこれらに必ずしもあてはまるわけではないが、音・音楽が動きの作用そのものを促し、よりスピリチュアルな方向、より統合的な方向へ物事が流れるようにはたらくという点は、本調査と一致を見ることができたと言える。

以上、本章ではハープ訪問に対する反応の質的分析を通して、この実践が、①その人ひとまとまりの全体性に働きかけ、当事者の内面的ニーズを満たす、②個人と個人との関係性を有機的に結び、「共にある」スペースを創る、③音楽の力・エネルギーへ意識が向かうのを助け、その人が全体性を回復するのを助ける、というはたらきをしていることを検討してきた。

これらの点から、死に逝くこと・死に逝く人への「ケア」の意味・特質をまとめるならば、それは、人を一人の人間・一人の人格として見るという見方にまず立ち、その人が自分自身の内面性、宗教性・実存性を意識してより自己とつながり、他者とのつながり・関係性を改善、維持しながら、内なる無限（真の自己の探求）と大いなる無限（超越的な存在の希求）へとより開かれていく動き・はたらき（変容）が起こってくるのをサポートするケア・関

わりであると言うことができる。そして、それは他でもなく、そういった関係性のつながりと深まりへの動きの中で、その人が一人の人間・人格として、その全体性を再統合していくことを支えるケア・関わりであるということである。

第3章

死に逝く人のケアに臨んで

ホリスの調査レポート

　本章では、アメリカにおいてミュージック・サナトロジー臨床実践の体験内容を調査したホリスの研究 [Hollis, 2010] を手がかりに、ケアを行う側の語り（体験内容）に焦点をあてて検討することを通して、死に逝く人へ「ケアすること」の意味を探っていく。ホリスの研究については、第1章第5節において概観したが、この研究を採り上げる理由について述べておこう。以下、三点である。

　一つ目は、死の臨床現場で音・音楽の提供を経験することは未だ稀な現代の状況にあって、その音楽提供（死に逝くプロセスの間中、死に逝く人とその家族に付き添うというミュージック・サナトロジー実践）を体験した事例の証言とその経験についての語りが、ある程度の分量集められ、分析・整理されている点である。

　ミュージック・サナトロジー実践の場に身を置き、その実践を経験したり、様子を見たことのある人から、直接話しを聴くことができるということは稀少かつ貴重なことである。なぜなら、ミュージック・サナトロジー実践は、対象者やその家族に対して音・音楽を受け身的に受け取る以外、何も要求するものではないからである。

　さらに、対象者の多くは死に逝かんとしている状態で、言語的コミュニケーションは不可能である。その家族もまた、悲嘆、痛み、疲労、別れへの精

神的準備等の渦中にいて、複雑な心境にあることが多い。加えて、医療スタッフがミュージック・ヴィジルの場を経験し、それを振り返って言葉にして語る機会を持つということも、現状ではなかなか得られないことである。この意味において、ホリスの研究において記述された〝直接的に語られた経験内容〟は、二次的にではあれ、検討に値するものと判断される。

　二番目は、ホリスの研究が、「ケアする側」の視点からミュージック・サナトロジー実践の経験内容を調査している点である。

　医学的方法論の検証研究では、先行研究でも見られたように、対象者（患者）に対する臨床効果の検証が研究課題となる場合が多い。しかし、ホリスの研究においては、エンドオブライフ・ケアにあたる医療スタッフたちが、ミュージック・サナトロジー実践をどのように捉えているかという視点でインタビューが実施されており、対患者を含めて、より広い視点に立った臨床的効果・意義についての見解を読み取ることができる。このことは、「ケアすること」の内容・意味をより広い視野に立って考えていく視点を提供してくれるものと思われる。

　三番目は、上記二番目と関連するが、インタビューを受けた医療スタッフたちの語りから、この実践とタイアップしたことによって見出された、「エンドオブライフ・ケア」への展望、構想やありようが窺われる点である。

　彼らは、ミュージック・サナトロジー実践を自分たちの医療ケアに欠けたところを補う、何か表面的、付加的なものとして見なすのではなく、自分たちのケア理念を具現化するもの、あるいは、ケア理念を現実のものにする環境を創るものとして捉えている。問題状況に対処する策というよりも、「ケア」そのものが意味・価値あるものとして現れてくるための礎石として捉える捉え方も見出すことができるのである。このような捉え方は、死に逝く人への「ケア」が、ケアをする人とされる人との間で展開される事柄にとどまることなく、人間の「死に逝くというプロセス」の真なる姿、そしてそこに関わることの癒し文化としての意味といったより広い文脈と関わるという視点を与えてくれるものではないかと思われる。

　以上の理由に基づき、本章は次のような手順で進める。第１節ではホリス研究の目的と方法を確認し、ミュージック・サナトロジー臨床実践の経験

内容が、単なる音刺激に対する反応としてではなく、「エンドオブライフ・ケアの文化を変える」という独特の視点で捉えられていることを示す。

　続く三つの節では、医療スタッフたちがミュージック・サナトロジー実践をどのようなはたらきをするものとして捉えているのかを、「薬物投与の代替・補完、及びそれと連係し合う」（第2節）、「神聖なスペースをつくる」（第3節）、「施設の文化が音楽によって変わる」（第4節）の観点から検討する。

　そして、これらをふまえ第5節では、ケアが生じるもととなっていると思われるいくつかの要素を示すことを通して、死に逝くこと・死に逝く人を「ケアすること」の意味の考察を試みるものとする。

第1節　エンドオブライフ・ケアの文化的側面

　自身がミュージック・サナトロジストでもあるホリスは、著書『エンドオブライフ期の音楽――痛みを和らげ、旅立ちの準備に寄り添う（原著名 *Music at the End of Life: Easing the pain and Preparing the Passage*）』の中で、エンドオブライフ・ケア臨床においてミュージック・サナトロジーが「神聖さ」とのつながりを助けることについて、様々な面から理論的にまた実践検証的に探求している。すなわち、彼女自身の経験、ミュージック・サナトロジーの歴史的及び理論的背景、そして、インタビューの引用を交えてのミュージック・サナトロジー実践における患者とその家族の様子、ミュージック・サナトロジストのアイデンティティ、及び医療スタッフによるミュージック・サナトロジー観の叙述を通して、ミュージック・サナトロジーという実践は、究極的には「死という神秘を通り抜ける小路である」［Hollis, 2010, 140=2014, 258］と結論づけているのである。

　このような多面的な視点のなか、本章が着目するのは、医療スタッフによるミュージック・サナトロジー観である。すなわち、ミュージック・サナトロジー実践を見聞きしながら、また時には参加しながら、ミュージック・サナトロジストと共に働く医療スタッフが、ミュージック・サナトロジー実践

をどのように捉えているのか、また、「ケア」としてどのような意味合いを
持っていると考えているのか、である。

　すでに第1章第5節において、ミュージック・サナトロジーという方法
論の効果検証研究という視点から、簡略的にこの研究の概要を示した。ここ
では、エンドオブライフ・「ケア」の意味を掘り下げていくという目的でホ
リス研究を扱うため、ホリスの方法（インタビューによるデータの収集とその
分析の方法）について再度確認しておく。

　ホリスは、ミュージック・サナトロジーとタイアップしている4施設の[◆1]
医療及び幹部スタッフ、並びにミュージック・サナトロジスト計42人を対
象として、次の三つの質問を中心としたインタビューを行った。①自分たち
の施設でミュージック・サナトロジーがどのようなものとして紹介され、理
解されているか、②ミュージック・サナトロジーは、患者や家族のために何
をすると考えているか、③これまでに経験したミュージック・ヴィジルの中
で思い出すことのできる特定の物語があれば語ってほしい。

　得られたインタビュー・データがどのように記録され、また逐語録がどの
ように分析されたのかについては明示されていない。しかし本文では、語ら
れた内容の概念を表わす表題（概念名）がまず提示され、その後、その概念
名の説明とインタビュー・データの引用が続いていることから、語られた内
容（データ）を読み込み、その内容が質的帰納的に分析されたものと推察さ
れる。

　語られた内容の分析結果のうち①については、すでに第1章第3節で見
た通りである。③については、「ベッドサイドからの物語」という章タイト
ル（カテゴリ名）のもと、以下のような項目名*が付けられてサブカテゴリ化
され、語りの内容が引用されながら各項目名の概念が説明された。

　　*項目名…「家族が示す優しさ」、「患者の証言」、「音楽経験を通して『受け
　　入れられる』ようになること」、「その場を支配していた不安、葛藤、痛みの
　　変容」、「スタッフの受けた個人的なインパクトの詳述」、「家族の絆の持ち直
　　し」［Hollis, 2010, 49-72=2014, 87-132］。

　項目名が示唆するように、ここでは主として個人内の（生理学的、情緒的、
内面的な）均衡状態の取り戻し、及び、人対人（患者と家族、あるいは患者と

スタッフ）の関係性に焦点が当てられて、ミュージック・サナトロジー実践が物語られている。[2]

　しかしここで本章が目を向けるのは、上記②に対応して分類・分析され、「エンドオブライフ・ケアの文化を変える」というタイトルで整理された内容である。ここには、医療スタッフによって観察されたり捉えられたりした事象が、音刺激に対する単なる結果反応としてではなく、患者、家族及び医療者の潜在的ニーズに共鳴・応答する形で生じてきた「出来事・ケア」として捉えられて、その意味合いが記述されているのである。

　ここにおいてホリスは、「エンドオブライフ期の投薬治療の限界」、「医療的ケアとしてのミュージック・サナトロジー」、「神聖なスペースを創る」、「施設の文化が音楽によって変わる」という下位項目を立てて、それぞれの概念をインタビュー引用と共に説明している。ここでは、ホリスの立てた項目のうち、「エンドオブライフ期の投薬治療の限界」と「医療的ケアとしてのミュージック・サナトロジー」を統合して、「薬物投与の代替・補完、及びそれとの連係」とし、計三つの項目の内容を次節から順次検討していくこととする。

第2節　医療スタッフの着眼 1　薬物投与の代替・補完として

　ホリスは「ケアをする」側の人（医師、看護師、心理社会的ケアやスピリチュアル［宗教的］ケアの専門家）がミュージック・サナトロジーをどう捉えているかという視点でインタビューを実施している。そして、医療ケア専門家たちが「薬物投与・治療との関係で」ミュージック・サナトロジーの役割や働きをどのように捉えているか、に着眼してカテゴライズされたのがこの「薬物投与の代替・補完、及びそれとの連係」である。

　ホリスが記述しているインタビュー引用の例を表6として提示する。これは筆者が、引用内容を熟読し、「医療的事象」、「情緒面に関わる事象」、及び「スピリチュアルな事柄」に分類、整理し直したものである。[3]

表 6	薬物投与の代替・補完、及びそれとの連係	

事象区分	事象の属性	語り（インタビュー引用）の例
医療的事象	薬物治療の代替	・「それ（ミュージック・サナトロジー）は一種の医学的治療であり得ると思います。［ヴィジルによって］患者の血圧が下がるのを見たことがありますし、心拍数がゆっくりになっていくケース、不安のレベルが下がるケースを見たことがあります。私たちは副作用を起こし得る多くの高価な薬を投与していますが、副作用を起こすことなく、それらの薬と同じ働きをミュージック・サナトロジーはするのです。」（医師） ・「間違いなく医療的治療法の一つ［です。ミュージック・サナトロジーの導入によって患者が興奮性のせん妄（agitated delirium）状態にあるときのホスピス病棟全体における薬物投与に対するニーズが減少しました。今では私たちは鎮静剤を用いた治療を行っていません。［音楽によって］患者は瞬く間に落ち着いているので、そこまで行う必要がないからです。」（緩和ホスピス施設長）
情緒面に関わる事象—薬物投与の補完的事象	感情を見つめ、あるがままの感情を受け入れるのを助ける	・「他の全てが役に立たなくなるだろうということがわかるとき、私は拠り所とするものとしてミュージック・サナトロジーに目を向けます。去りゆきそうにはない、非常に強い漠然とした懸念や深い心の痛みがあるとき、唯一のアプローチは、腰を下ろしてその不安や痛みと共に居てもらうことです。…患者と家族は、情緒的な痛みを避けようとしていろいろ込み入ったことをしようとします。彼らはこの痛みのために薬を処方してほしいと医師に頼むこともしばしばあるんですよ。深い心の痛みに投薬が行われるのを見ると、本当に無力感を覚えます。」（ホスピス医療施設長） ・「エンドオブライフ・ケアに取り組むすべての医師が［健康な生・良い死と現状のはざまで］葛藤を抱えていると私は思っています。…ミュージック・サナトロジーは私に消化しきれないもやもやとした感情と共に居続けることを教えてくれました。それで十分です。何かが転換・変容します。家族のなかにそれが起こることに私は気がつきました。良い死を求めることもやめました。そんな期待を抱くこと自体が不健康なことなのです。生々しいむきだしの感情を見つめてそれと共に居る、それが変容（transformation）です。」（ホスピス医療施設長）
	感情を支え、患者と家族がケアされていると感じるのを助ける	・「死が迫っているとき、人々は自分がこのことを乗り切ることができるということ、そして気分が前よりも良くなるということを本当に知らないのです。…ミュージック・サナトロジーがしていることは、これからどうなっていくのか、どのように前よりも気分が良くなっていくのかを垣間見る機会を彼らに与えることだと思っています。」（看護師） ・「［ミュージック・サナトロジーを紹介するとき、私はそれを医療上の介入として、ミュージック・サナトロジストが脈と呼吸数を測り、患者のリードに従うのだと家族に説明します。エンドオブライフ期に患者が状況をリードする機会はめったにありません。］患者の人生の終わりの時期に、ミュージック・サナトロジーは患者自身が状況をコントロールし、実質的にリードする唯一のことなのです。ミュージック・サナトロジーは、まだ私たちが患者のためにすることができるものがあるという、心の平安を家族に与えることができると思います。」（チャプレン）

	気持ちの穏やかさを提供する	・「音楽は患者を落ち着かせたり慰めたりすることができるように思います。そしてそれだけでなく、家族とケア提供者にも落ち着きと慰めを与えると思います。」（医師） ・「それ（ミュージック・サナトロジー）は痛みにとって最高のものです。患者がまさしく寛ぐのを見たことがあります。それで…何と言うか、もうこれ以上薬に拠らない方法で何か落ち着きを得られるものを必要としていたり、とても不安そうにしている人たちにミュージック・サナトロジーを照会しています。それは家族に対しても同様です。」（看護師）
	安らぎをもたらす〝環境〟を創る	・「ハープ奏者がここに居ると、部屋じゅうの空気が変わります。それは臨床現場に穏やかで安らいだ感じをもたらします。そこでは誰もが立ち止まって、深呼吸することができるのです。」（医師）
	薬物によって入り込むことのできない領域に達し、内面に閉じ込めてきたものを解放する	・「長年にわたって、患者と家族からのコメントが寄せられています。自分の内に閉じ込めてきて、それまで適切に解放する手段を持ち得なかったもの、これを外に解き放つ画期的な場がミュージック・サナトロジーであったという証言は複数ありました。」（ホスピス部門・医療施設幹部） ・「［ホスピス・スタッフは患者の死に逝くプロセスに従事しながら、自らの感情を管理しなければなりません。］ミュージック・ヴィジルに同席した臨床家にとって、それは自身も含まれますが、それは非常に深い内面の一経験となると思います。患者とその家族に露見したことを見るだけでなく、私たちスタッフの多くが、この仕事の性質から来る鬱積した感情を外に表出させることを誘発したと思います。患者を訪問した後、車を運転して道を走ってそれから解放するよりも、ここは、その圧倒的な力によって、鬱積した感情を私たちから引き出してくれる場所です。」（ホスピス部門・医療施設幹部）
スピリチュアルな（時間・つながりの深さ、神秘、死に関する）事柄─医学的治療とは別の事柄	他の専門家が提供することができないと思われる時間とつながりの深さを提供する	・「［私たちの日常は非常に忙しいものですが、］私が必ずしも創ることができない患者とのつながり、これはミュージック・サナトロジストの関わりでは必ず生まれる結びつきです。ヴィジルの中でミュージック・サナトロジストは看護師が普段到達できないレベルの患者とのつながり、これは患者が癒されていくために必要なレベルのつながりなのですが、それを得ているように思います。」（看護師）
	〝死に逝く〟方向に導く	・「ミュージック・サナトロジーはホスピスの他のどの部門も提供できない何かです。なぜかと言えば、ミュージック・サナトロジーと患者とのつながり・関係性は、私たちが医療従事者として提供しているものとは全く異なっているからです。…それは、〝死に逝く方向に向かって〟患者を導くように感じます。…私にとってミュージック・サナトロジーは、どうしてよいかわからないときに、何かほかに提供できるものです。このことは私にとっては大きな安心であり、『私ができることはすべてやり尽くした。それでもなお、できることがある』と言えることでもあります。」（看護師）

	神秘さに触れる	・「[ミュージック・サナトロジーはチャプレン職のように、経験科学の世界とは一線を画した、感性や情緒の領域に位置するものだと捉えています。] 私にとって音楽は、コスモスの神秘に触れ、近しい関係を創り出すものです。神は非常に音楽的であると思っています…ですから、神秘をそのまま神秘と認めず、科学的に説明しようとすることには苛立ちを感じます。」(チャプレン)

　表から見て取れるように、ここでは次の点において、ミュージック・サナトロジー実践が有意味なものとして捉えられていることが分かる。①投薬治療の限界状況のなかで、強い不安、心の痛みやせん妄に苛まれている患者及びその家族に、副作用を伴うことなく薬と同じ生理学的及び鎮静効果をもたらす治療的働きをする、②薬が入り込むことのできない領域に働きかけ、その人個人内の深い部分で変容を促し、感情面を支え（慰め、落ち着き、寛ぎを与え）、あるいは内面的苦悩を和らげる（鬱積したものを表出させる）という補完的働きをする、③投薬治療が目指すところとは別の、しかしエンドオブライフ期に必要と思われる営為、すなわち、患者の癒しに必要な深いレベルのつながり（人とのつながり、神秘的なものとのつながり、「死に逝く」という状況とのつながり）を促す働きをする。

　さて、ここでは本章のねらいである、ミュージック・サナトロジー実践のより広い視点からの有意味性についての見解を探っていくということに的を絞り、その角度からホリスの分析結果を眺めたときに浮かび上がってきた二点を論じていくことにする。

　注目点の一つめは、医療スタッフならではの見地であるが、彼らがインタビューの中で薬の処方にしばしば頼りすぎている現代の医療文化傾向に言及していることである。投薬治療などの医学的な方法が限界に来ているときに、患者が自らの死に直面して起こる内面的・感情的な問題に対処する方法を医療は持っていないこと、あるいは、医療専門家たちが死に逝く患者とその家族と親密な関係を築く時間を持ち得ていないことを彼らは率直に認めている。そして、ミュージック・サナトロジー経験をふまえて、その解決の糸口またエンドオブライフ期の患者と共に過ごすあり方（医療文化の新しいあり方）を自問・省察していることが窺われる。このことは、「人間にとって死に逝くこと・死に逝く人に関わることはどういうことか」、この問題に医療スタッ

フがミュージック・サナトロジーを通して取り組んでいると解釈でき、重要である。

　二番目の着目点は、医療スタッフが感情・内面に関する事象に多く言及し、しかもそれを如実に語っていることである。これは、彼らが日々の医療行為の中でミュージック・サナトロジー実践に触れ、いかに感情が呼び覚まされたか、いかに自らの感情とつながり、そのことを意識したかを物語るものである。それは、表中の「情緒面に関わる事象」のインタビュー引用の部分で、患者とその家族、また他のスタッフたちへの感情面への貢献が説得力をもって語られていることからも読み取れる。また、「スピリチュアルな（時間・つながりの深さ、神秘、死に関する）事柄」における引用部分からも、ミュージック・サナトロジーを通して、つながり、安心、神秘を〝実感〟し、その経験が基底となって自らの職業・ケアへの思いを表現しているありようが見て取れる。このことは、一つめの着眼点と連関するが、「ケアの情」の局面、あるいはケアをする側の人の「ケアに関わる感覚」が、もしかすると今日の医療・ケア営為において見直される必要のある資源であり、うまくいくケアはこれらの情意資源に大きく方向づけられ、規定されているのではないかと推測される。

　いずれにしてもこの項目の検討で重要であったのは、現代医療の輝かしい進歩の象徴とも言える「薬」の使用との関係でミュージック・サナトロジー実践が捉えられるとき、また、ミュージック・サナトロジー実践というレンズを通して死に逝く人へのケアを見るとき、ミュージック・サナトロジーは薬が果たす以上、また、投薬を通しての関わること以上の意味合いを持っているということが明らかになったことである。すなわち、薬物によって入り込むことのできない内面（こころ）の領域に関わり、患者とその家族のみならず医療者の情緒面を支え、さらに、医療者が「患者とのつながり」、「死に逝くという方向を支えること」、「関係を創り出す神秘的な力」といった、医学的治療に関する事柄とは別の、しかし死に逝くこと・死に逝く人への関わりにおいて大前提となるような事柄に意識を向けることに招くというと意味合いにおいても、ミュージック・サナトロジーは機能するものであるということである。

　ただ、ホリスの分析内容は、薬物投与との関係でのみでミュージック・サナトロジー実践が言及されているのではない。次章では、医療的見地（薬物治療）とは異なる観点からのミュージック・サナトロジーの捉えられ方について見ていくことにしよう。

第3節　医療スタッフの着眼 2　神聖なスペースを創る

　インタビュー内容を整理・分類して命名された項目名の二つ目は「神聖なスペースを創る」である。ホリスの言い方を借りれば、現代のアメリカ社会の中で「死に逝くプロセスの間中、死に逝く人とその家族に付き添う」ために活用された音・音楽を経験することは稀少なことである。そして、この稀な体験を表現する語彙は医科学分野においてほとんど聞かれることがない。しかし、そのようななかで、インタビューに応じた医療及び社会心理系のスタッフは、ミュージック・サナトロジーが何をしているかについて言及するときに、いとも容易く、自然に、「神聖なスペース」という用語を使ったという。

　ホリスは、このことは、医療施設において神聖なものが果たす何らかの役割・現象を、スタッフたちが暗黙のうちに了解しており、ミュージック・サナトロジー体験とオーバーラップさせたかたちで表現したと見た。そして、この観点からカテゴリ化されたのが、この「神聖なスペースを創る」である。この項目名を説明するインタビュー引用の例を筆者の要約と共に表7に挙げる。◆4

表 7	神聖なスペースを創る	

語り（インタビュー引用）の例	左記の要約
①「［ミュージック・サナトロジーは］神聖さを構成する要素の一つ［であり、臨終を知らせるものです。］人々が何としても通り抜けようと取り組むその移行（transition）が、実際この働きによって容易になるということが思い起こされます。なぜなら、ミュージック・サナトロジーはどこか、私たちを元のまとまった状態に引き戻してくれるからです。身体的側面、感情的側面、霊的側面をつなげまとめるのです。バランスを失っているとき、私たちはこれらの部分に本当にはつながっていないのですから。」（ホスピス運営幹部）	臨終の神聖さに触れ、患者のみならず、そこに集う人々が、一個人として再統合される
②「それ（ミュージック・サナトロジー）は、神聖なスペースを提供します。それがどこであっても…神聖な空間を創り出すのです。そこに居る人は誰でも、ここが安全だと感じ、何か神聖なもの、寛ぎ、静けさを経験しています…私はミュージック・サナトロジーの音楽は私たちの代わりをするもので、なおかつ非常に安全に護ってくれるものなのかなと思います。その音楽は、自制できない思考や取りつかれた心配を別の方向に向かわせることができますし、本当に必要なことに焦点を合わさせます…家族が死に逝くとき、何かしたい、助けとなりたいと強く欲することです。これをすればいいのです。ミュージック・サナトロジーは何かをすることから離れ小休止を与えてくれることによって、患者の家族はこのことができます。」（ソーシャル・ワーカー）	〝何かをしなければならない〟という衝動から離れ、本当に必要なことへ集中させられる
③「一日中走り回っていて、ひっきりなしに電話がかかり、何かをしようとすると3人の患者からあれをしてほしいこれをしてほしいと呼び出しがある…そういったとき、また、本当に狂気の沙汰のような忙しい現場フロアでの仕事のときに、ミュージック・サナトロジストがそこに居ると、静かな秘密のコーナーがあるような気がします。そこには平安があり、何か本当に素晴らしいことが起こっているようなのです。」（看護師）	自分たちのケアとは異なる次元のケアがあると思わせてくれる
④「死に逝くことは、人との関係性に関することです。つまり、死に逝かんとしている人と関係を築くことができるなら、私たちは本当にその人の世話をしているということです。ミュージック・サナトロジーは、言葉を使ったり、組織だった思考ができなくなったりしている人とつながる唯一の方法です。私たちは音楽を通してその人との関係を維持することができます。」（医師）	言語コミュニケーションが不可能な患者とつながり、関係性を維持できる
⑤「医学的介入という意味では、（ミュージック・サナトロジーは）その余地もあるように思います。しかし私は個人的には、スピリチュアルな要素（美や希望）により印象づけられています。少なくとも私にはそう感じられます。音楽は必ずしもすべてが前頭葉に入っていくわけではありません…音楽の要素が加わるということは、非常に希望に満ちたものがそこにあるということだと思います。希望があると落ち込みますよね。つまり、それ（音楽）は、希望に満ちているという感じ・感覚を加えると思うのです。どうしてでしょう？なぜなら、音楽は美しく、言葉ができないやり方で私たちに触れるからだと思います。（医師）	医療的ケアに、美と希望の感覚を加える
⑥「ミュージック・サナトロジーは、病院が家族のことを気にかけていることを、彼らが知るのを助け［ます。］ヒーリング（healing）とは〝回復すること〟ですが、］ミュージック・サナトロジーは物事が回復していくことを助けることができる一種のヒーリングである［と感じています。］ミュージック・サナトロジーを通して、患者は鎮静剤を必要とすることが少なくなり、家族は感情を表現でき、スタッフは精神的に支えられます。［特に役立っていることは、］美しい音楽の、人を裁かない性質です。それによって、私たちは何もしないで寛いで座り、たとえ何が続いていても、それと共にただ休息することができます。」（ソーシャル・ワーカー）	物事が回復するのを助ける（患者は鎮痛剤を必要とすることが少なくなり、家族は感情を表現でき、スタッフは精神的に支えられる）

⑦チャプレンは会話へと誘うことによって、あるいは、患者に内面的な問いや抱え込んでいることを言葉にして話すのを助けることによって、それ（スピリチュアルケア）をします。一方、ミュージック・サナトロジストは音楽を通してそれをします。彼らは音楽を介してヒーリングが起こるように環境を創るのです。彼らはまた、プロセスも引き起こします。それは言葉による処理過程とは限りません。このプロセスは患者が自分にとって何が決定的に重要なのか、つまり、自分の中で起こっていることに向き合う時間をもつスペース創り出します。そしてこのことが、ヒーリングが起こることを可能にします。言葉で表現することや話すことが、その患者の助けにならないときもあるのです。（チャプレン）	スピリチュアルケアの第一資源となり得る（自らの内面で起こっていることに向きあう時間を持つスペースを創りだす）
⑧「言葉を持った人は、言葉で応答することを期待されていると思います。でも、多くの人は自分の経験に対して言葉を持っていません。…しかしながら音楽は言葉で応答するプレッシャーを取り除きます。なぜなら、後でそれを言葉で説明する必要がないからです。私たちは今この時に、ただ身を任せていればいいのです。」（チャプレン）	今起こっていること・状況を言葉で理解したり説明したりしなければならないプレッシャーから解放される
⑨「[患者に反応がない、あるいは聴くのが困難であるからといって周りの人がミュージック・ヴィジルを断るとき、]このことは、ミュージック・サナトロジーの何か常識的な日常とは異なる、より深い次元に開かれている特質の全容と、起こるかもしれないヒーリングの可能性を逃すことになります。ミュージック・サナトロジーの根本的意図は、表面的な音楽的関わりにあるのではありません。…そこで起こっているのは何か他のことです。音楽ではありません。音楽は本当に起こっていることを届けるやり方（mode）ですから。[本当に起こっていること、それは]恩寵（grace）、もしくは、神聖なものの神秘[です]。」（チャプレン）	恩寵、あるいは神聖さという神秘を経験する
⑩「ミュージック・サナトロジストが奏でるとき、私たちはサクラメント（注：目には見えない神の恵みの感覚的しるし）を伝達する営みに従事していると私は思っているのです。…[ミュージック・ヴィジルは出席している人々に、]私たちが神聖なるものの内に生き、それが無限で永遠な存在であるという意識を高めさせます。私たちの注意はより焦点が合い、波長が合ってきます…そして神聖なるものと共鳴し合っていきます。私はこれがミュージック・サナトロジーについてのことだと思います。…つまり、そうしようとすれば、私たちは神聖なるものと同じ振動で響き合うことができるということです。（略）」（チャプレン）	伝統的な宗教儀式（病者の塗油）に組み入れることができ、神聖なるものへの意識を高めさせる
⑪「[ミュージック・サナトロジストと連携した「病者の塗油」の儀式（注：キリスト教の秘跡のうちの一つで、聖職者が病者に油を塗って祈る式）において、]音楽は物事が進むペース…を提供[します]。…[牧師の]私は[儀式の中で]ある特定の言葉を言わなくてはなりません…そう、私は声を出さなくてはならないのです。しかしハープは異なる声を生み出します。私にリズムを与えてくれるのです。」（チャプレン）	儀式が進行するペースを創り出し、リズムを与える
⑫「私たち（ミュージック・サナトロジストとマッサージ・セラピスト）が一緒に働くことは、それぞれが個々に患者とその家族に提供するものを、より増幅させるような気がします。つまり、誰がその病室に居ても、誰もが大抵、容易に平穏さを感じるのです。音楽はまさに、こころと耳のための霊的案内者（スピリチュアル・ガイド）であり、それゆえ、私が単独でマッサージを行っている場合よりもずっと速く、患者は間違いなく平安へと導かれていきます。」（ホスピス専門マッサージ・セラピスト）	音楽は心と耳の霊的案内者であり、患者が平安へと導かれていくのを助ける

　表中のインタビュー引用が示すように、スタッフたちは、〝死の臨床施設及び医療現場において〟「神聖さ」が果たす役割を、ミュージック・サナトロジー実践を通して巧みに捉え、その神聖さが可能にする高いレベルの癒し、慰めについて確信をもって言及している。

　例えば、表中①においては、ミュージック・サナトロジーを通して立ち現われてくる「神聖さ」が、臨終は本来、神聖なプロセスであることに気づかせ、さらに一個人内の全体性を回復させていくことを感じさせてくれることについて言及されている。②⑦⑧⑨では、同じくミュージック・サナトロジーによって創られる神聖さが、「今ここ留まる」ことを促し、それがより深い次元で起こっていること（深い気持ち・悲しみ、自己、恩寵・神秘）に触れる手助けになることが述べられている。つまり、逆の言い方をするならば、多忙で、死に伴う怖れと痛みが常にあり、そしてある意味、人間の生理学的現象に焦点を当てて仕事が為される医療現場においても、人は、深みへの感性を、人との関係性（④）、神聖なもの（静寂（③）、美（⑤）、無限・永遠性（⑩）、平安（⑫））への溶け込み、物事の回復への動き（⑥）、いのち（リズム）とのつながり（⑪）において働かせ、これを意味あることして希求しているということが窺われるのである。

　次に、本章の目的であるミュージック・サナトロジー実践のより広い視点からの有意味性についての見解をみるということに照らし合わせて、上記のような言及を見通したとき、浮かび上がってきた留意点について二点述べる。

　一点目は、ケアの美的・宗教的視座である。本節で確認されたインタビュー内容は、人間の生を根底から支えているもの、すなわち、人間同士のつながりと見えざるものへの感受性・大いなるもの（神）とのつながり、そしてそのつながりを満たそうとする私たちの傾向についての描写である。つまり、医学的完治・症状管理という視点からではなく、人間生活を根底から支えているものとの関係性がどのようにつながれているかという視座に立って、ケアのあり方・様相が示されているということである。

　そして、特に注目したいのは、その関係性の中には、人間同士の関係性のほかに、芸術的また宗教的な感受性・情操の面が含まれていることである。それは、「神聖なもの」（②⑨⑩）、「静けさ」（②）、「（日常とは異なる次元に開か

れた）静かな秘密のコーナー」(③)、「美」、「希望」(⑤)、「美しい音楽の（人を裁かない）性質」(⑥)、「恩寵」、「神秘」(⑨)、「サクラメント」、「無限で永遠な存在」(⑩)、「霊的案内者」(⑫) という表現を用いながら、ミュージック・サナトロジーの有意味性が言及されていたことからも明らかである。ただ、そういった美的また宗教的な事柄との関係性が、ミュージック・サナトロジストが死に逝く人の傍らで音・音楽を届けることのなかで生まれてきた神聖さに共鳴して、医療スタッフたちに意識され、深められているということは見落とされてはならないだろう。

　美的・宗教的視座を持つということは、現代の日本においては、特に医療現場に限らず、社会一般にわたって馴染みにくいものかもしれない。しかし、それは死に逝くこと・死に逝く人へのケアにおいて必要かつ重要であるということだけでなく、「ケアをする」において、ひいては人間同士が関わって生きていく環境・文化において原点的な側面ではないだろうか。

　本節のインタビュー内容からは、ミュージック・サナトロジー実践によって、死に逝く人へのケアの現場において医療者たちが、医学治療的な視座とは異なる視座、すなわち美的・宗教的なケアの視座に自ずと開かれ、その視座ゆえに、死の臨床現場に本当に起こっていること・起こってほしいことが語られ、ケアの内容となるべきことが明らかになっている。つまり、このような視座を持つこと自体が、関わること・ケアそのものが（またその医療〔ケア〕文化・環境）が、調和的で統合的（癒し的・回復的）になっていくためには重要ではないかと思われる。

　二番目は、人間同士、また、美や希望を感じさせるものあるいは神聖なるものとのつながりを意識させ、そのつながりへの希求を満たす「やり方・方法」についてである。ミュージック・サナトロジー実践においてそれは、プリスクリプティヴ・ミュージックを創り出すという音楽的なやり方をとるが、興味深いのは、インタビューに答えたスタッフたちが、その音楽的なやり方を「神聖なスペースを創り出す」と表現し、そのスペースにおいて体験されたさまを「動的」に表現しているという点である。

　そしてそれは、次のような様々な動態として示されていた。ⅰ）ばらばらだったものが内へと一つにまとまっていく動き（表中の②⑦⑪）、ⅱ）離れてい

たものがつながったり別のものが加わったりして一緒になる動き（①③④⑤）、
ⅲ）不均衡が均衡へとなっていく動き（⑥⑧）、ⅳ）大いなるものへ開かれて、
より大きな世界に統合されていく動き（⑨⑩⑫）。これらの、内へ集められた
り、つながったり、バランスを回復したり、外へと開かれたりする動きに、
「神聖さ」が宿っているとスタッフたちは見たのである。

　では、このように「動き」の様態に着目することが「ケア」とどのような
関係があるのか。それは、ミュージック・サナトロジーがその根幹的目的を、
「この世界から未知なる次の世界へとスムーズに移行するのを損なわせる何
ものからも解き放つ」ことに置いていることと関連していると思われる。つ
まり、治療手段が尽きたとき、あるいはそのときが近づいているとき、「死
に逝く」というダイナミズムを制御するのではなく、むしろそのダイナミ
ズムに乗る、言い換えれば「ものごとが動いていく動きを妨げているものを行
かせ、動きの進捗を助ける」こと。これは、ケアすること・関わることの一
つのカタチ（やり方）であるということである。そして人とつながり、美や
神聖なるものとのつながりをこのような生き生きとした動きにおいて捕まえ
るというあり方は、前項で述べた、ケアをする人のあり方・感性に通じるも
のでもある。

　「死に逝く」ことに関わる・死に逝く人をケアするということは、「死」と
いう人知を超えた事柄と関わることゆえに、何かを「与える─与えられる」
といった一方的な関係で成立するものとしては捉えられない。本項目の内容
からは、「ケア」とは（死に逝くという動きも含めて）聖なる世界のダイナ
ミズムに開かれ、ある時はその動きを見つめ、ある場合には委ねることである
ということが言えるように思われる。

第4節　医療スタッフの着眼 3　施設の文化が音楽によって変わる

　ホリスは、ミュージック・サナトロジーが神聖なスペースを創り、また、
薬物投与を補い、それに代わり得る医療的な手段を提供するだけでなく、医

療施設の文化を変える力があると考えているスタッフの言及を「施設の文化が音楽によって変わる」として整理・分析している。そのインタビュー引用の例を筆者の要約と共に表8に挙げる。[6]

　表から見て取れるように、スタッフの口述からは、ミュージック・サナトロジー実践（その音楽と実践が為されていること自体の両方）が、医療施設全体の空気を換え、スタッフたちの思考・行動様式に変化をもたらし（②⑤）、

表 8　施設の文化が音楽によって変わる	
語り（インタビュー引用）の例	左記の要約
①「（ミュージック・サナトロジーは、）私たちの施設の、癒しと憐みのケアという思考・行動様式の不可欠な要素［です。］それは、ヴィジルでの音楽とそれが創り出す環境の両方を通して、施設で提供されるケアに神聖さと意味を与えます。」（施設最高責任者）	施設の文化（癒しと憐みのケア）の要素であり、施設で提供されるケアに神聖さと意味を与える
②「それ（ミュージック・サナトロジー）は、スタッフがその音楽に参加するその時間の間に、スタッフの全体的ダイナミズムを活性化させ、彼らの人との関わり方も変えてしまいます。そしてそのことが…行動様式に変化が生じているところなのです。スタッフたちは充分ケアを行っていて、別に関係性を変えなくてもいいですからね。でも、看護師らは普段は質問しないようなことを聞いて来たり、ちょっと違う動きをしたり、これまで注意を向けなかったことに注意を払ったりしているのです。そしてそれを意図してそうしているようには見えないのです。音楽がそういったことを自然に行うスペースを創ったのです。」（チャプレン）	スタッフを全体的に活性化させ、行動様式（人との関わり方、動き方、注意の払い方）を変える
③（「良い死」・「尊厳ある死」が議論される風潮の中で、）「これらがどのようなものか、その特殊性についてチャプレンは教育される必要があります。まず私たちは、死がイベントではなくプロセスであるということを理解しなくてはなりません。これは大きなパラダイムシフトです。私たちは本人がまだ家族がどのようにそのプロセスを通り抜けるのか十分に理解しなくてはなりません。…仮に「良い死・尊厳死」という言葉を使うとしましょう。死に逝く患者と家族が尊厳死を経験するために、あなたは何をしますか？このことを思い巡らした時点ですぐに、あなたは良い死を生み出す環境を創り始めるでしょう。これはとても重要な前進です。少なくとも私たちにとってミュージック・サナトロジーは、病院全体が変わるための礎石でした。」（チャプレン）	死のプロセスと関わるケアの重要な原動力であり、エンドオブライフ・ケアのための施設環境を創る
④「一つのプログラムとしてそれ（ミュージック・サナトロジー）は、この施設（カトリック系医療センター）のミッションと文化にいのちを吹き込みます。この施設内で提供される他のどのプログラムとも異なっていて、ホスピスためめの特別なプログラムです。俗世間的なものとはどこか異なっていて…この施設のカトリック的な性質と憐みのケアという施設理念のことを言っているのですが。ミュージック・サナトロジーはどこか、医療からしばしば受けるぶっきらぼうで粗野な感じ、例えば人の心を傷つけ冷淡であるとか、診断、処置といったことを包んでくれるようです。この施設の宗教的な色合いをよく表しています。」（ホスピス運営管理者）	ホスピスの使命と文化を生きたものにし、それを保持する

⑤「（ミュージック・ヴィジルの場で）患者のそばに居て死に逝くことに付き添うとき、恩寵の感覚があります。私は特に宗教的な人間ではありませんし、そういう背景も持っていません。しかし患者の中には、威厳、恩寵、あるいは美しさを放つ人もいて、そういう人々に私は非常に感銘を受けます。私たちはこういった経験を人々に知ってもらいたいです。ミュージック・サナトロジーは、尊厳、恩寵、美の感覚を人生の終わりにもたらすものの一つです。［別の言い方をすれば、］死すべき運命にある人間にすぎない私たちが、彼らの死に非常に心痛めているときでさえ、それでもやはりこの人を祝福するための最大限の努力をすることの一つのやり方です。…［薬物投与と痛みのケアに焦点を当てることはある意味容易いことです。］しかし本当に良い仕事をしたいのであれば、別の階段を上がって、違う次元に入り、そこから学ぶことです。ミュージック・サナトロジーのハープは、コミュニティ全体の癒しの思考・行動様式に極めて効果的な影響力をもたらすということを感じさせてくれます。」（医師）

・尊厳、恩寵、美の感覚をエンドオブライフ期にもたらすと共に、死を祝福する最大限の努力のあり方
・施設全体の士気を高め、癒しの思考・行動様式に効果的な影響力を与える

また、その施設の医療・ケア理念を具現化する（①④）ものであることが窺われる。さらに、「死のプロセス」と関わる環境、すなわち、エンドオブライフ・ケア自体の「環境」を創り、癒しの文化としてのエンドオブライフ・ケアへの気運を高める（③⑤）という点も言及されている。

　さて、上記の内容を見通して見えてくるのは、ミュージック・サナトロジーが、「ケア」の文化・環境に及ぼしている影響である。すなわち、施設の文化（思考・行動様式、ケア理念・精神）が、日々のケア実践（ここではミュージック・サナトロジー実践）を通して省察され、確かめられ、新たな息吹を与えられているということ、そして、「死のプロセスと関わる」とはどういうことなのか、「エンドオブライフ・ケア」そのものを知る・理解することがより促されている、という影響である。

　これまでケアをめぐる議論の多くは、ケアをする人とケアをされる人との関わりのなかで展開される事象に着目して行われてきた。しかし、本節で見たように、ミュージック・サナトロジーをふまえたケア議論は、共同体、文化、環境といったより広い文脈との関連においても「ケア」が位置づけられ、さらにそこを連結点として、死に逝くという人間の根源的なありようの探究や、癒しの文化・社会に関する構想といった面ともつながりがあることを示唆している。この意味においてエンドオブライフ・「ケア」は、「死に逝くプロセス」を経験また探究することを通して、癒し（healing）の文化・社会を実現させていく努力の営みという、より広い地平に開かれた営為であると言えそうである。

第5節　アメリカの臨床実践に見る「ケア」の意味

　以上、アメリカにおける臨床実践において、ミュージック・サナトロジーがケアを提供する側である医療スタッフにどのように捉えられているかについて、ホリスの研究をもとに、「薬物投与の代替・補完、及びそれとの連係」の側面、「神聖なスペースを創る」側面、そして、「施設の文化が音楽によって変わる」という側面に焦点を当ててそれぞれ見てきた。項目ごとに検討した内容を「ケアをするとはどういうことか」という視点から改めて全体的に見通すと、ミュージック・サナトロジー実践をふまえての死に逝くこと・死に逝く人への「ケア」議論は、①「ケアのはたらき（機能）と視座」、②「ケアのスタンス」、③「ケアへの欲求」、④「ケアのダイナミズム」、⑤「教育的な側面」に及んでいることが分かる。以下、前節までの内容をふまえながら吟味していこう。

① ケアのはたらきと視座

　まず、ケアの「はたらき」という点では、ここでは二つの意味がある。一つ目は、個人の「痛み（神経学的、感情的、内面的）に関わる」ということである。第2節で見たとおり、医学的な面及び感情面の問題、あるいはつながりや時間、死についての事柄についての痛みに対処することである。

　医学的な面や感情面への関わりは、従来、医療や心理療法が対応してきた分野であり、内面的な痛みへの関わりについても、昨今の日本における「スピリチュアルケア」をめぐる議論のなかでしばしば取り上げられてきている［キッペス, 1999; 窪寺, 2008; 村田, 2011; 谷山, 2014 等］。しかしながら、ミュージック・サナトロジー実践をふまえてのケアのはたらきの面で特徴的なのは、二つ目、すなわち、第3節で見たように、「神聖さ」の経験を促すことを通して、人間生活・いのちを根底から支えているつながり（人間同士及び美的なもの・聖なるものとのつながり）を意識し、そのつながりと生の意味を希求するニーズを満たすということである。これは、「ペイン」が現れているから

「ケア」をするという方向性ではなく、人間が「スピリチュアルなもの」との関係の中で生きていることの認識に立って、その関係性にまず価値・意味をおき、それを前提として関わるという方向性である。

　これまでひたすら人体の傷んだ箇所に関わり、治療することを目指してきた近代医療の目標や意義とは異なる視点である。傷みきってもなお、美しいもの、希望を与えてくれるもの、聖なるものとつながることと生の意味への希求が私たち人間にはあること、またそういった性向は人間の根源的特質であること、そういった「人間」理解のもとに、ひとあるいは状況・事態に関わっていくという「ケアの視座」は、ことにエンドオブライフ期の人とその家族との関わりにおいては重要であると思われる。

② ケアのスタンス

　ケアに取り組むスタンスは①と関連する。すなわち、痛みに関わる姿勢が、痛みを「取り去ろう」とするのではなくむしろ、痛みと「共にある」というスタンスであるということである。痛みを抱えた人・患者と「ただ一緒に居る」あるいは「痛みを見つめる」ことを通して、その人と全人格的に関わるあり方である。このことは、私たち人間が身体的、心理的、社会的な痛み・苦痛には還元されない、何か別個の〝スピリチュアルな痛み〟と称される特殊な痛みを経験するということではなくて、もともと人間は神聖なるものとのつながりをもったスピリチュアルな存在であり、死に逝かんとする状況において、あるいはそういった状況に立ち会った時に特に〝人間的な痛み〟を覚える経験をすると理解し、そこに寄り添い、共感し、深めるというあり方である。

　このような寄り添い方、言い換えれば「共にある」あり方は、ミュージック・サナトロジー実践では、そのケア的営為のどの側面（医療的な配慮、情緒的な落ち着き・安定、内面的沈潜、時間をかけた人とのつながり、神聖な流れに身を委ねること等）にも随伴し、ミュージック・サナトロジー実践のいわば、全人的に関わるケア的「ありよう」を示していた。死に逝くこと・死に逝く人へのケアに臨む場合、全体性（wholeness）の回復・成就に向かうのに、痛みを取り去るのではなくて、むしろそれと「共にある」、このスタンスは

重要であると思われる。

③ ケアへの欲求

　医療スタッフのミュージック・サナトロジー実践に対する見解にはその背後に、ⅰ）投薬作用以外の領域（感情的・内面的問題）に関わるための新しい解決法の切望、ⅱ）患者とその家族によりつながり、より何か役立つことをしたいという思い、ⅲ）死に伴う恐れと痛みのなかでの、つながりや美しく意味あることを求める欲求、ⅳ）「死に逝くプロセス」に関わるケアである「エンドオブライフ・ケア」それ自体の探究と理念実現化の士気があった。つまり、ケアをする側の人の「ケアへの欲求」の存在である。

　広川 [2000] は、「人間は、それがどのような形をとるかはさまざまであるにしても、いわば本来的に（だれかを）「ケアしたい欲求」とでもいうものを持っているように思われる」[p.16] と述べ、「それは人間が基本的にもっているひとつの性向である」[p.16] としている。そして、ケアという営みを「与える─与えられる」といった一方向的な関係で捉えるのではなく、「むしろ人間という存在が「ケア」への欲求を持っており、それが実現する場としてさまざまな関わりのかたちがある、と考えるべきではないか」[p.17] と提議している。また広川は、「ケアへの欲求」の根拠として、人間が個体と個体の間のコミュニケーションを中心とする強い社会性のなかではじめて「人間」となる生き物であり、「ケア」の関係性の中で生きるという生物学的な事実を挙げている [広川, 2007, 19-20]。

　本章の場合は、臨床施設とタイアップしたミュージック・サナトロジー実践のありように焦点を当てて、医療スタッフの語りを検討するものであったが、語りの中では「（死に逝く患者とその家族に）役に立ちたい」、この状況に即した「関わりがしたい」、「何か意味あることをしたい」といった「ケアへの欲求」を示す表現が自然に使われており、全体を通してしばしば登場していることを見出すことができた。

　こうした感情の率直な表現にはホリスも感銘を受けたと述べているが、[8]「ケア」を根底から支えているものとして、このような「ケアへの欲求」が本章で確認されたことは意義深いことと考える。なぜなら、広川も述べてい

たように、ケアをしたいという欲求があることは、それが実現する場としての関わりのかたちを、今あるものを越えて様々に模索する余地・期待があるということだからである。ケアをする側の人にケアをしたいという欲求があるということは、ある種当然のこととして見落とされやすい点であるが、ケアという営み自体を根底で支える基本的な事柄がここに確認できたと言えよう。

④ ケアのダイナミズム

「ケアの動態」についてはすでに第3節で詳述したので、ここでは、ケアが生じているもととなっている動きはマニュアルにそって規定・想定されるものではなく、ダイナミックであるということに焦点を絞って確認しておきたい。

医療スタッフがミュージック・サナトロジーを通して、まとまり再統合されていく感、つながっていく感、均衡回復感、大いなるものの恩寵・平安を経験していることは先に見たとおりであるが、ここで留意しておきたいのは、これらはそれぞれ、ばらばらだったものがまとまっていく、離れていたものがつながっていく、不均衡が均衡へとなっていく、大いなるものへ開かれていく、といったように、〝プロセスのなかでシフトしていくそのダイナミズム（動き）〟が感知されているということである。そしてそれは、「（何か素晴らしいことが）起こっている」、「（私たちに）ふれる」、「身をまかせるだけでよい」、「私たちの注意はより焦点が合い、波長が合ってくる」、「より平穏さを増幅させる」等の表現が示唆するように、〝意図なく自然に与えられ、働きかけてくる〟ものであり、それに対して私たちは〝受動的に〟招かれ、一体化されるしかないものである。

西平［2015］は、日本で語り継がれてきた「無心の知恵」をケアという営みに生かすことを「無心のケア」として考察し、その中で、ケアをする側がケアという営みの中で「無心」すなわち「自我への執着から離れてゆく」ことを大切にすべきであることを論じている。西平に拠れば、ケアが「うまくゆく」時は無理がなく、最も自然な（ケアする側とケアされる側の）「やりとり」になり、しかもその「やりとり」の中には自然な流れが生じてくるとい

う。あたかもその流れに自らを「明け渡し」流れの中に溶け込んだかのような状態、アスリートたちが「ゾーン」と呼ぶ「特別な境地（領域）」［西平, 2015, 75］である。その状態を西平は「無心」と重ね合わせ、ケアのやりとりにこのゾーンが立ち現われるように、そして自然な流れが流れるように、ケアする人が自我への執着からまず離れてゆき、やり取りのなかでケアされる側も自我の執着から離れていく、このようなケアのありようを構想している。そしてここで重要なのは（西平も言及するように）、このようなケア構想は、理論やテクニック、マニュアルにはなじまないという点である。

　西平の考察は、ケアする側とケアされる側のやりとり・関係性に焦点をあてながら、ケアする側が自我への執着から離れてゆくことの大切さを論じたものである。しかし、ミュージック・サナトロジーにおいて医療スタッフが体感した動き・ダイナミズムの感覚は、西平が論ずるところの、ケアがうまくいっているときの、自然に流れが生じ、明け渡したかのような感覚に通ずるところがある。そして、この点において「ケア」は本来、ケアをする人からされる人へ為される一方的な行為やテクニック、あるいは確立された理論の反映として捉えられるものではなく、ケアする側とケアをされる側の関係の中で、〝本当に起こっていること（ミュージック・サナトロジーの場合は「恩寵あるいは神聖なものの神秘」、西平の表現では「神のはたらき」）〟に触れる営為であり、それはダイナミックなものであるということができる。このように、ケアのダイナミズムに着目することは、「死に逝く」という、人間の理性的判断を超える事態に直面し、生かされているからだといのちを強く意識するエンドオブライフ期、またそのケアにおいては特に重要であると考える。

⑤ 教育的な側面として

　最後に、ケアをするということには教育的（成長を促すという）な側面が含まれているという点を挙げる。

　第2節及び第4節で見たように、ミュージック・サナトロジーを通してスタッフは「エンドオブライフ・ケア」そのもののありよう・世界について具現的に知り、理解を深めていくことへ招かれていた。ただ、そのなかで特に印象的であったのは、彼らがケアという営みを通して（ここでは、死に逝

く人とその家族に関わることのなかで）「感銘を受ける」あるいは「自信・確信を得る」というように、内面的な覚醒を受けていたことである。それは、「（ミュージック・サナトロジーというやり方を通して）まだ患者のために提供できることがあると思える」、死に逝く患者の傍に居て「恩寵を感じる」、亡くなっていく人の尊厳、美しさに「感銘を受ける」ということである。また第3節においても、ミュージック・サナトロジーによって引き起こされる内面的な癒しが、患者はもとより、ケアする側の家族やスタッフにとって重要な意味を持つものであることがインタビュー内容には示されていた。

　ミュージック・サナトロジーの創始者シュローダー゠シーカーは、死に逝く人に関わることは「成長の機会」であるとし、後に遺される家族、また医療スタッフが、患者が死に逝かんとしているときに、「尊厳」、「恩寵」、「美」、「平安」、「静けさ」等に伴われていたこと、すなわち、深い精神的な癒しを得たことを思い出すとき、自らが安らぎを覚え、悲嘆のプロセスを通常に辿ることや、自らの仕事の意味や質の再構成へと前進していくことが可能となるだろうと述べている［Schroeder-Sheker, 88-89］。つまり、ケアという営みを通して、ケアをする側の人が力を与えられたり、充足感や統合感を得るということが起こるとき、それはケアする者として、また一人の人間として、成長する機会となっているということである。そしてこのことは同時に、死に逝く人へのケアは、担当する患者の逝去と共に終わるのではなく、その死ゆえに、その死を越えて続いていく、すなわち、ケアすること自体もまた、ケアによって成長するということを意味していると言ってよいだろう。

　以上のことから、「ケアをする」ということには成長を促す側面があると考慮することができる。このことはケアの一つの重要な意味、そして構成要素であると思われる。

第4章

スピリチュアルなものの在処

　本章はPART Ⅰのまとめに代えて、日本におけるハープ訪問とアメリカにおける臨床実践での体験内容を比較検討することを通して、死に逝くこと・死に逝く人への「ケア」のもつ特質について考える。

　日本におけるハープ訪問とアメリカにおける臨床実践での体験内容は、その体験の語り手が、ハープ訪問の場合は、患者本人、家族そして看護師、アメリカ臨床実践の場合は、医療専門スタッフ（医師、看護師、チャプレン、ケースワーカー、医療施設経営者）であったという違いはあるものの、ミュージック・サナトロジーのはたらきを通して、次のようなありように着目して言及していたことにおいては共通している。①はたらき（何が起こっているか）、②様態・あり方（どのように①が起こっているか）、③そこで成り立つ関係性（そのとき、そこに居る人はどのようであるか）。

　以下、順に振り返っていこう。

　① **はたらき**（何が起こっているか）

　体験者たちが語っているのは、何よりもまず、ミュージック・サナトロジーによって「引き起こされたこと」である。このことは「当事者の内面への沈潜へのニーズを満たす」、「〝共にある〟スペースを創る」（第2章第5節）、「薬物投与の代替・補完、及びそれと連係する（情緒面や見えざるものへの感

性に働きかける）」（第3章第2節）、「神聖なスペースを創る」（第3章第3節）、「音楽によって施設の文化が変わる」（第3章第4節）の中で見てきたことである。

　そしてそこで見出された様相は、ⅰ）一個人の中で、内奥とのつながりを深める、あるいは心身の全体的なバランスを回復していくといった「個人内のつながり」の位相、ⅱ）人と人（患者と家族、患者と医療スタッフ、あるいは、家族と医療スタッフ）の関係性を築くといった「他者とのつながり」の位相、ⅲ）個人及び共同体がより広い、大いなるものとの関係性に開かれ、そのダイナミズムに調和されていきながらいのち（死と生）の意味を深めていくといった「聖なるもの・いのちそのものとのつながり」の位相が含まれていた。このことからまとめると、「ケア」とは（第3章第5節での議論を再度確認することになるが）、「つながりと意味に変容（再構築と深まり）をもたらす」営為であると言ってよいだろう。

　② **様態・あり方**（どのように①が起こっているか）
　次に、①がどのように起こっているか、つまり、つながりと意味に深まりがもたらされる様態・あり方についてである。ここでは二つの点に着目して振り返りたい。
　ⅰ）一つ目は、実践の体験内容として語られたことは、「見えないけれども感じられるもの」の様相であったことである。患者、家族、医療スタッフを問わず彼らは、見えないけれども感じられるもの・触れられたものを、高い感度の「感性」で精妙にキャッチし、それを価値あるものとして捉え、その意味を言葉に託して表現していた。
　では、その「見えざるもの」とは何か。そしてそれは、具体的にどのような言葉で言い表されていたか。「見えざるもの」の意味内容を確認するために、ハープ訪問とアメリカにおける臨床実践の体験の語り（第2章の表3～5、及び第3章の表6～8）における「見えないけれども感じられるもの、触れられたもの」として表現されたと思われる語（ワード）を取り出し、断片的にではあるが、表9として列挙した。

表 9	「見えないけれども感じられるもの、触れられたもの」として表現された語（ワード）
ハープ訪問の場合	魂・第3の眼・幸福感・雰囲気・音・振動・ひびき・聴いている自分・過去の情景・天国への導き・感じるもの・伝わるもの・思い・感謝の気持ち・別れを惜しむ気持ち・今までにない感情・優しさ・静かさ・一体感・（患者との）つながり・元気・力・エネルギー・〝なま〟の自分・（故人の）存在・何かしてあげられた満足感・内面・（心の）琴線（感じることそのものの働き）・時間・機会・場面
アメリカにおける臨床実践の場合	感情・安心・落ち着き・慰め・穏やかで安らいだ雰囲気・患者とのつながり・人との関係・死に逝く方向への導き・寛ぎ・心の平安・神秘・鬱積した感情、神聖さ・神聖なスペース・神聖なるもの・静けさ・安全・護り・本当に必要なところ・素晴らしい何か・希望・美・（病院の）気遣い・ヒーリング・内面・時間と空間・プレッシャーからの解放感・恩寵・無限で永遠の存在・物事が進むペース（リズム）・深奥・スタッフ全体のダイナミズム・（環境を変化させる）力・（ヒーリング文化への）影響力・いのち・憐み・宗教的な色調・患者の尊厳

　表が示すように、ハープ訪問とアメリカにおける臨床実践に共通して、「他者とのつながり」、「感情（気持ち）」、「時間・空間」、「死に逝く方向・天国への導き」、「内面」、「静かさ」、及び「力」という語が見られる。特に「時間・空間（スペース）」という言葉は、語の整理の過程で、最も頻繁に、また最も多くの人によって口にされた言葉であることが確認された。また、「力」という語は、表中の「振動・ひびき・元気・エネルギー・感じるもの・伝わるもの・ダイナミズム・影響力・律動（リズム）・いのち・雰囲気・宗教的色調」といったいろいろな表現・言葉に対応するものと見られ、さらに、「ハープ訪問の場合」の欄に見られる「一体感」・「優しさ」は、アメリカにおける臨床実践の欄の「平安」・「安全」とほぼ同じ意味合いの語として受け取ってよいと思われる。

　表中の語についての詳述はこれ以上行わないが、表から読み取れる特徴についてはふれておきたい。それは、ハープ訪問の場合は、音・ひびきを捉える「感性を働かせている」そのこと自体を表現する言葉（魂・第三の眼・琴線等）が示されているのに対して、アメリカにおける臨床実践の場合では、「神聖さ・神秘・恩寵・尊厳・美・ヒーリング・憐れみ」といった、何か宗教的・美的・道徳的な感性で感じ取ったものを表わす言葉が示されているということである。ただこのことは、アメリカにおける臨床実践の体験の語り

手がカトリック系医療施設のスタッフであったこと、また、ハープ訪問の体験の語り手が、感覚が研ぎ澄まされた末期段階の患者、そしてその様子に敏感に対応していた家族と看護師であったという背景に鑑みると、短絡的に、両者の間で「見えざるもの」を捉える視点が異なっていたと見なすことはできない。

　このことについての議論は今後の課題とするが、ここで重要なのは、上述した特徴それ自体である。すなわち、両者の特徴を総合して見ると、「見えざるもの」とは、「感性を働かせているそのこと自体・そのもの」及び「宗教的・美的・道徳的な感性に響き、その反応性を高める力・はたらき」であり、これが、「魂・深みへの感性」あるいは「神聖なるもの・美・尊厳」といった語で言い表されているということである。

　死に逝くこと・死に逝く人への「ケア・関わり」の根本的なありようにはこのような特質、すなわち、日常の意識とは異なる次元に開かれているという意味で、見えざるものを感受するという精妙な注意の働き・動きが含まれるということが明らかになったと言える。

　ⅱ）二番目は、上記①が起こる動態（動き・変化のありよう）の面に着目して振り返る。ミュージック・サナトロジー体験において、つながりと意味がどのように深められていくのかについては、第 2 章で、「向こうから働きかけてくる世界へ自分を明け渡す」、「意図なく自然に与えられ、働きかけられているものとのつながりに意識を向ける」（第 2 章第 4 節）として記述し、その観点から、ミュージック・サナトロジーが「スピリチュアルな次元（意図なく自然に与えられ、働きかけられているものとのつながり）へ意識が向かうのを助ける：動きの進捗を助ける」いうケア的意味をもっていることを指摘した（第 2 章第 5 節）。また第 3 章では、つながりと意味を〝より〟深め強めたいとする「深みへの動き」は、集合、連結・加入、均衡化、統合等、様々な動態をとりながらも、それは「受動的に招かれ、一体化されていく」というありようであることも確認し、このような「動きに委ねた」ありようが死に逝くこと・死に逝く人へのケアにおいては重要であることを論じた（第 3 章第 3節及び第 5 節）。

　以上のことから、ミュージック・サナトロジーの体験内容において、つな

がりと意味を求める動きの動態が、ハープ訪問とアメリカ臨床実践の両方において、自分から働きかけるというよりも、内面性において外側から働きかけられる動き・流れに身を委ね、聖なるもの・大いなるもの・いのちの流れに「開かれていく」というダイナミズムにおいては一致していることが分かる。受容的に、より大きなものに視点を移し、そのつながりに開かれていくという動き、このことは、ⅰ）と同様、死に逝くこと・死に逝く人への「ケア・関わり」を支える根本的なスタンスであり、際立った質であると見なすことができる。

③ **そこで成り立つ関係性**（そのとき、そこに居る人はどのようであるか）

ハープ訪問とアメリカにおける臨床実践での体験内容で共通して認められた表現に、ケアされる人とケアする人が「共にある」ということがある。これは一つには、ハープ訪問を通して家族が患者の「旅立ちを受け容れる」気持ちの体制になったり、看護師がハープ訪問を「〝共にある〟場・時間を創る」ものとして捉えていた記述 (第2章第4節表3及び表5) から読み取れた関係性である。つまり、前者の場合は、死に逝かんとしている患者とその患者を介護していた家族、後者の場合は、死に逝く患者とその家族と看護師の三者が、同じ方向を向き、同じ流れに乗り、同じ時間・同じ空間（空気）を共有しているということである。

一方、アメリカにおける臨床実践においては、医療スタッフが、死に直面した患者や家族が抱える内面的・感情的な痛みは医療的手段では対応することができないもの、人間の根源的な痛みであることを率直に認め、ミュージック・サナトロジー実践を通して、その痛みを抱えながらエンドオブライフ期をすごす〝ひと〟と「共にある」全人的な関わりのあり方を見出していることばが確認された (第3章第2節及び第3節)。

特に、一個人の全体性の癒し、人との関係の構築、聖なるもの・深いものとのつながりが、死に逝くという時期を迎えたひと（家族及び医療スタッフも含めて）にとって非常に意味あることとして語られていたことは、表7に示されている通りである。

このような「共にある」スタンスが重要であることは、第3章第5節で

論じた通りであるが、死に逝く人への関わりならではの重要な特性と思われるゆえ、再度確認しておきたい。

　ケアを「与える―与えられる」という一方向な関係で捉えた場合、ケアをする側に主導権があり、ケアをされる側は、ケアする人に従うあるいはケアを受け取るという役割関係になってしまう。しかし、死に逝くこと・死に逝く人へのケアは、人が「死に逝く」プロセスに関与する営為であり、その「死に逝く」は、人間の理性的判断を超える事柄である。そして、生かされているからだといのち、あるいは死に逝くということ自体の意味への問いは、他者の死に逝くプロセスに関わるなかで、すなわち死に逝くということ自体が導くプロセスの中で、また死に逝く人がその中心にあるなかで、同じ死すべき運命を持ったケアをする側の人も強く意識させられることである。死に逝くこと・死に逝く人へのケアにおけるケアされる人とケアされる人との間がらは、「死に逝く運命を持つ」ということにおいて等しい。「死に逝く」を前にしてこの世で築き上げたものは何も役に立たないことに共に圧倒され、しかし、だからこそ神聖なるものに共に響き合う、このことにおいて根本的な結び目がある関係と言っても過言ではないだろう。

　同じ死に逝く運命を持った人間として、人間の全体性（wholeness）の統合に向かうという姿勢、その人全体と「共にある」関係を創っていくというスタンス・ケア精神。これらが死に逝くこと・死に逝く人への関わりを「ケア」として生じさせる根本であり、「ケア」がうまくいくときにはこのような関係性が成り立っているということではないだろうか。

　以上、ハープ訪問とアメリカにおける臨床実践の体験内容の共通項を検討してきた。要約すると、そこには次のような特質が認められた。1）超越的なものへ開かれた意識と態度、2）「共にある」という全人格的な関係性、3）つながり（関係性）と意味の変容（再構築と深まり）。

　これらの特質から一つの総合的なポイントがはっきりと浮かび上がってくる。それはこれらの特質は一言で言い表すと、「スピリチュアル」ということである。つまり、「スピリチュアル」ということは、次のような特徴・要件が機能しているということである。

　a）ひとを一人の人間・人格として見るという視点に立つ。

　b）自己とのつながり、すなわち、生きる意味や目的を求める欲求（性向）に覚醒し、それに潜心する。

　c）超越的次元（聖なるもの、大いなるもの〔神〕、神秘的な力）とのつながりに意図なく自然に開かれている・招かれている。

　d）その場の関係性が一体的・共感的・共存的である。

　e）完成、調和・和合、成長・統合・癒し（全体性回復）の方向にはたらきが向かう。

　f）見えざるもの（美、希望、尊厳、畏怖、恩寵）を感受する精妙な注意のはたらき・動きが機能している。

　以上のような「スピリチュアルな」質をもったケア・関わりが、ミュージック・サナトロジー実践の地平から見た、死に逝くこと・死に逝く人への「ケア」の様相であった。言い換えれば、これらの特質において「ケア」は意味を成しているということが明らかになったということである。

PART Ⅱ

看取りのルーツ
11世紀クリュニー修道院

　先にみたように、「ミュージック・サナトロジー」とは、ベッドサイドでハープと歌声を活用し、プリスクリプティヴ・ミュージック（prescriptive music）を通して死に逝かんとしている患者とその家族の身体的、感情的、そしてスピリチュアルなニーズに思いやりを持って応対する、緩和ケア及びエンドオブライフ・ケアの一様式である。そして、その唯一の焦点を、その人がいのちの一つのサイクルの満了に向かうのを助けること、そして、平穏な道行き（移行・推移）を阻止したり、邪魔をして遅らせたり、影を落とすような何ものからも解き放つことに置いている[Schroeder-Sheker, 1994, 94]。

　ミュージック・サナトロジーの創設者シュローダー＝シーカーは、このようなねらいをもった「ミュージック・サナトロジー」が「ミュージック・セラピィ」のような心理療法的方法論ではなく、音楽と医療が結びついた新しいエンドオブライフ・ケアの方法論、すなわち、死に逝く患者の「身体的苦痛とスピリチュアルな痛みの両方」に向かうものであることを自著やインタビューで強調している。そしてその際、この方法論の歴史的根拠が、11世紀フランス、ベネディクト会クリュニー修道院の看取りの慣わし・儀式にあることに言及している[Schroeder-Sheker, 1994, 84-86; 2001, 24-34; Horrigan, 2001, 71-72]。

　PART IIでは、この看取りの慣わしを精査することを通して、11世紀クリュニーのどのような理念が、現代の「ミュージック・サナトロジー」に影響を与えたのかを明らかにすると共に、そのことが現代の死に逝くこと・死に逝く人への「ケア」にとってどのような示唆点を持っているのか、クリュニーに学ぶ死に逝くこと・死に逝く人へのケアの精神性（根本的な枠組み）を考察する。

第5章

クリュニーにおける看取りの慣わし

第1節　ミュージック・サナトロジーとの関わり

　11 世紀クリュニー修道院の看取りの慣わしを見ていくにあたり、クリュニーの死の儀式研究とミュージック・サナトロジーが相互に関連して発展してきた経緯を持つことに触れておく。このことは、死の儀式研究をふまえたうえで、「ケア」の観点から看取りの慣わし・儀式を見ていくという本書の立場を明確に示すために必要であると思われる。

1　経　緯

　クリュニーの死の儀式に焦点を当てた研究は、1980 年、アメリカ人の歴史学者パクストン（Paxton, F）によって、11 世紀に書かれたクリュニーの『慣習書[2]』の中の、修道士の死に逝くとき、死及び埋葬についての部分が原語（ラテン語）から初めて英語へ翻訳され、併せて、中世ヨーロッパのキリスト教社会という歴史的文脈における「死に対する修道院の態度」についての考察が為された[4]ことに端を発している。この研究に当時のミュージック・

サナトロジー開発プロジェクトは注目した。[5]当時すでに、死に逝く人の傍らでハープと歌声で祈りとしてのひびき・音楽を創り出して提供する実践を行っていたシュローダー＝シーカー主宰のこのプロジェクトは、この「看取りの慣わしを含んだ死の儀式」に注目し、祈りとしてのひびき・音楽を適用した臨床実践のニュアンスを言語的に表現する方法と、実践を行っていく組織的モデルを具現化していったのである。

　一方、パクストンはその後視点を拡げ、この儀式の持つより普遍的な意味を捉える研究へと歩を進めていった。クリュニーの一連の死の儀式（死の準備、臨死期、逝去、葬儀、埋葬及び記念式から成る）を、ヴァン・ジェネップ（Van Gennep, A.）によって定義された「通過儀礼」の人類学的モデル（「分離 separation—境界 limen—再統合 aggregation」）に準拠して、死の経験の構造と意味を「死への準備—移行—次の世界への統合」という観点から明らかにしたのである。

　このように、クリュニーの死の儀式を、中世盛期のヨーロッパ・キリスト教社会における歴史的ハイライトとしてではなく、死の経験を構造化し意味を与えようとする、人間の普遍的な「死への応答様式」として捉える解釈は、ミュージック・サナトロジストの養成教育の一つの重要な枠組みとして迎え入れられた。なぜなら、ミュージック・サナトロジーが対象とする死に逝かんとしている人々は、様々な宗教的背景を持ち、ミュージック・サナトロジストの宗教的背景もまた多様であるからである。さらにその養成教育は、ある特定の宗教理念に基づいて行われるものではないからである。

　CORP がミズーラでミュージック・サナトロジストの養成を行った 1990 年代を通して、パクストンは養成教育プログラムの講師に招聘され、儀式の内容と共に、上述したような、「死に逝く」を「移行」として、また、「死に逝く患者」を「境界にある人」として捉える見方について講義を行った。このことは、ミュージック・サナトロジスト個々人には、自分たちが関わる事象や「死に逝かんとする人」の意味を理論的また学問的に理解させ、自らのはたらき・任務に関して言語的に説明する表現法を与えた。さらに CORP という機関には、現代において死に逝く人へのケア実践を展開していくための、根幹的な思想の枠組みを与えたのである。

　さて、ミュージック・サナトロジーがこのようにクリュニーの儀式研究から示唆を与えられて実践の原理的構造をより明確にしていくなかで、クリュニーの儀式研究自体もさらなる展開を見せることになる。パクストンは、CORP の養成教育に携わるうちに、儀式中の祈りと詠唱を、その出典や成り立ちに焦点を当てて文献学・書誌学的に分析する従来の研究法に加えて、祈りや詠唱の語句や修辞法に込められた精神性、あるいはひびきとして体験するときに現れてくる祈ることや歌うことの意味をより深く吟味し、理解することの必要性を認識させられたのである。これは CORP の研修生たちが、儀式の構造や儀式中の具体的行為を客観的に知るだけではなく、原本には省略されていた祈りや詠唱の言葉、意味、ひびきの質（曲調）等、祈りと詠唱の実像を知りたいと強く望んだことに触発されてのことであったという [Paxton, 2012, 46]。

　ともあれパクストンは祈りと詠唱の研究と復元作業を開始し、約 30 年の歳月をかけて慎重かつ入念にすすめ、その成果は、2013 年に出版という形となって結実している。またクリュニーの死の儀式研究は、90 年代より顕著になってきた中世研究の気運と相まって、修道院全体の建築空間と儀式における修道士の動きと響きの観点から、さらに、現代の社会的不公正の差し迫った問題の検討という観点からも注目され、中世修道院生活についての豊かな学識を提供するに至っている。

2 ｜ 看取りの慣わしを読み解く視点

　しかしながら、以上の経緯のなかには、死に逝くこと・死に逝く人への「ケア」に焦点を当てて、「クリュニーの看取りの儀式」と現代の「ミュージック・サナトロジー」の直接的な影響関係を究明した研究は見当たらない。だが、この直接的な結節点を考究することによって、「死に逝くこと・死に逝く人をケアするということの最も根本的な意味──ケアの精神性」を解明することができるのではないか。

　すなわち、序章でみたように、現代は人の死が経済的問題として捉えられ、死に逝かんとしている人と関わるすべを持たない文化状況にある。特に日本

の場合は、世界に類を見ない超高齢化社会にあって、望ましい死や在宅での看取りに関心が高まっている一方で、死に逝くこと・死に逝く人が日常生活からますます遠ざかり、死を前にした人の、また親しい人の死を経験した人の苦しみや痛みが一般社会では覆い隠される傾向にある。そのようななか、もはやリアリティをもって死をイメージする感性を風化させ、死を前にした人の孤独を持て余す傾向にある当世の私たちが、死に逝くこと自体をどのように捉え、死に逝くプロセスにある人にどのように関わっていったらよいのか、その最も根本的なケアの思想・枠組みを、クリュニーとミュージック・サナトロジーの結節点は示唆するものと考えられる。

　以上のような関心をふまえながら、これからの節及び章は次のような流れで議論を進めていきたい。まず次節において、11世紀クリュニー修道院の霊的生活を流れる特質を押さえる。その後、「看取りの慣わし・儀式」のプロセスを概観すると共に、その執行上の特質を整理する。続く第6章では看取りの慣わし・儀式における実際的なケア様態とそれを支える理念・精神性を分析し、第7章と第8章において、ミュージック・サナトロジーの理念と方法論に基盤を与えたとみられるクリュニー修道院の理念について検討していくこととする。

3 ｜ 資料と検討範囲

　ここでは、パクストンとコヘーリン［Paxton & Cochelin, 2013］による *The Death Ritual at Cluny in the Central Middle Ages* の pp.56-109 を検討対象とする。この文献には、11世紀の第4四半期頃、クリュニーの修道士ベルナール（Bernard）とウーリッヒ（Ulrich）によって書かれた『慣習書（Old Cluniacensis）◆6』の、修道士の死に逝く準備、看取り、埋葬及び追悼・慰霊（記念式）についての部分が、整理統合された形で原語（ラテン語）テキストが載せられており、併せて、それに対応した英語及びフランス語翻訳が載録されている。

　慣習書は儀式書とは異なり、クリュニー共同体の習慣的な行為や伝統的な作法が書き記されたもので、例えば、共同体での別れの挨拶、注意深い看守

りの作法や逝去の際の共同体の習慣的な行為等が記載されている。さらに、原本では省略されていた祈禱文、アンティフォン及び詩編の全テキストが復元されている。文献には、死の準備、臨死期の看守り、逝去時の対応、葬儀、埋葬及び記念式から成る一連の死の儀式と慣わしのテキストが含まれているが、本書では看取りに焦点を当てているため、儀式の始まりである死の準備から逝去直後までの部分に範囲を限定し、それを検討の対象とした。

第2節　クリュニーの霊的生活

　看取りの慣わし・儀式を見ていくにあたり、それを慣行していたクリュニー修道院そのものについて、ここでその概要と霊的生活の特質を簡略に記しておく。

1｜概　要

　クリュニー修道院は、910年、アキテーヌ公ギヨームの寄進により、ベルノ（Bernon）[7]を院長として創立され、修道院閉鎖命令が発布された1792年まで存続した。しかし、オディロン（Odilon）[8]及びユーグ（Hugues）Ⅰ世[9]が修道院長を務めた10世紀末から11世紀がその最盛期であったと言われている［関口, 2005, 511］。

　この時期は、クリュニーの代禱行為である祈禱兄弟盟約や死者記念慣行の最盛期にあたる。これらの盟約や慣行は、修道院的敬虔の一表現にとどまるものではなく、クリュニーの外部世界との密接な関わりのなかで発達した。すなわち、クリュニーが外界との接触を密にすればするほど、修道士の善行（祈禱、詩編詠唱、施し）に与り、彼らを通して諸聖人の取り成しを祈念する盟約の願い出が増加し、また、魂の救済に関するクリュニー修道士の祈りの効験が広まり、これらに比例して、祈禱や詩編詠唱が複雑な発達を遂げていった。そして、このようなクリュニーの代禱行為は時代の要請と相まって、

西欧の社会的・文化的諸現象に少なからぬ影響を与え、結果的に、キリスト教の西欧への定着及び普遍的・統一的な修道規範とローマ典礼の西欧全域への普及をもたらしたのである。

2 ｜ 霊的生活の特質

① 美への献身

クリュニー修道院の霊的特質の第一は、「美」の霊的重要性の理解と、美は循環するという認識である。クリュニーでは、人間が内面的に美しくあるためには美にさらされる必要があり、内面的に美しく光り輝くようになるなかで、美を外的世界に統合し返すと考えられていた。ベルノ修道院長やオドン（Odon）修道院長[10]はいわば霊魂を癒す医師であり、クリュニー修道院は、霊的な思慕が美のメンテナンス、涵養、精錬によって表現される霊的な時代に誕生・発展した。当時人間は、霊的あるいは神秘的と表現される高い意識レベルの時には、美の経験の中で神の顔を仰ぎ見ると考えられていた所以[11]である。ソレムの修道士であり歴史研究者であったユリエール［Hourlier, J. :1910-1984］は、現存のクリュニー修道院を訪れ、残されている建物空間のこぎれいさとそこにさしこむ光とその移ろいに感銘し、そこに神の霊の現存を感じたことを著書の中で次のように述べている。

　　修道院の空間を流れていく空気や光、清澄さ、夜のキャンドルの光、水の循環等、これらは、清潔さ、美、調和の全体的印象を与え、〝ヒューマニズムがすべてその価値に由来している霊の立ち昇り〟[12]を感じさせました。

クリュニーでは、美への献身は多くの芸術、なかでも聖務日課、つまりミサの施行のために作られた新しい音楽のなかで表現された。そしてそれらは、調和的な神の輝きを増幅し反射する建築的設計の聖堂で歌われた。クリュニーの聖歌隊席は、聖人を髣髴とさせる八体の彫像に伴われており、非常に美しく、修道士たちはこの場所を、〝天使の通路〟と呼んだと言われている。祈りを歌うという霊的伝統は修道士たちの霊的修練の一部であり、もし音楽

が正しい精神でよく準備され、聖歌隊と共同体によってこの場所で歌われる
ならば、天国とこの世界は結ばれるとされていた。オディロンの下で実際に
修道生活を送ったことがある、ある一人の修道士は、彼自らの体験に基づい
て次のように述べている。

　　この点について我々自身が証人なのですが、多数の修道士がいるために、
　　その日の最初の曙光から昼食時にいたるまで、絶え間なくミサをささげる
　　ことがクリュニー修道院の日課だったのです。実際に似つかわしく、潔白
　　に、しかも恭しくミサがささげられたので、人間の群れよりもむしろ天使
　　たちの群れを見る思いがしたものです。◆13

　クリュニーにおいては、次項に述べるような、制度に結実した精神性のみ
ならず、建築的にも音楽的にも、日常生活は天国と結ばれていたのである。

② 死者と生者のつながりの意識

　クリュニーが当時の社会に特に強く影響を与えたものに、死者の記念の慣
行がある。第5代修道院長オディロンは、1030年頃、「死せるすべての信徒
のための記念日 Commemoratio omnium fidelium defunctorum」（カトリッ
ク「死者の日」）を制定した。◆14 諸聖人の祝日（11月1日）の翌日に制定された
この祝日は、煉獄で苦しむすべての魂の救いを意図し、冥界の支配者に対す
る勝利を保証した祝日である。◆15

　生者と死者が密接に結ばれているという意識がはっきりと西欧の教会に根
づいてくるのは、この紀元1千年紀のことであるが、生・死者のための執
り成しの祈りは、アニアヌのベネディクト主導の修道院改革に端を発し、彼
の統率する修道院では、善行者のための詩編頌読や殉教者名簿の朗読等が追
加聖務として導入されていた。クリュニーでは、アニアヌのベネディクトの
改革が推し進められ、死者のために捧げる早朝ミサや晩課後の聖マリア礼拝
堂で行なわれた死者のための祈禱などの聖務が実施されていった。さらに、
ほとんど毎時課後に為されたクリュニーの善行者のための詩編頌読は、生者
のための聖務であると同時に死者のための聖務も兼ねていた。

死者の日の制定は、キリスト教の最も基本的な神秘を生きること、すなわち、日常生活の様々な困難や問題に直面しているなかで、死後のリアリティ、また、天国とこの世界のつながりを意識して生きるという、生者と死者の共生の思想の完成である。いわば、この世で「復活」を進んで生きるという霊的思想が、死者の魂の救済を祈禱する具体的な慣行及び祝日を通して、11世紀の西欧に広く受け入れられたのも、今生きている厳しい現実（異教徒の侵攻と内紛の危機）での焦燥と危機感のためであり、これらから解放されて希望と慰めのうちに生きたいという人々の願いがあったからである。人々は、霊の救済・癒しに心を乗せて、現実の世界の救いを切望したと思われる。[16]

③ 永遠という静寂・平安を生きる

クリュニーの霊的生活の特質として挙げられる三番目は、クリュニーの修道士の生き方が「永遠という静寂・平安を生きる」ことを目指すものであったという点である。それは、第2代修道院長のオドンによって書かれた修道院生活についての所見から見て取ることができる。彼は次のような簡潔な文章の列挙を残している。[17]

・修道士というものは、この世を超越しているものである。クリュニーの伝統は、例えば旅行の際、いかに神の御手（いわば、神の摂理）に全くの信頼を置いたかを以下のように伝える。その日の余ったものはすべて施し、次の日のために何も残さない。また、夜の沈黙・静寂が破られるよりも、目の前で馬が盗まれることを許し、自分を殺そうとする暴漢にお金を与える。修道士は、〝この世に生きているがこの世に属さない人間〟なのである。

・修道院生活とは、純粋な状態への回帰である悔悛のプロセスを生きることである。

・修道院生活は、来たるいのちの先取りである。ここにおいて、私たちは永遠の平和を獲得し、永遠の沈黙・静寂、最も深い神性、神のことば（Logos）がやってくる無限の沈黙・静寂を先取りする。沈黙は典礼暦の最も大切な祭礼の間に特に修練されるが、この沈黙は永遠という祝祭で

ある。
・修道院生活は天使の生活であり、キリストとの尽きることない親交である。

　ここに書かれていることは、いわばクリュニーで修道士として生きることの核心的意味・意義である。クリュニー修道院は当時、領主貴族の争いの調停、また病気の巡礼者の受け入れ等、社会の中の混沌や人間の欲心、あるいは人間の心身の不調な状態に日夜さらされ、修道士たちはそこから一致や調和を生み出す役割を担っていた。しかしオドンにとって修道士として生きること（そして死んで逝くこと）は、そのこと以上のものであったと見える。すなわち、紛紜・混乱するこの世界と積極的に関わりをもつ一方で、この世的な生き方ではなく、むしろそのような生き方を積極的に放棄して、今ここに現前する神、そして神の子キリストとの交わりを自らに回復させ、静寂と平安、そしてそこに永遠を見出す生き方。オドンの言葉で言えば「来たるいのちの先取り」、これが修道士たる生き方・精神性であった。この精神性は、一日8回神の業を賛美するという聖務日課を中心にしたクリュニーの生活スタイルを支えると共に、そのことと相互して修道士たちの精神性をより高めていったと思われる[18]。

　以上、クリュニーの修道院生活の根幹を為すと考えられる精神性について述べてきた。美への献身、死後のいのちとのつながり感、そして、静寂や平安の境地の中に見出すスピリチュアリティと神、宗教性の永遠性、こういった意識をもった修道士たち（共同体）が、死期が近づいている修友に対して、実際にどのようなことを行っていたのか。次節で見ていくことにしよう。

第3節　看取りの慣わし・儀式のプロセス

　クリュニー共同体は看取りの慣わし・儀式をどのように慣行していたのか、つまり、死期が近づいている修道士（修友）に対して何がどのように行われ

ていたのかを、研究資料の『慣習書』をもとに精査し、そのプロセスと概要を表10にまとめた。[19]テキストでは、慣わし・儀式の内容は、順序に沿って一連の流れのなかで進んでいくものとして書かれている。しかし本稿ではそれを場面・状況に即して、Ⅰ 罪の告解、Ⅱ 塗油の儀式、Ⅲ 聖体拝領と別れの挨拶、Ⅳ ヴィジル（vigil: 注意深い看守り）、Ⅴ 逝去時及び逝去直後、の五つに区分している。以下、場面ごとに概観する。

Ⅰ

　クリュニーでの一連の死の儀式は、自分に死が迫ったと感じた修道士本人が、意識のある状態で、修道院長に罪を告白してゆるしの秘跡[20]を求めることから始まった。次いで、この修道士は医務室を出て毎日のミーティングが行われる公的な場、集会室に出向き、修道院共同体の全メンバーが列席する中で、共同体に対し罪のゆるしを求め、また修道士のほうも共同体のメンバーから受けた心の傷みをゆるすという相互のゆるしが行われた（「罪の告解」）。
　ここで興味深いのは、罪の告解が2段階になっていることである。すなわち、修道院長への個人的（私的）な罪の告解と、共同体への公的なそれである。院長への私的な告解は、死に逝く修道士自身にこれから逝去へ向かう精神的な準備をさせたであろうということは想像に難くない。しかし公的な場での相互赦免はいかなる意味をもつのであろうか。パクストンは、公的な相互赦免が共同体メンバーに、これから修道院共同体が総力をあげて取り組むことになる務めを覚悟させたと見ている［Paxton & Cochelin, 2013, 180］。すなわち、共同体もこの修友の死のプロセスに関わり、共にそのプロセスを歩むことへ気持ちを合わせる・切り替えさせる意味を持っているということであろう。クリュニーでの死の儀式はこのように、死を前に見据えた積極的な心持ち・気構えの「罪の告解」から開始されたのである。

Ⅱ

　ゆるしの秘跡を受けた修道士は医務室に戻り、「塗油（終油）の秘跡」[21]を副院長に願い出で、典礼責任者の取り仕切りによって塗油の儀式が行われた。ここには、聖水、十字架、聖油等のシンボル的な事物の使用、詩編51の詠

唱による行列行進、共同体の全修道士が死に逝く修友を取り囲んでいる様態、そして身体の七箇所への塗油の動作とそれに対応する七つのアンティフォン及び七つの詩編の詠唱が含まれていた（「**塗油の儀式**」）。

　ここで注目されるのは、表中のテキストに見られるように、この塗油の場面での中心的テーマは「この世から次の世への道行き（移行）のための罪の清め」であるということである。

　「病者の塗油」は初代キリスト教時代から続くローマ教会の伝統・風習ではあったが、元来死に逝く人へのものではなかった。しかし、ここに見られる塗油の儀式は、もはや肉体面での回復が望めない修道士のためのものとして、油を塗ること、死に逝く人のための祈り、それに巧みに織られたアンティフォンと詩編の詠唱が合わさって、独自の「儀式」の様相を見せている。パクストンによれば、クリュニーはローマ教会の正統な聖書解釈と長い伝統[22]に基づいて修道院の儀式改革を進めていた、アニアンのベネディクト[23]に連なる系統であったため、「塗油」を身体的な回復のためのものとみなすか、あるいは死の準備の清めと見るか、さらにその両方と見なすかについては、9世紀に「死に逝く人への塗油」[24]が西ヨーロッパで拡がりをみせて以来、長い間ためらいと曖昧さがあったという。しかし、11 世紀後半に至るまでに、他の国や諸宗派の多くの修道院同様、塗油の最も有効な形の活用はこの世から次の世への移行のための儀式的な準備にあるという結論に達した［Paxton & Cochelin, 2013, 183］。

　ただそれは、当時の風潮や聖書学的な解釈に賛同した結果というよりも、クリュニーの霊性、すなわち、死者の世界とのつながりを意識した生活のなかで、また日に七度の聖務・詠唱を通しての神との交わり（深い静けさ・永遠さ）を体験する生活のなかで、涵養された英知が塗油の意味をむしろ、神の国へ向かうための準備・清めに引き寄せたと言うことができるだろう。

III

　塗油の儀式ののち、聖体拝領までの間には、短い交誦（詩編交互誦）と 13 の祈りが捧げられた。この長い祈禱を通して、それまでの罪のゆるし・清めというテーマが次第に切り替わり、死への道行きでの魂の健全さというテー

マへとシフトしていっていることがテキストから窺われる。魂の保護と強め、肉体の癒しと魂の健康回復といった精神が込められた祈りは、そのあとの聖体拝領にふさわしい序奏となっていると言えるだろう。

　聖体拝領は、修友ひとりのためのものとはいえ、ミサの時と同じ要領で恭しく行われたことは表に示されている通りである。そしてこの後、修道士は別れの挨拶として十字架にキスをし、共同体の全メンバーと一人ひとり向き合いながら別れのキスをした。多くの修道士が修道院に在籍していたことから、相当の時間がこの挨拶に費やされたと考えられるが、修友の最後の聖体拝領を、主イエスの最後の晩餐と重ね合わせて共同体全員が見守り、さらにこのような形で別れの挨拶をすること自体が、クリュニーの共同体しての霊的生活の慣行であり、表現そのものであったと思われる（「**聖体拝領と別れの挨拶**」）。

Ⅳ

　公的な別れの後、専門の奉仕者がこの修道士の世話のために任命され、その修友がまさに死を迎える寸前までヴィジル（vigil: 注意深い看守りと看病の意）が行われた。具体的には、キャンドルを灯し続けて彼の容態に絶えず気を配る、精神的支えのために顔の近くに十字架を置く、聖書のイエス・キリストの受難の箇所を読んで聞かせる、傍で詩編を詠唱する、であった。そして最後のときが到来すると、専門奉仕者は修道士を十字架の形に灰を蒔いた肌着の上に寝かせ、次いで平板を叩いて彼の死がやって来たことを修道院全体に合図した（「**ヴィジル：注意深い看守り**」）。

　クリュニーにおける専門奉仕者のはたらき（具体的な行為と特殊技能）については表に示された通りであるが、ここには二つのレベルの役割機能が見られることを指摘しておきたい。

　一つは物理的・肉体的存在としての役割機能、そしてもう一つは、精神的な支えとしてのそれである。物理的存在としての役割機能とは、文字通り、物理的・肉体的に「傍に居る・共に居る」ことである。この専門奉仕者が、手足をさする、体を拭く、あるいは水を飲ませるといった、いわゆる身体的介護を行ったかどうかは記載がないので不明であるが、ここでは特に、その

場に「居る」ということが、死に逝く人への関わりの大きな手立て、重要な
あり方となることをこの慣わしは示してくれている。またこのことは、修友
がこの専門奉仕者を通して共同体とつながっている、逆に言えば、共同体は
専門奉仕者を通して修友と共にあるということである。

　先述したように、専門奉仕者はクリュニーの修道士ではなかった。しかし、
臨死の兆候について熟知すると共に、クリュニーの流儀に従ったケアの仕方、
そして臨終を共同体全員が揃って見届けることの意味と重要性を心得た専門
家であった。この奉仕者はいわば、死に逝く修友と共同体をつなぐという意
味で重要な役割を果たしていたと思われる。

　もう一方の精神的な支えとしての役割機能とは、ここでは典礼（礼拝）的
なはたらきということである。専門奉仕者は、傍で注意深く修友の様子を見
ながら、今この時というときを見極めて、聖書を読みきかせたり詩編を詠唱
したりして、修友の意識が大いなる神に向かい、信仰が強められ、あるいは
魂が癒されるようにサポートしている。ヴィジルは儀式的な形を採らないが、
この専門奉仕者によって、神にこころを向けたひとつの礼拝的なはたらきの
場・時間となっていると見ることができる。

V

　さて、共同体のメンバーは平板の合図を聞くと、どこに居てもクレド
（credo: 使徒信条）を詠唱しながら医務室に走って向かった。医務室に着くと
詠唱を続けながら修友を取り囲み、繰り返し詠唱して彼の逝去の瞬間を看取
った。看取りの後、共同体は彼の魂が永遠の安息を与えられ、天国の聖人た
ちの共同体に加えられるようにと祈りを捧げ、詩編を詠唱しながら医務室を
退室した（「**逝去時及び逝去直後**」）。

　以上、クリュニーの看取りの慣わし・儀式のプロセスと内容を、その特徴
的な質に言及しながら概観した。それは、死期を悟った修道士本人が自ら願
い出て罪の告解をすることから始まり、共同体が全プロセスにわたって関わ
る公的なものであった。そして、儀式とヴィジルの形態を採りながら、身体
的及び精神的な両方のサポートを提供していた。また、祈り、塗油、詠唱、

注意深い看守りを通して、共同体が修友の罪のゆるし、清め、魂の癒しと援護、信仰の強めと永遠のいのちへの統合をとりなし、最終的には信仰の力で修友を天の国への道に首尾よく乗せるという、彼らの信念の実行であり、その努力の姿であった。

表 10　11世紀クリュニー修道院における看取りの慣わし

場面・状況	死に逝く修道士をめぐる流儀・ふるまい慣わし	儀式の中の行為	口にされ詠唱されたもの（祈り、アンティフォン、詩編[25]［旋法[26]］）
I 罪の告解	死期が迫っていることを感じた修道士（修友）は、修道院長に願い出で、罪を告解する。 　修友が集会（chapter[27]）に行くことを望むならば、副院長にそのように伝え、介助が必要な場合は医務室担当修道士が付き添う。 　集会室ですぐに修友は（必要がある場合は二人の修道士に介添えされて）片膝をつき伏し拝む姿勢をとり、再度、神と共同体のメンバー対する多くの罪の意識を告白し、許しを願う。 　修友は、共同体のメンバーが自分に対して罪を犯していたとしても彼らを許す。 　共同体は全員、彼らの席から深くお辞儀をする。 　修友は医務室に戻される。 　その時点ですぐに塗油を受けたいと申し出るならば、彼は共同体のメンバーが周りを囲むことができるように配置されたベッドに寝かされる。	副院長がゆるしの言葉を授け[28]、共同体は「アーメン」と応える。 典礼責任者は塗油の儀式に必要なすべてを準備する。 アルバとストラを身に着けた司祭が先頭に立ち、その後に聖水、十字架、キャンドルを運ぶ修道士、聖油を運ぶ典礼責任者、そして共同体全員が行列を為して医務室へ向かう。そのとき詩編50が詠唱される。	【詩編 50（51）［ I （ドリア）]】

II 塗油 の 儀式	医務室に着くと、司祭と共同体は修友を取り囲んで立つ。すぐに司祭によって祈りが捧げられる。	司祭による祈り	「全能永遠の神よ、あなたが弟子に仰せになりました。 『あなたがたの中で病気の人は、教会の長老を招いて、主の名によって油を塗り、祈ってもらいなさい。信仰に基づく祈りは衰弱した病人を救います。彼の痛みと苦悩を和らげます◆29。その人が罪を犯したのであれば、主がゆるしてください。』 　私たちは恐れ多くもあなたに願い求めます。ここに横たわるあなたの僕が、私たちの塗油とあなたの聖なる憐みによって罪がゆるされ、永遠のいのちに入っていくことができますように。 　あなたと聖霊とともに世々に生きておられるあなたの御子、私たちの主イエス・キリストによって。アーメン」
		司祭による祈りと**両眼**への塗油（司祭は親指に油をとり、修友のまぶたの上に十字を描くようにして塗油をする）	「この塗油と主のこの上ない慈しみによって、みることを通して犯した罪を、すべて主がゆるして下さいますように。」
		共同体による詠唱	【アンティフォン】主よ、癒してください。わたしの骨は恐れ、わたしの魂は痛ましく苦しんでいます：神よ、わたしを顧み、わたしの魂を救い出して下さい◆30。 【詩編6（6）［Ⅰ（ドリア）］】
		司祭による祈りと**両耳**への塗油	「この塗油と主のこの上ない慈しみによって、きくことを通して犯した罪を、すべて主がゆるして下さいますように。」
		共同体による詠唱	【アンティフォン】カファルナムに王の役人がいて、その息子が病気であった。この人はイエスがガリラヤに来られたと聞き、イエスのもとに行き、息子を癒して下さるように頼んだ◆31。 【詩編31（32）［Ⅰ（ドリア）］】
		司祭による祈りと**唇**への塗油	「この塗油と主のこの上ない慈しみによって、味わうことを通して犯した罪、言葉を通して犯した罪を、すべて主がゆるして下さいますように。」
		共同体による詠唱	【アンティフォン】「主よ、わたしの

			僕が中風でひどく苦しみ、家で寝込んでいます。」「アーメン、わたしが行って癒してあげよう[32]。」
			【詩編 37（38）［Ⅰ（ドリア）］】
		司祭による祈りと**鼻への塗油**	「この塗油と主のこの上ない慈しみによって、においを嗅ぐことを通して犯したすべての罪を、主がすべてゆるして下さいますように。」
		共同体による詠唱	【アンティフォン】神よ、打ち砕かれ悔いる心を見捨てないで下さい。深い慈しみをもってわたしを顧みてください[33]。
			【詩編 50（51）［Ⅵ（ヒポリディア）］】
		司祭による祈りと**両手への塗油**	「この塗油と主のこの上ない慈しみによって、手で触れることを通して犯した罪を、すべて主がゆるして下さいますように。」
		共同体による詠唱	【アンティフォン】「主よ、私の息子が死なないうちに来て癒して下さい。」イエスは言われた。「帰りなさい。あなたの息子は生きる。」アレルヤ[34]
			【詩編 101（102）［Ⅰ（ドリア）］】
		司祭による祈りと**両足への塗油**	「この塗油と主のこの上ない慈しみによって、歩きまわることを通して犯した罪を、すべて主がゆるして下さいますように。」
		共同体による詠唱	【アンティフォン】「主よ、わたしはあなたを自分の屋根の下にお迎えできるような者ではありません。ただ一言おっしゃって下さい。そうすれば、わたしの僕は癒されます[35]。」
			【詩編 129（130）［Ⅰ（ドリア）］】
		司祭による祈りと**陰部への塗油**	「この塗油と主のこの上ない慈しみによって、強い情欲・みだらな想いを通して犯した罪を、すべて主がゆるして下さいますように。」
		共同体による詠唱	【アンティフォン】日が暮れると、いろいろな病気で苦しむ者を抱えている人たちが皆、病人たちをイエスのもとに連れてきた。すると彼らは癒された[36]。
			【詩編 142（143）［Ⅰ（ドリア）］】

III 聖体拝領と別れの挨拶	【修友が非常に脆弱で聖体拝領が受けられない場合】…司祭は詩編142（143）の後すぐに詩編の詩句による短い交唱を先導し、そのあと共同体は13の集禱文を唱える。 【修友が聖体拝領を受ける場合】…司祭は典礼責任者の修道士と共に、聖体を取りにチャペルへ向かう。この間、修道士の一人が、詩編詩句による交誦を先導し、共同体は13の集禱文を唱える。集禱文が唱えられている間に、修友は修道士の一人に介助してもらい、口をすすぐ。	司祭と共同体による交唱	「〔先唱〕あなたの僕をお救いください、〔一同〕あなたはわたしの神　わたしはあなたに依り頼む者[37]。」 「〔先唱〕聖所から助けを遣わし、〔一同〕シオンから彼を見守ってくださるように[38]。」 「〔先唱〕敵は彼を欺きえず、〔一同〕不正な者が彼を低くすることはない[39]。」 「〔先唱〕あなたは力強い塔となってくださいます、〔一同〕敵を目の前にして[40]。」
		13の集禱[41]	「神よ、あなたは15年をあなたの僕ヒゼキアの人生に加えました。それと同じように、あなたの力が、病床から救済へとあなたの僕を引き上げて下さいますように。私たちの主、イエス・キリストを通して。アーメン。」 「主よ、身体が弱り苦しんでいるあなたの僕を計らい、あなたがつくった魂を復活させて下さい。そうすれば、懲罰を通して正され、さらなる面倒なしに、あなたの薬を通して救われると感じることができます。私たちの主、イエス・キリストを通して。アーメン。」 「神よ、あなたは創造物を常に愛情をもって支配されています。私たちの嘆願に耳を傾け、優しく、あなたの僕を顧みて下さい。彼は死に逝かんと苦闘しています。彼を訪ね、あなたの救済に従って彼に天国の恵みという薬を与えて下さい。私たちの主、イエス・キリストによって。アーメン[42]。」
		修友の祈り	「全能の神、すべての天使と聖人、そして兄弟の皆さんに告白します。わたしは、思い、ことば、行い、怠りによって罪を犯してきました。兄弟の皆さん、罪深いわたしのために神に祈って下さい。」
		共同体の応誦	「全能の神があなたを憐れみ、すべての罪をゆるして下さいますように。すべての悪からあなたを救い出し、すべての善い御業のうちにあなたを強めて下さいますように。神の御子、イエス・キリストが永遠のいのちにわたしたちを導いて下さいますように。」

		司祭による祈り	「全能の慈しみ深い神があなたに寛容さを示し、すべての罪をゆるして下さいますように。」
		聖体がワインと水の混合液に浸され、修友はそれを拝領する。聖杯のワイン水も飲み干す（修友ができない場合は、修道士の一人が行う）。	
	司祭は十字架を修友のところに持ってくる。 　修友は十字架を礼拝し、それにキスをする。 　最後の「別れの挨拶」として、修友はまず司祭に、そしてすべての修道士と年少献身者一人ひとりに別れのキスをする。		
	共同体は医務室を退室する。	共同体による詩編詠唱	【詩編 50（51）［Ⅰ（ドリア）あるいはⅡ（ヒポドリア）］】
Ⅳ ヴィジル (注意深い看守り)	死期が近づいている修友が非常に脆弱になってくると、少なくとも一人の専門の奉仕者（servant[◆43]）がこの修友のケアのために任命される。 　但し、夜は、医務室担当のすべての修道士と奉仕者が修友を注意深く看守る。修友が気づかれないままに亡くなるということが起こらないようにするためである。 　十字架が修友の顔の近くに置かれ、キャンドルは夜中灯される。 　もし修友の傍についていたいと申し出る修道士がいれば、副院長は積極的に許可を与える。 　専門奉仕者は、修友の死がもうまもなくであるとみてとると、床に毛織のシャツを拡げ、その上に十字架状に灰を撒く。修友をベッドから起こし、そのシャツの上に寝かせる。 　医務室担当の修道士は、修友の死がもうまもなくであることを副修道院長に知らせる。		

副修道院長は、修友に意識がある場合は、修道士の一人に聖書のイエスの受難の物語の箇所を読んで聞かせるように指示する。もし意識がない場合は、二人あるいは四人の修道士に命じて、魂が肉体から旅立とうとしていることが確認されるまで、詩編◆44 を両サイドで繰り返し歌うようにさせる。		
臨終期の兆候について熟知している専門奉仕者は最後のときがきたと判断すると、合図用の平板を手に取る。そして修道院のなかと修道士の部屋の前で、また医務室へと続く回廊に沿って（夜の場合は、ランプを灯しながら）激しく叩いて、共同体に招集をかける。	共同体への招集の合図	
合図が聞こえると、すべての修道士はどこに居ても直ちに医務室へ向かって走る。	共同体の駆けつけ	
走りながら「クレド（信仰宣言）」を繰り返し歌う。	共同体によるクレド詠唱	【クレド（使徒信条）】「天地の創造主、全能の父である神を信じます。　父のひとり子、わたしたちの主イエス・キリストを信じます。　主は聖霊によってやどり、おとめマリアから生まれ、ポンティオ・ピラトのもとで苦しみを受け、十字架につけられて死に、葬られ、陰府（よみ）に下り、三日目に死者のうちから復活し、天に昇って、全能の父である神の右の座に着き、生者と死者を裁くために来ます。　聖霊を信じ、聖なる普遍の教会、聖徒の交わり、罪のゆるし、からだの復活、永遠のいのちを信じます。アーメン。」
医務室に着くと、修道士たちは死に逝く修友を取り囲んで立ち、彼の魂が肉体から解き放たれるまで、繰り返しクレドを詠唱しながら逝去を見届ける。		
【逝去が延びたとき】…修道院長（あるいは副修道院長）の先導で諸聖人の祈りと連禱を唱える【さらに逝去が延びたとき】…数人の修道士が医務室に残り、共同体はその場を離れる。　残った修道士たちは修友の傍で任意の詩編を詠唱する。　しかし再び、死期が迫ったことを知らせる合図があれば、共同体はクレドを歌いながら医務室に駆けつけ、繰り返しクレドを歌って（修道院長が連禱を指示した場合は再度連禱を唱え、）傍で修友の逝去を看取る。	諸聖人の祈りと連禱	祈りと連禱のテキストは◆45 及び◆46 に記載

| V 逝去時、及び逝去直後 | 修友が息をひきとったことが確認されると、副院長（あるいは司祭）は交誦を先導し、続いて三つの祈禱から成る集禱文を唱える。 | 司祭と共同体による交唱 | 「〔先唱〕わたしたちを誘惑に陥らせず、〔一同〕悪からお救いください、アーメン◆47。」
「〔先唱〕主よ、彼に永遠の安息をお与えください。〔一同〕そして永遠の光で彼を照らしてください◆48。」
「〔先唱〕主よ、あなたの僕を裁かないでください。〔一同〕生きている者のうちであなたに裁かれない者はいない◆49。」
「〔先唱〕陰府の門から、〔一同〕主よ、彼の魂を救い出してください。◆50。」
「〔先唱〕主はあなたと共に、〔一同〕またあなたの聖霊と共に◆51。」 |
| | | 三つの祈禱 | 「親愛なる信者の仲間たち、どうか誘惑の多いこの世から、敬虔な主がお呼びになった私たちの修友を追悼致しましょう。神がもったいなくも静かなそして快適なすみかを、彼にお与えになるように、神の慈しみを請い求めます。そして、神が不注意の罪をすべて免除し、この世で犯したどんな犯罪に対しても、寛大な赦しという恵みを与えて下さいますように。神がその神聖な慈しみと善意において、彼を十分に補償して下さいますように。父と聖霊とともに世々に生き、統治しておられる主よ、この願いを聞き入れて下さい。アーメン」

「すべての者のいのちの源である神よ、あなたによって、私たちは死んでも肉体は滅びることなく、良いものへと変えられます。嘆願者として、あなたに祈り求めます。恵みのうちにある天使の手によって、あなたの僕の魂を集めるようにお命じになって下さい。あなたの友、わたしたちの族長、アブラハムの胸に、彼の魂が受け止められ、最後の裁きの日に、いのちを回復させて下さいますように。あなたに逆らうものの支配のもとで彼が契約したすべての悪が、あなたの寛大な慈しみによって、洗い流されますように。」 |

		「主よ、あなたの僕の魂をお受け取り下さい。あなたは畏れ多くもこの世の監獄から、暗闇から、そして、痛みの場所から魂を解放して下さいました。彼の魂がすべての罪の縛りから解放されて、心ゆくまで静かで永遠の光の幸運を楽しむことができ、復活の栄光のうちに、聖人と選ばれたものの中でいのちを吹き込まれますように。あなたと共に生き、統治しておられるあなたの子イエス・キリスト、聖霊、神を通して、永遠に。アーメン。」
修道院長、副修道院長、遺体の清めを担当する修道士以外の共同体のメンバーは医務室を退室する。		
そのとき、死者のための夕べの祈りの詩編を唱える。聖堂に面した辺りにさしかかった時に、夕べの祈りの詩編を唱え終わっていれば、死者のための朝の祈りの詩編を唱える。	死者のための朝と夕べの祈りの詩編	【詩編 141（142）ほか。】
その後、その週の主日ミサ担当の司祭によって一つの集禱文が唱えられる。	司祭による祈禱	「すべての力の源、永遠の神よ、あなたの慈しみ深さに希望を抱いて嘆願します。あなたの僕の魂を心に留めてください。あなたの名を告白しながらこの世を旅立ったこの僕が、あなたの聖人の列に加えられますように。」

第4節　看取りの慣わしの実践

　以上のプロセス・内容の検討から、看取りの慣わしの実践上の特質として次の4点が挙げられる。

① 死に逝く修道士当人が中心にある

　『慣習書』はその一番はじめに、死期を悟った修道士本人がゆるしの秘跡を求めることを記している。また、その後、公的な罪の告解、塗油の儀式、聖体拝領も本人の願い出によって実施されていることを逐一伝えている。塗油の儀式においては文字通り、この修道士が共同体の真ん中に位置しており、またヴィジルと逝去時においては、彼の容態、さらに言えば、彼の体と魂

看取りの進行を導いていたことが詳述されていた。人間個人が死に逝くに関する重要な権限・責任を負っていた姿がここにはあったのである。

② 修道院（共同体）の全員が関わる

共同体はその全員が、死に逝く修道士の申し出に呼応して罪の告解と相互赦免に参加し、続く儀式では、祈り、塗油、詠唱を通して彼に関わった。また聖体拝領を見守り、全員が一人ひとりこの修友と別れの挨拶を交わした。そして、臨死期には共同体の一部としての奉仕者が注意深く彼を看守り、臨終時には全員が呼び集められてクレド詠唱と共に彼を看取った。さらに、逝去直後と葬儀までの間には、この修友のための祈りが共同体で捧げられた。つまり、一人の修友の死に逝くこと・死は、共同体の死に逝くこと・死であったと言える。

③ 公的なものである

上記②と関連するが、クリュニーの看取りは非公式にひっそりと行われるのではなく、共同体の組織的な取り組みであった。死に逝く修友の傍らには常に共同体のメンバーが居た。そしてそのことは共同体の積極的な精神のもとに取り組まれたのであるが、それは修道院長あるいは副院長の命によって統括された、秩序だった「公務」であったのである。

④ 儀式（典礼）の枠組みにおいて進められる

看取りの慣わしは、基本的に儀式の枠組みを採って系統的に執り行われていった。その中では、「（罪の告解の際に）片膝をついて伏し拝む姿勢をとる」、「深く頭を下げて共同体は『アーメン』と唱和する」、慣習に従ったシンボルの使用、行列行進、祈りと詠唱など、神を礼拝する一定の作法が見られ、ヴィジルにおいても、十字架の使用、聖書朗読、詩編詠唱があった。さらに逝去時には「クレド（使徒信条）」が詠唱された。また同時に、看取りの慣わしのプロセスは、罪の告解→塗油（清め）→集禱文による祈禱（魂の援護・励まし）→聖体拝領（信仰の奮い起こし）→別れの挨拶→ヴィジル（注意深い看守り）→共同体全員によるクレドを通しての逝去の見届け（最後のときに

「永遠のいのちに入る」という信仰を持ってくる）と、その流れは系統だったものであった。つまり、これらのシンボル使用、作法、秩序だった流れの根底には、神の現前にあって、その神と交流している意識があり、それが「儀式」という形態をとって現れていたのがこの慣わしであったということである。

　以上、プロセスに沿って看取りの慣わし・儀式の慣行上の特質を検討した。このような特質は、歴史学的見地から見ると、中世ヨーロッパの、またクリュニーという修道院の、死についての際立った特徴であると見なすことができるかもしれない。[52]しかし、リアリティをもって死をイメージする感性を風化させ、死を前にした人とどのように触れ合ってよいのかわからず、関わりをなるべく避けようとする現代の風潮、また、伝統的に受け入れられてきた死生に関わる文化や儀礼が必ずしも馴染み深いものでなくなっている今日の状況に鑑みて、（死に逝く人への）「ケア・関わり」の意味を掘り下げるという見地からこれらの特質を見通すならば、クリュニーは、看取りの儀式を通して彼らのスピリチュアリティをあらわにし、ケアへの欲求を実現したと言えるのではないだろうか。それは、これらの特質を先の章で検討したいくつかのケアのありように照らし合わせてみると、以下の点が浮かび上がってくることからも明らかであろう。

　一点目は、ここには「死・死に逝く（という人知を超えたもの、神権に属する事柄）」への招き・動きへの信頼と委ねの姿勢があるということである。これは、看取りの儀式が、「死期が近づいて」いるのを本人が認め、共同体にゆるしを求めることから始まり、その後終始一貫して、死に逝くというダイナミズムに従う形でプロセスが進行していったそのありさまから明らかである。

　二点目は、超越的な存在とのつながりへの希求があらわにされていることである。彼らの祈りと詠唱、聖書朗読、塗油、駆けつけるという行為、また種々のシンボルの使用は、神の清め・救いの力を求める表現であるだけでなく、同時に、彼らと神との相互関係性の現われであったことは、慣わし・儀式の内容から明らかである。

　三点目は、「共にある」という関係性である。これは、看取りの儀式の公的性、また共同体参加の根底にある質である。つまり人間を魂・肉体からなる総体的な存在、言い換えれば一人の人格として見る見方があり、さらに、一個人のいのちは逝去によって消滅するのではなく、それを過ぎ越して、いのちの全体性に再編成されて継続すると捉える精神性である。このことは、共同体が常に死に逝く修友の傍に居るという姿、また、魂が肉体から解放されて、新しいいのちの世界（天使と聖人たちが住む世界）へと進むのを何ものにも邪魔されないように助けるという信念と行為によって明示されていた。

　最後に、「儀式」というかたちを通しての「ケアへの欲求」の実現のありようがここにはあるということを挙げる。クリュニーの看取りの慣わしは、「儀式」という枠組みで進められたが、これは逆の言い方をすれば、彼らのスピリチュアル性、すなわち、死に逝くということとの関係性、他者との関係性、そして神との関係性をつなぎ深めようとするはたらき、一言で言えば、「ケア（関わり）への欲求」が、「儀式」という彼らにとって最もふさわしいかたちを採らせたということである。つまりここには、彼らのケアへの欲求がまずあり、それが「儀式」というかたちを通して実現されている、と見て取ることができるということである。

　このように、クリュニーの看取りの慣わし・儀式の実践上の特質は、言ってみれば、クリュニー共同体の、死に逝くこと・死に逝く人への関わり（ケア）のやり方・あり方である。そしてこのことから、クリュニーの看取りの儀式は、ケア・関わりを創っていく（あるいはそれが生じてくる）視点を提供してくれていると見て取ることができるのである。

第6章

看取りの慣わしにおける「ケア」の様相

前章では、クリュニー修道院の「看取りの慣わし」の内容の精査を通して、クリュニー共同体が、「儀式」というかたちを通して彼らのスピリチュアリティとケア（関わり）への欲求をあらわにしていることを見た。そしてそれは、彼らの関わり・ケアのありようと仕方を示すものであった。このことを受け、本章では看取りの慣わしを、クリュニー共同体の関わり・ケアのあり方という視点で捉え直し、彼らが実際に死に逝く修道士にどのように関わったのか、ケアの具体的な様相を検討する。

第1節　ケアの場面

クリュニー共同体は、死に逝く修道士に対して何をし、どのように関わったのか。看取りの慣わしを、このような角度から、死に逝く修道士に実際に為されていた働きかけの具体的様相や行為に着目して見直すと、実際的のありようとして以下の四つが確認できる。

①死に逝く修道士を取り囲んで共同体が祈る、詠唱をする。

②死に逝く修道士を一人にすることなく、注意深く看守り、気遣い、支える。

③臨終の合図と共に「クレド（使徒信条）」を歌いながら走って駆けつけ、最期の瞬間にその場に居る。

④詠うこととそのひびきは、そこに居る誰をも癒し、結びつける力として働いている。

　そしてこれらにおいて、現代の「ミュージック・サナトロジー」との共通性もまた再確認することができたと言えるだろう。つまりそれは、「死に逝くひとの傍ら」で、「ひびき・音楽を活かして」という音楽的なやり方で、そして「その人に注意深く応答しながら最後のときに一緒に居る」というありようにおいての共通性である。

第2節　ケアを支える理念・精神

　では、以上のようなケアのありようの背後にどのような精神・信条があったのか。前節で確認された四つが、「塗油の儀式」、「ヴィジル」及び「逝去時」の各場面（文脈）におけるやり方（立ち居振る舞い）であることに留意して、その場面特有の状況や働きかけを、それぞれ、塗油の儀式における祈り及びテキスト、ヴィジルの場面における関わりの様子を示す記述、及び、逝去時の行動・ふるまいを示す記述から抽出して検討したところ、それぞれの場面において修道士たちに強くはたらいていた精神（信念・意図）として次の4点が浮かび上がった。それは 1）悔悛のこころ、2）魂を援護し励ます、3）注意深く居る、4）共同体が揃わない中で死なせてはならない、である。

　以下、これらの精神を、そこからケアが生まれてくる、言い換えればケアを根底で支える構成要因になり得るものと見込み、その見通しを持って説明していくこととする。

1 ｜ 悔悛のこころ

　この精神的姿勢は、看取りの慣わしの前半、特に塗油の場における祈り、アンティフォンと詩編のテキストを通して切実に表されていたものである。

　塗油の儀式は元来、ローマ教会の伝統では病者のためのものであったが、クリュニーの塗油の儀式は、もはや肉体面での回復が望めない修道士のためのものとして、クリュニーで新しく開発され導入されたものである［Paxton & Cochelin, 2013, 183］。ここにおいては、身体の健康の回復よりも、死の準備としての清めの局面、すなわち悔い改め（罪のゆるしと魂の救済への切望、神への信頼の再覚醒、救いの御業への希望）に力点が置かれている。

　それは例えば、塗油の儀式の開始を告げる医務室への行列行進時の詩編詠唱（「神よ、深い御憐れみをもって背きの罪をぬぐってください。わたしの咎をことごとく洗い罪から清めてください」［詩編50（51）：3-4］で始まる）、また塗油開始時の聖書の引用［ヤコブの手紙5:14-15］[*1]が組み込まれた祈りの言葉から窺われる。ここには、聖書を拠り所にしてより一層、救い（魂の救い）、罪のゆるし、そして救いの究極イメージである永遠のいのちを、塗油の成果として願い求めるという意図があったと推察される。

　また、身体の七つの箇所への塗油に伴って詠唱された七つのアンティフォンのテキスト[*2]（表11）からは、塗油に伴って主イエスの癒しの物語を今ここで再上演し、主イエスの癒しの力、罪・苦しみの自覚と悔い改めの心、主に対する信仰をこの場に呼び起こそうとする修道士たちの意図が伝わってくる。

表 11　塗油の儀式におけるアンティフォンと後続詩編番号

塗油の箇所	アンティフォンのテキスト	後続詩編
眼 （まぶた）	主よ、癒してください。わたしの骨は恐れ、わたしの魂は痛ましく苦しんでいます：神よ、わたしを顧み、わたしの魂を救い出して下さい。（詩編6:3-5の改作）	6
両耳	カファルナムに王の役人がいて、その息子が病気であった。この人はイエスがガリラヤに来られたと聞き、イエスのもとに行き、息子を癒して下さるように頼んだ。（ヨハネ4: 46-47）	31 (32)

唇	「主よ、わたしの僕が中風でひどく苦しみ、家で寝込んでいます。」「アーメン、わたしが行って癒してあげよう。」(マタイ 8:6-7 の改作)	37 (38)
鼻	神よ、打ち砕かれ悔いる心を見捨てないで下さい。あなたの深い慈しみによって慈しみ深くわたしを顧みてください。(詩編 50 (51):3, 19 の改作)	50 (51)
両手	「主よ、私の息子が死なないうちに来て癒して下さい。」イエスは言われた。「帰りなさい。あなたの息子は生きる。」「アレルヤ。」(ヨハネ 4：49-50、53 の改作)	101 (102)
両足	「主よ、わたしはあなたを自分の屋根の下にお迎えできるような者ではありません。ただ一言おっしゃって下さい。そうすれば、わたしのしもべは癒されます。」(マタイ 8:8)	129 (130)
陰部	日が暮れると、いろいろな病気で苦しむ者を抱えている人たちが皆、病人たちをイエスのもとに連れてきた。すると彼らは癒された。(ルカ 4: 40 の改作)	142 (143)

　加えて、それぞれのアンティフォンに続いて詠唱された七つの各詩編でも、悔い改めが表現された。ここでの各詩編は共通して、抱えている罪や苦悩の赤裸々な告白の言葉で始まり、次いで罪のゆるしの嘆願、神への信頼の目覚め、そしてついには神の御業への期待と確信に至るという、一連のこころの動きを詠っている。すなわち、修道士たちは、それぞれの詩編の言葉を詠唱することを通して、より正確に言えば、その言葉にこころを合わせて詠唱することによって、心から罪を嘆き、そしてその意識がやがて神への信頼へと変化していくさま、すなわち、悔い改めという変容のプロセスそのものを体験し、同時に表現したのである。

　以上のように、死に逝く修友に油を塗り、祈り、アンティフォン・詩編を詠唱するというクリュニー共同体のケア的行為を支えていたのは、端的に言えば、「罪の悔い改めのこころ・精神」である。そして、これは一つには、死に逝かんとしている修友が、罪の全ての汚点から解放され、天の国、新しいいのちの局面へと開かれていくのを助ける、ある意味、修友とゆるし・癒しの神との間を執りなす者としての修友の境地の代弁と見て取ることができる。しかし、ここで観察すべき点は、このこころ・精神は、ケアをする側の修道士たちが、清めとゆるしを必要とする罪深さの自覚をもっていたこと、そしてその意識と共に死に逝かんとする修友に関わっていたことの現われであったということである。ケアをする人自身が「打ち砕かれ悔いるこころ」をもって他者に向かったというその精神性・あり方である。

　このことは、塗油の儀式中に詠われる「生きている者で神の御前に正しい

と認められる人はいない、裁かないでください」［詩編142（143）:2］というフレーズに端的に表されている。パクストンはこのフレーズが、死の儀式全体に流れる通奏低音の如く、儀式の流れの節目となる箇所で繰り返し唱えられていることに鑑みて、「クリュニーのスピリチュアリティと言ってもいいくらいの重要なことを表わし、クリュニーの死の儀式自体の究極的意味を示唆している」という見解を示しているが、このことからも推測されるように、このフレーズは、クリュニーの 精 神 性 が色濃く表わされていると言えるだろう。つまりクリュニーの修道士は、たとえ神の御業に自らの生活を捧げている修道士であっても、この世のものごととの関わるなかで必然的に自分は罪につながっていると自覚していた。そして、このことは誰にもあてはまることゆえに、死に逝かんとしている修友と共に、裁かないでほしいと懇願したのである◆6。この観点から見れば、クリュニーのケア行為を根底で支えていたものは、看取る側の人間の、ゆるしを必要とする自分の罪深さの自覚、またそれゆえ、裁かないという性質への切望であったと言えよう。

　以上のことは、「ケア・関わる」ということを考える時、特に「死に逝く」という人知を超えた事態に直面した時の関わりを考える時、重要なことだと思われる。なぜならば、このような「悔い改めのこころ」からは、人が「死に逝く」という事態に臨んで、何か正しいこと、理性的な対策を講じようとするあり方はそぐわない、むしろ不遜であることに気が付かされるからである。ゆるしの必要と自分の罪深さを自覚する看取る側の人間が、新しいいのちの世界へ入るために罪からの解放を願う人間をケアする・看取る。クリュニーの修道士たちは、たとえ神との仲介者的な立場にあるとしても、打ち砕かれた悔いるこころをもって、死に逝かんとしている他者に向かい応答するという、姿勢の転換点に立っていることがここには暗示されていたと言える。

2 ｜ 魂を擁護し励ます

　この行動指針は、塗油直後の祈りからヴィジルにかけて見られたものである。ここでは、塗油直後の交唱を具体的に見る。この唱和はクリュニーの看取りの儀式独自のもので、すべて詩編の詩節に由来している。以下はそのテ

キストである（〔先〕は司祭による先唱、〔答〕は共同体による答唱、〔　〕内は元となった詩編の箇所）。

　〔先〕あなたの僕をお救いください、〔答〕あなたはわたしの神　わたしはあなたに依り頼む者。［詩編 85（86）:2］
　〔先〕聖所から助けを遣わし、〔答〕シオンから彼を見守ってくださるように。［詩編 19（20）:2］
　〔先〕敵は彼を欺きえず、〔答〕不正な者が彼を低くすることはない。［詩編 88（89）:22］
　〔先〕あなたは力強い塔となってくださいます、〔答〕敵を目の前にして。［詩編 60（61）:4］

　パクストンは、この短い交唱の内容は、死の儀式に新たなテーマを加えるとして、その形式と配列と共に重要であると分析している［Paxton & Cochelin, 2013, 189-190］。ここには、恐ろしい敵から死に瀕した修道士を擁護する「霊的闘い」の言葉が整列・組織化されている。ケアの精神という観点からみるならば、この唱和は、塗油の儀式によって清めを受けた修道士の魂が、いよいよ肉体を離れ、天の国へと移行するときに必要とされるケアそのもの、またケアの姿勢を示している。すなわち、悪魔と称される邪悪なものの脅威をまず念頭に置き、その脅威から死に瀕した修道士を守り、そして励まそうという気概と労わりの心、そして神の勝利に対する信念である。
　塗油のあと、ここで共同体はギアを一つ上げ、これから修友がいよいよ本格的に天の国へと向かって霊的に闘いながら歩んでいくことに思いを馳せ、清められたからだと魂の道行きを援護し支えるという精神的体制を整えたのである。そしてこの精神的調えは、その直後の「13 の祈り」、聖体拝領、別れの挨拶、ヴィジル、臨終の合図時の素早い行動を終始一貫して支えたと思われる。
　ここで「13 の祈り」について触れておこう。看取りの慣わしのプロセスにおいて一つの切り替わり点であった上述の短い交唱に続くこの長い祈りは、司祭と共同体によって執りなしの祈りの形で唱えられる、また看取りの慣わ

しの中で現れる初めての集禱文による祈禱である。天の国への霊的闘いの援護・支持として、この祈禱文はどのような意味内容を持っているのか。

「13の祈り」は (5章注42参照)、教皇ハドリアヌス1世が785〜786年頃、ローマ聖歌を含む聖礼典式書をカロリング朝宮廷へ送ったときのグレゴリオ聖礼典補遺に含まれていた一つのグループの祈りで、4世紀から6世紀にかけてのローマ典礼式に根ざしている [Paxton & Cochelin, 2014, 190, 193]。

前半の6文は病者を癒す神の力を讃えた祈禱文である。癒すその力とは「天の恵みという薬」(第3文)、「あなたの愛という全き治療法・救済策」(第6文)であり、「すべての病気を人間の身体から追い払い」(第5文)、「健康という完全な恩寵を彼に取り戻させる」(第6文)。それゆえその力に信頼して、修友が「病床から救済へ」(第1文)引き上げられ、天の恵みという薬によって「体だけでなく魂においても」(第4文)「彼が救いを感じる」(第2文)ことができるように祈り求めるのである。元来、病者のために創られたこのような祈禱文が、死に逝く修道士のための塗油の儀式直後に採用されているということは、クリュニーの修道士において「癒されること・健康 (health)」と「救い・救済 (salvation)」は分かちがたく結びついていたと解釈される。彼らにとって「本当の健康」とは、痛みや苦悩を通して、天の共同体へ移行することであり、それゆえ死に逝くときの肉体的な苦痛 (第6文) は、救済への道として祈られた (第1文〜第5文) のである。

後半の七つの祈禱文は、ローマ教会の古い悔悛の儀式に由来する [Paxton & Cochelin, 2013, 193]。第9文は穏やかではあるがしっかりとした物腰で、「罪を犯したと告白した者の罪をゆるしてください。……彼が永遠の喜びで満たされるためです」と懇願し、「神が罪びとの死より悔悛を好まれる」ことを持ち出している。また、嘆願 (祈り) を聞いてもらうことによって、自分の使命に対して「勇気を持つこと」(第11文) あるいは「神聖な教会を取り戻す」ことができる (第12文) といった和解の提案が為されていることも散見される。最後の第13文は、その長さと共に、神の助力の具体的な描写において際立っている。神の助けによって、裁きの恐ろしい日に修友は永遠の呪いの判決を逃れることができ、暗闇に対して恐れを抱くことなく、間違った道から正しい道に引き戻され、神の優美さと慈悲が彼を癒し続けるという内容

である。これらの祈禱は、前半の6文と同じく、死に逝く人のためのものではない。しかし、クリュニーはこれらの悔悛の祈禱も、死に逝く修道士のための看取りの慣わしの中に取り入れ、「臨終の場での悔悛」として機能させたのである。

　以上のように、塗油直後の交唱とその後に続く一連の長い祈りは、死に逝くに伴う痛みや苦悩の除去を願うものではなく、むしろ強調点を魂の癒しに置き、天の国へと向かう修友の魂の道行きに神の力強い援護、支え、また癒し（救済）とゆるしがあることへの信頼を表現するものである。つまり、「魂の癒し」という関わりのあり方の精神がここにははたらいている。

　これらの祈りの趣意、言葉と声は、クリュニーの修道士たちの心の中にあるものと共鳴してまさしく祈りそして響きとなり、共同体と死に逝く修道士との関係性、また神との関係性をつないだ（癒した）と思われる。

3 ｜ 注意深く居る

　「注意深く居る」、また修道士が「気づかないまま逝くことがないように」という文言は、死に逝く修道士のケアを担当したヴィジル専門奉仕者の行動・ふるまいについての記述に明記されていたものである。『慣習書』におけるヴィジルの部分には、祈りや儀式的なふるまいの記述はない。その代わりに、専門奉仕者が何をし、どうあるべきかについての、次のような実践ガイドラインというべき記述が見られた。

　　修道士が非常に衰弱してくると、……夜を徹して、医務室に居るすべての奉仕者は、彼の死が気づかないまま起こることのないように、<u>注意深く見張る</u>。彼の顔の傍に十字架を置きキャンドルを灯し続ける。彼への愛情から、彼の傍について<u>見守っていたい</u>と申し出る修道士がいれば、副院長は積極的に許可を与える。（この修道士の死がいよいよ近くなったとき、）彼に意識がある場合は、……副院長は修道士の一人に指示し、主イエスの受難の物語を読み聞かせる。意識がない場合には、……2人あるいは4人の修道士に、魂が肉体からまさに旅立とうとしているのが明らかになるまで、

傍で詩編を繰り返し歌う……ように命じる。そのような中で、よく訓練を
受けこの仕事をするのに慣れている専門奉仕者は、修道士の魂が肉体から
<u>離れるのをよく注意して見、目撃すると</u>、合図用の平板を回廊で激しく叩
いて共同体に知らせなくてはならない。［下線は引用者］

　専門奉仕者が二重のレベルで死に逝く修道士の傍らに存在していたことは
すでにふれた（第5章第3節）。すなわち、共同体の一員として（「物理的」存在
として）修友の傍に付き添い、また「スピリチュアルな」存在として、修友
の意識が大いなる神に向かい、信仰が強められ、魂が癒されるようにサポー
トを行っていたのである。ただ、本節で強調したいことは、この奉仕者が修
友の傍に居たときの「注意深いあり方」［下線の部分］である。『慣習書』のヴ
ィジルの箇所には「注意してよくみる」の意を示す語が、「keep watch
attentively」、「remain and keep watch with him」、「see」といった言葉で複数
登場する。そして専門奉仕者は、この「注意してよくみる」ことにおいて
「よく訓練され」、「高度なスキル」を有した者と記されている［Paxton &
Cochelin, 2013, 91］。
　クリュニーにおいて、修道士が誰にも気づかれないまま亡くなることは是
が非でも避けられなくてはならないことであり、それゆえ注意深く看守ると
いうはたらきは非常に重要な任務であった。専門奉仕者はそのことを深く自
覚した「看る」ことのエキスパートであり、それはクリュニー全体の注意深
くある姿勢の一つの反映であったと思われる。いずれにしても、ヴィジルに
おける専門奉仕者と共同体のメンバーたちは、修友の死が誰にも気づかれな
いまま起こることがないように、注意深く看守り、彼の死を見届けなくては
ならないという使命感に満ちた姿勢を共有していた。つまり、医務室だけで
なく修道院全体に、研ぎ澄まされた、信頼のおける注意の働きが充満してい
たのである。
　これまでにも触れてきたことだが、ケアをするということは、何かをする
行為、特に体に働きかける行為として理解されやすい。しかし人がもつケア
への欲求を実現する場にはいろいろなかたちがあるという視点に立つならば、
「みる」、また傍に「居る」ということもまた「ケア」のかたちである。否、

身体に対するケアは、そもそも、その人の傍に居て、その人の様子・状態を「みながら」、その人に、そしてその存在・状態に対して開かれ、応答していくということであろう。

　ハリファックス[8]は、心が開かれていて、ありのままの状況を受け入れる姿勢が、死に逝くこと、死、ケアすること、そして悲しみに取り組むときの土台として不可欠であると述べる。そしてこの、ありのままの状況に対するオープンさを養うための唯一の方法は、「姿を現すこと」、つまり、自分自身と自分の思考や感情と（悲しんでいようが、怒っていようが、疲れていようが、それがなんであれ）共にあること、言い換えれば、そこに在ることと受容することを同伴させることであると示唆している［ハリファックス, 2015, 12-14］。

　ハリファックスが言及する、死に逝くことやケアすることに取り組むために重要な「ありのままの状況を受け入れる姿勢」あるいは「在ることと受容することを同伴させている状態」は、クリュニーのヴィジル専門奉仕者の姿勢・特質と重る。つまり、ヴィジル専門奉仕者の「注意深くある、傍に居る」というはたらきの深意は、死に逝かんとする修道士とその場のすべてに対して開かれ、ただ観察し、受け入れ、手放すという、淀みのない意識の流れの中で、「今、この」瞬間に、注意深くそこに居るということではないかと思われる。ハリファックスの言葉を借用するならば、ヴィジル専門奉仕者は「姿を現わす」ことを通して死に逝かんとする修道士のケアを行っていたと言えるだろう。

4 ｜ 共同体が揃わない中で死なせてはならない

　この行動信条は、逝去時の習慣行為（走りながらクレドを詠唱して医務室へ向かい、死に逝く修友を取り囲んでクレドを繰り返し歌いながら最後を看取る）を示す以下の記述から解釈されたものである。

　　（板をたたく合図が聞こえると）修道士たちはどこに居ても医務室に向かって走りながらクレドを繰り返し歌う。……そして、彼を取り囲んで立ち、魂が肉体から解き放たれるまで繰り返しクレドを詠唱しなければならない。

死が延長された場合には、修道士たちは医務室を退出するよう指示され、残って世話をする修道士たちは詩編を歌う。そして再び修道士の逝去が確実だと見てとられると、板が叩かれる。修道士は全員が出席しないところで死ぬべきではないとされているので……板の音を聴くと他の修道士たちは「私は唯一の神を信じます」と大きな声で唱えながら急がなくてはならない。

　ここには、共同体全員がその場に居合わせて逝去を看取ろうとする心からの姿勢が現されている。合図が聞こえると何をおいても走って医務室に向かうこと、そしてそれは逝去が延びた場合、何度でも繰り返されることであった。

　ただここには、現実的・物理的に共同体全員がその場に居合わせて逝去を看取ろうとする姿勢だけでなく、スピリチュアルな（信心的な）レベルにおいても共にあり助けとなろうとする心意気がある。彼らの修道院生活の奥底を貫いていた信念──「神を信じます、……永遠のいのちを信じます」という使徒信条──をこの場に持ってくること、それも詠唱によって響かせるというかたちで持ってくることを通して、スピリチュアルなレベルにおいても助けとなり、共にあろうとする心からの気構えである。

　ヴィジル時に、注意力に長けた専門家にその任を命じてまで修友が気づかれることなく逝く事態を避けたのは、共同体が最期のときにできることがまだあるからである。それは行動のレベルでは、臨終時に全共同体メンバーがクレドを詠唱しながらに走ってその場に駆けつけ、最期の時に共にあることであった。しかし、この行動慣行の根本にあったのは、まさにこの世を旅立とうとしている修道士を、信仰の力によって助けようとする気概、言い換えれば、彼の魂を肉体から解放し、天の国（永遠のいのちの世界）への道に修友の魂を首尾よく乗せるという気骨精神であった。クリュニーにとって「看取り」とは、「魂が永遠のいのちの世界への軌道に乗るのを見届ける」ことであったのである。

　以上、クリュニーの修道士たちが実際に死に逝く修友にどのように関わっ

たのか、具体的な行為の様態と、それを根底で支えている理念・精神を検討してきた。ここに認められた彼らのケア行為・様態（死に逝く修友を取り囲んで祈る・詠う、注意深く傍に居る、臨終時に駆けつけ、看取る、祈りの声・音楽の響きがその場にある）は、いわゆる医療的ケアのかたちとは異なるものである。しかし、これらの様態は、彼らの死に逝くこと・死に逝く人への関わりへの欲求の発露である。つまり、これらの様態の根底には、ゆるしを必要とする罪の自覚をもつ同じ人間ゆえに、関わりに向かう性向（悔悛のこころ）、魂の癒しへの希求、神権に属する事柄としての死がやって来ることに開かれていようとする注意深さ、そして、修友の魂を天の国への軌道に乗せようという信念があったのである。

第7章

クリュニーのケア理念

　前章では、クリュニーのケアの具体的なやり方及びその精神・理念を検討
し、それによって、クリュニー修道院の看取りの慣わしが、いかに現代の
「ミュージック・サナトロジー」と共通しているか、その影響点を確認した。
しかしながらミュージック・サナトロジーは、中世期のクリュニーの看取り
のありようをそのまま現代に再現しようとするものではない。

　現代のミュージック・サナトロジーは、現代の死に逝く・死に逝く人への
ケアをめぐる状況・問題に鑑みて、クリュニーの看取りのケアのやり方（立
ち居振る舞い）とその精神を現代に生かそうとして産み出されたものである
（このことについては PART Ⅲで詳述する）。

　では、そのクリュニーの看取りのやり方と精神は、「現代の死に逝く・死
に逝く人へのケア」としてのミュージック・サナトロジーに、どのような
〝現代的な〟思想基盤を与えたのか。このような観点から本章では、この共
同体の看取りのケアのやり方とその精神そのものを支える土壌、すなわち、
クリュニー修道院の根本的理念（思想的枠組み）を、人間観、死・いのち観、
ケア観の局面から探っていく。

第1節　人間観：肉体と魂からなる統合的存在

　現代の「ミュージック・サナトロジー」に示唆を与えたと思われるクリュニーの思想的枠組みの第一は、人間が「肉体と魂からなる統合的存在」であるという人間理解の仕方、すなわち人間観である。

　すでに繰り返し見たように、クリュニーの看取りの慣わし・儀式において「ケア」されているのは死に逝く修友の肉体であり魂であった。「罪の告解」ではその人の罪悪感・良心の呵責、深い後悔からゆるしが願い求められ、「塗油の儀式」においては、肉体に塗油が施されながら、身体的な苦しみと魂の痛み（痛悔）両方の癒しが祈られた。また、健康回復と魂の救済が〝統合されて〟長い祈禱が捧げられ、肉体と魂の二重のレベルでの看守りが注意深く行われた。

　このような人間理解の仕方、すなわち、人間は肉体と魂が分かちがたく結びついたトータルな存在であるという人間理解は、現代に示唆的である。なぜなら、これまでひたすら人体の傷んだ箇所を治療することを目指してきた近代医療が医療のあり方を見直し、特に緩和ケア・ホスピスケアの領域において、死に逝く人のこころのケア、スピリチュアルケアについて考えていく[1]ときの根本的枠組みとなるからである。

　ただここで留意しておきたいのは、クリュニー共同体が、肉体と魂の統合的存在としての人間観、すなわちこれは聖書的人間観と一致するものである[2,3]が、その考え方を現実に生きたその姿である。クリュニーの修道士たちは日々の生活において、「この世において人間は否応なく罪につながる存在である」と自覚し、罪の告解を願い出る生活を送っていた。[4]そしてゆるしの秘跡を通して、罪を犯したことに対する深い悔恨（魂の痛み）と告解・ゆるしの秘跡の恵み（魂の救済）を、身を持って体験していた。人間の本性と罪に対して意識的であり、それゆえ魂の痛みと救済の恵みに対して意識的であるということが彼らの生活の核にあったということである。

　このことは、現代の私たちに、医療の見直しよりももっと根本的なレベル

で、すなわち、私たちの一人ひとりの日常の生活のレベルで、私たちの生き方・あり方の抜本的な問い直しを迫っているという意味においてより意義深い。なぜなら、自分の行いに対して罪の意識を自覚し（あるいは痛悔の念を抱き）、神・聖なるものに心（意識）を向け、神とのつながり（安堵・癒し・勇気）を認識するというクリュニーの慣わしに見られた「悔悛」の様相は、無謬を目指す個人といった人間理解、また自己完結的な理性的な個人としての人間規定とは異なり、我執し他者から目を背けること（すなわち、真の交わりを結ぶように生命を創造した神への裏切り）に潜む罪を意識しつつ、応答する存在としての人間像を示しているからである。

　「ミュージック・サナトロジー」は、近代科学（医療）の発展のなかで、また産業化社会の隆盛のなかで、私たちからそぎ落とされていった聖なるものとのつながりや関係性を包括した人間理解が、死に逝くこと・死に逝く人への「ケア」の枠組みを調えていくうえで重要であることを、クリュニーによって確信した。人間が魂と肉体が分かちがたく結びついた統合的存在であるという人間観は、私たち人間が、神、自己、他者との関係性の中で生きている・生かされていることをふまえて「ケア」を考えていく上で、また、死に逝かんとする人の尊厳や内面性、及びその人をケアする側のあり方を考える上で、重要かつ示唆に富んだ思想的枠組みである。

第2節　死・いのち観の変容

　第二の思想的基盤は、死は「敵」あるいは「終わり」ではなく、いのちのサイクルの一つの「満了」であり、いのちの新しい局面、すなわち、永遠のいのちの世界で新たに生きること（の「はじまり」）であるという死・いのち観である。

　クリュニーにおいて死は、隠蔽され否定されるものではなかった。一人の修道士の死期が迫っていることは、共同体参加の告解・相互赦免の場で公のものとされ、修道士と共同体は共に逝去に向かう心の準備をした。またその

後共同体は、祈り、塗油、詠唱、注意深い看守り、最期のときにクレドを詠いながら駆けつける行為を通して、死に逝く修道士がいのちのこの世の世界から次の世界（永遠のいのち、天の国、楽園と称される世界）に入るその「移行」をむしろ助け支えた。そして、第5章第2節でふれたように、逝去後は何年にもわたって聖務として記念式（追悼・追善）が行われ、死者・死者の共同体とのつながりを意識した生活を送った。

　このようなクリュニーの死に対する態度は、彼らが死を、医療上の出来事、施す手段が尽きた末の結末、失敗、あるいは存在の終焉としてではなく、いのちのサイクルの一つの満了、そして同時に新しいサイクルの始まりとして捉えていることを示している。

　死を失敗あるいは終わりとしてみるのではない、このような死の捉え方は、現代のホスピス運動の趣旨を想起させる。現代のホスピス運動は、医療技術が発展するなかで支配的になってきた「死はできるだけ避けるべきもの」、「死は医学の敗北である」といった捉え方を見直すことのなかで展開されてきた。人間が死すべき存在であり、死とは忌み嫌ったり、医学の敗北として見られたりするべきものではなく、人間の根本的状態の一つ、つまり人間の生における自然な出来事、営みの一つであると捉え直されてきたのである。[5]

　しかしここで留意しておきたいのは、クリュニーにおける顕著な特色である。つまりクリュニーにおいては、この世から次の世界への「移行」・いのちのサイクルの一つの「満了」という動きは、人知を超えた営み、すなわち神聖な領域の事柄として深く自覚されており、加えて、逝去（移行・満了）の向こうに広がるいのちの新たな局面の世界への信頼・信仰があったという特質である。

　「いのち」は、旧約聖書のヘブライ語では「ハイイーム（hayyīm）」で、元来はそれぞれの生き物を生かしている力（気息）の観念を含む。[6]人間もこの力を吹き込まれて初めて「生きる者・魂（ネフェシュ：nephes）となった。[7]この創造信仰に応じては、いのちは人間には操作不可能であり、ただ神のみがその与奪、祝福について絶対的な支配権を持つということである。また同じく旧約聖書では、死（ヘブライ語では māwet, ギリシア語で thanatos）は元来、人間が神との関係から全く立たれて虚無（陰府）に帰ることと理解された。[8]

新約聖書では、イエス自身は人間の死について立ち入った発言は行わず、むしろ、現在の命（自然的・身体的な現実の命：プシュケー psychē）を神の側からの終末論的な賜物（永遠のいのち：ゾーエ zōē）として発見し直すように個々人に呼びかけた。そしてイエスの死後の原始キリスト教会は、イエスの受難と復活を含むイエス・キリストの出来事全体によって実現した救いを「永遠のいのち」と言い表した。[◆9]

　このようないのちの聖書的理解を承けて、教父時代また中世の神学者・哲学者たちは「いのち」と「死」についての思索を現実に生きたと思われるが、それはクリュニーの修道士たちも例外ではない。彼らは神から与えられたいのちの霊のはたらきがまさしくはたらくのを感受し、そのさまを見つめ、また、そのいのちの霊へのめざめ、そして永遠のいのちとのつながりを求めて、服従・沈黙・謙遜の徳を積みながら、聖務日課を中心とした修道院生活を送ったからである。

　広川［1997, 58-62］は、日本ではターミナル「ケア」をめぐる問題が「医療」の問題として議論されることが多く、それは苦痛緩和の問題であったり安楽死の境界線引きの問題であったり等、どうしても「技術論」に傾く傾向を指摘している。そしてこのような方向でターミナルケアが捉えられていく要因の一つに、日本人が「死をどうとらえ、どう受け止めるか」ということについて、ほとんど足場のない、空白状態に置かれていることを挙げる。

　広川によれば、「死の医療化（medicalization）」はそうした状況の中で着実に進んでいったのであり、希薄化しているとはいえ強固なキリスト教の死生観が根底に深く流れている欧米キリスト教文化圏に比べ、「死の意味までもが完全に医療化されつつある」状況は日本において際立って強いという。「死の医療化」に抗するだけの信念体系が日本の場合ほとんど解体しているとさえ指摘する。

　広川は、ターミナルケアのあり方を単なる技術論にとどめず、死というものがふつうの人々の手にとどくような、「死そのもの」のための、言い換えれば「たましいのケア」というべき要素を含むよりポジティヴなものとして実践していける可能性を（医療ではなく）福祉に求めて考察するのであるが、どの分野であっても、「死そのもの」のための、「たましいのケア」というべ

き、よりポジティヴなケアを実現する基盤について論議していくときに、クリュニーの死・いのち観は一つの視座を与えるものであると思われる。

また、昨今の日本のターミナルケアやグリーフケアからは、その人の心に潜んでいる他界観、来世へのイメージを引出し、そのイメージを明確化していくことによって、死の不安が軽減され、また悲嘆が安寧へと落ち着いていった事例が報告されるようになってきている。[10] クリュニーには、いのちは死によって終わるのではなく、いのちの新たな局面への過ぎ越し・移行であるという見方がある。このような死・いのち観は、深遠に涵養され続けていかれるならば、死に逝く人と共にあろうとする家族やケア提供者が、死・死に逝くことをむやみに怖がることを手放し、死に逝く人と関わり、看取る経験に新たな意味を見出すことの助けとなり得るだろう。

クリュニーに見られる死・いのち観は、「ケアをする（死に逝くという事態に関わる）」ということ自体の意味の再構成、また一個人、人間としての精神的な成長を促すという面においても私たちをふくよかにしてくれるものと思われる。

第3節 「肉体と魂の二重のケア」を志向して

「ミュージック・サナトロジー」にとって示唆的であったクリュニーの基本的な考えの三点目は、クリュニーにとってケアをするということは、肉体と魂の両方に関わること、すなわち「肉体と魂の二重のケア」であったということである。

クリュニーの看取りにおいては、「健康」と「魂の救済」は同じ意味に解釈され、肉体のケアに重なる魂の癒し・救済は最も根本的なテーマであった。ゆるしの秘跡と塗油の儀式、集禱文による祈禱、ヴィジルの看守りと臨終時の立ち会いを通して信条とされたのは、罪の清め、魂の擁護と励ましであり、神への信頼、いのちの尊厳と活力の回復であった。そして、それは次の新しいいのち（永遠のいのち）の世界に入るためであった。

　ところで、このような肉体と魂を一つのセットにしてその癒しを指向する
ケアは、死に逝く人へのケアだけでなく、当時のベネディクト会修道院の治
療・ケア方針であった。クリュニー修道院創立後、ヨーロッパ各地に設立さ
れたクリュニー系列の修道院は、原則として巡礼ルートの主要道路沿いに建
設され、さまざまな健康状態の巡礼者を受け入れた。そして『ベネディクト
の戒律』(第36章1節)に則って次のように彼らのケアをしたのである。

> 　病人については、何事よりも先に、また何事よりも熱心にその世話をし、
> キリストに仕えるように、真実彼らに仕えねばなりません。[古田, 2000,
> 151, 下線は引用者]

　ここには、病人のケアは聖務と同じように修道院のどんな仕事にも優先さ
せて取り組むべきであるという重大さと、その「ケア」は「真実」に「その
人に仕える」ことでなければならないという精神が強調されている。そして
「真実にその人に仕える」とはおそらく、その人の全体、すなわち、からだ
とこころ（魂）の両方の必要が満たせるように務めなければならないという
ことであったと思われる。
　具体的には、クリュニーとその系列の修道院では、身体的医療（経験を積
んだ修道士による薬草処方あるいは外科的な処置）とパストラルケア（祈り・カ
ウンセリング・儀式的な清め・塗油・沐浴・告解・祝禱）が同時に平行して行わ
れていたようである。ここにおいて修道士たちは、病人の身体に病気の兆候
を看て取るならば、魂に働きかけるようにその人に接することが効果的であ
り、同様に、もし病人が魂に不穏さを抱えているならば、一緒に居る、身体
をさするなど、体（肉体）に働きかけることが効果的であることを心得てい
たという [Schroeder-Sheker, 2001, 32]。
　このようにクリュニーの「ケア」は、肉体と魂の両方にはたらきかけると
いう本質性を有したものであり、それは『ベネディクトの戒律』から来てい
るものであった。
　ここで、もう一つの事柄についてふれておこう。それは、肉体と魂の二重
のケアの信条は、「平和」を求め、創り出すという当時のクリュニーの社会

的な取り組みと呼応するものであったということである [Schroeder-Sheker, 2001, 25, 32]。先に触れたように、クリュニー系列の修道院は、巡礼地に向かう主要道路に沿って建設された。そしてこのことは、修道士たちが世の中の混乱と紛糾の真っ只中に置かれることを意味した。彼らは人間的要求を調停し、執りなす技術を身に着け、相争う封建貴族たちの間に立って調整に乗り出し、紛争・対立を解決していかなければならなかった。そして、この働きは11世紀の教会主導の平和運動（「神の平和・神の休戦」）に至ることになったのである。

　シュローダー＝シーカーは、修道会の平和（安寧・平安）に対する関心とはたらきに共鳴して、医務室担当の修道士の焦点は、「平和・平安」の状態・境地に死に逝く修友が入るのを妨げる苦痛や痛みの解消・解決に置かれた [Schroeder-Sheker, 2001, 32] とみる。ケアを行う修道士は、修友がその全人格的存在を通して今この時に経験している痛み、つまり身体的、感情的、精神的、またスピリチュアルな（深い内面・魂の）苦痛・痛みの調整に乗り出し、これらを解決していったと捉えたのである。

　以上述べてきたことからクリュニーのケア観を総括すると、クリュニーにとって「関わること・ケアすること」とは、魂と肉体の両方に共時的に関わることであり、それは究極的には、ケアを必要としている人（とその共同体）が「癒し」、言い換えれば、平和（安寧・平安）の状態（死に逝く人の場合には「永遠のいのち」）へと向かう移行を執りなし、助け支えることであったと言える。そして、このことはとりも直さず、神の霊によっていのちを吹き込まれた人間が、同じく神によって創造された被造物（他者及び社会）と関わり、ケアすることを通して、生活に意味と内容を与える神の意志・計画に沿って生きること、あるいはそのことに目覚めるという、神とのつながりの希求の形であったのである。

第8章

祈りのメッセージ

ケア方法論の基盤

　前章では、現代の「ミュージック・サナトロジー」に基盤を与えたクリュニー修道院の根本的理念（思想的枠組み）を、人間観、死・いのち観及びケア観の観点から検討した。では、その考え方をクリュニーはいかに実際のあり方・実践へとつなげていったのか。本章ではこの問いに立ち、クリュニーの独自的なあり方をミュージック・サナトロジーの方法論的基礎と見て、このあり方がいかに関係性と応答性を深めていくケア方法論であるのかを検討していくこととしたい。

　さて、クリュニーの看取りの実践の独自性は、前章までに行った検討をふまえると、次の点において明らかである。すなわち、共同体が死に逝く修友のベッドの周りに集まり（あるいは傍に居て）、そこではずっと、祈りの言葉の響き・音楽が提供され、それがはたらいている、ということである。そしてそれは、祈りの言葉の響きや音楽が、関係性と応答性を高めていくように提供されるやり方と意図の上に成り立っている。以下、その成立要因を「儀式」の形をとる、宗教的儀式におけるひびき・音楽の応答的な使用、観想的というあり方、の三局面から検討する。

第1節　「儀式」の形をとる意味

1 ｜ 死の儀式の由来

　クリュニーでの看取りが、儀式の枠組みにおいて進められるという特質について
はすでに触れたが、ここでは、儀式に具わる本来的な特質に着目して、
「儀式」という形をとることの意味をもう少し掘り下げてみよう。

　クリュニーが「死」を、いのちの新しい局面のはじまり、すなわち、永遠
のいのちの世界に入ることであると捉え、その移行を儀式と注意深い看守り
によって助け支えていたことはすでに見た。このことはつまり、彼らに永遠
のいのちへの切望があったということであるが、重要なのはその切望を、儀
式と注意深い看守り（ヴィジル）というカタチをとるなかで、死に逝くとい
う事象、また死に逝かんとしている人への、関心と気遣いを示すことによっ
て実際に現われるようにしていったということである。

　人間の〝死すべき運命〟についての問題は、宗教の普遍的テーマであり、
極めて古くからの問題であるが、中世初期のキリスト教ヨーロッパ社会では
その宗教生活の多様さにもかかわらず、この問題は共通の関心事であった。
キリスト教世界観の範囲内ではあったが、この問題に取り組まれた結果は、
9世紀の少し前までに、葬儀、埋葬における祈りとジェスチャーの複合体と
して、西ヨーロッパ各地で文書に表され[1]、「儀式」として実行されるように
なっていった。

　葬儀や埋葬は現在も通過儀礼であるが、当時の複合体はその源泉であり、
逝去前の清めと分離で始まり、死の苦しみと逝去の瞬間、遺体安置、通夜及
び埋葬に同伴するものであった。そして、天の国での魂に影響を与えるため
に、また、生者と死者の世界を結びつけるために、以後何年にもわたって続
けられる記念式（追悼）を含んでいた。このような死の儀式の各地における
創造は、9世紀の終わり頃、カロリング朝の指導者たちによって取り組まれ

た教会及び社会改革のなかでまとまった形に統合され、西洋ラテン語圏文化における死の儀式創造へと集大成されていった。

　以上のような死の儀式の形成と発展経緯は、人々の生活のなかで行為や祈りが慣習化されてその共同体の生活の中に一つの形式となって位置づき、宗教的儀式 [Clair, 1996, 239=2001, 240] として社会的に整えられていったことの一つの歴史的ハイライトとして見て取れる。しかし、パクストンは人類学的観点から、このような動きを、死の経験に意味と構造を与えたいという人間の、普遍的な衝動の現われ[◆2]と見る。そしてその内面から湧きあがる燃えるような心が儀式を創り出させ、なおかつ慣行させてきていると主唱する。

　パクストンの指摘するこのような死の経験に際しての人間的衝動は、真に畏敬すべき対象に対峙している時に起こる強い必要性の認識と願望であり、本節の最初の部分で述べた、死に逝くという事象また死に逝かんとしている人への関心・気遣いの原動力に相当するもののように思われる。「死に逝く」という移行を阻むもの、邪魔し阻み遅らせるもの、影を落とすものから解放し、永遠のいのちへの移行をサポートするというクリュニーの看取りの精神・理念が実践へ移されるとき、すなわち「儀式」を形作り慣行していくときの根底にあったのは、死の経験の意味と構造化に対するこの強い必要性の認識と願望、すなわち、人間に与えられた〝死すべき運命〟の意味を解き明かしたい、解き明かさずにはいられないという強い想い（いのちの神への応答）だったのではないだろうか。それは塗油の儀式におけるアンティフォンの独自の織りなし方、罪の清め、ゆるしの懇願に見合った詩編の選択、霊的闘いの言葉を巧みに配列した交唱の創作と配置、癒しを魂の救済と重ねて解釈することによる病者のための祈りの採用など、独自の創意と工夫の仕方に反映されて息づいていたことからも明らかである。

　つまり、クリュニーは「死に逝く」という状況・事態に接して、それにうまく対処する手立てとして「儀式」を執り行ったということではない。そうではなく、死に逝くという事態、死に逝く人、そしていのちの源であると信ずる神にまずこころ（意識）を向け、それに応答することに強く必要性と重要性を感じ、死に逝くこと・死に逝く人に関わることが「意味」をもったひとつのまとまり（経験）として立ち現われるそのために、関わりのありよう

（立ち居振る舞い）、シンボル的事物、祈りと詠唱を精選し、順序づけ組み合わせるなどして構造化した。そして、その実行のたびに、死の経験の意味を再構成した。修道士として、また一人の人間として、看取りの儀式を通して、真に畏れ敬うべきもの・神との関係を再構築し、この世で生きる意味、あるいは自分が生かされている意味を再構成する。そのやり方が「儀式の形をとる」ということだったのではないだろうか。

2 │ 「儀式」におけるケア的わざ

　儀式の形をとるということに関連して、クリュニーの死に逝く・死に逝く人への関わり方として重要なのは、それがたとえ通過儀礼としての構造をもっているにせよ、祈りを通して神との交わりを深めるあり方（礼拝式）であるということである。クリュニー共同体は修道院という霊的共同体であり、神の招き・呼びかけに「応答する」生活を送ると共に、そういう霊的な技術をもった組織として見なされる存在だった。彼らは一日に８回の聖務日課を中心にした生活を送り、絶え間なく神の招き・呼びかけに心を向け、応答していた。聖務を通して死者のために祈ることも多く、また、これまでにも見たように、共同体のメンバーが死に逝かんとしているときには、看取りの儀式のうちに祈りを通して彼に応答し、また、修友の代わりに魂の救済、救護あるいは永遠のいのちの世界に入ることを嘆願し、執りなした。つまりクリュニー共同体は、死者や死に逝かんとしている修友のために祈るときは、神との関係性、死に逝く修友・死者との関係性、そして神と修友・死者の間を執り持つという関係性の、三つの関係性を生きるように招かれていたのである。

　このような関係性における応答性を高めることによって――それはいわば日々の聖務で鍛錬された彼らのわざであるが――、クリュニー共同体はケアの場（儀式）を成立させていたのである。

　なお、このことは死に逝く人へのケアにおける関係性が一般に「ケアする人（側）」と「ケアされる人（側）」の二者間で、また、対話の構造として論じられることが多いなかにあって、ケアの場におけるクリュニー独特の関係

性のあり方と言えよう。このような関係性を生きるとき、ケアする側の共同体のメンバーがどのような存在のありよう（意識状態）でその場にいるのかについては、同じくケア理念を実践へとつないでいくための重要なテーマであるが、この問題は第 3 節で取り上げる。

第 2 節　宗教的儀式の中の音楽

　ケア信条（次の世界への平穏な「移行」を阻むもの・汚点をつけるものから解放し護るサポートをするという信条）を実践に移すとき、クリュニーが採った方法の際立つ二点目は、1）ひびき・音楽（詠唱）のはたらきを活かし、2）祈りとしてのひびき・詠唱を巧みに配置して、また応答させて用いたということである。

1 ｜ ひびき・音楽のはたらき

　前節で、死に逝く・死に逝く人へ関心・気遣いを寄せる方法として「儀式」という形がとられたことを検討したが、儀式における音楽の重要性についてはすでにいくつかの見解がある。例えば、音楽人類学者のメリアム（Merriam, A）は、音楽の社会的機能について提示する中で、宗教的儀式は音楽を通じて有効化されることについて言及した[5]。また、ミュージック・セラピィ研究者のクレア（Clair, A.）は、音楽は儀式のすべての構成要素に取り入れられて、それぞれの状況（荘厳さ、崇敬、歓喜、悲嘆など）の全ての感情を反映し、儀式における経験を高めるとしている[6]。そして、それだけでなく、儀式以外で同じ音楽を聴いたり演奏したりするときにも、その音楽は儀式で経験した感情と同じ感情を、同じくらいの現実感をもって引き起こすと述べている［Clair, 1996, 242=2001, 243-244］。
　このような論議は、音楽が人間の文化行動、経験、あるいは感情に益を与えるはたらき・力について示唆するものであるが、それは逆に言えば、その

ような〝音楽のはたらく力〟を生かして（活用して）人間は儀式を慣行しているということである。儀式に立ち現われる音楽のはたらく力とは具体的には次のようなものである。

・儀式の始まりでは、参列する人々を行動面においてもまた儀式への注意集中という面においても〝一つに集める〟
・神の力に〝意識を向けさせる〟
・必要なものが満たされる願い（祈り）を〝運ぶ〟
・必要なものが満たされることへの信仰と確信を〝心に呼び起こす〟
・（聖体拝領において神との）〝交わりを深める〟
・（信仰告白においては）信じる〝心を強める〟

　このように、音楽は儀式という枠組みにおいて精緻なやり方で活用されたとき、そのひびきの空間に存在する者（神、会衆、司式者〔司祭〕）の相互関係性（応答性）をつなぎ、深め強めるものとして力を発揮し、はたらいているのである。

　以上のような、関係性をつなぎ、応答性を深めていく力を生かしたひびき・音楽の活用は、クリュニーの看取りの儀式においても同様に認められたことであった。塗油に伴うアンティフォンと詩編詠唱は、肉体と魂両方の清め、罪の赦しの嘆願、神の臨在と憐れみへの信頼といった儀式の目的へ修友と共同体の意識を明確に向けさせた。またそれだけでなく、修友と共同体、共同体の個々のメンバー同士、神と修友、そして神と修友との間を執りなす共同体と両者、これらの多層な関係性をつなぎ、強めた。聖体拝領前の言葉による交唱と13の祈りの声のひびき、ヴィジルにおける聖書朗読の声と詩編詠唱、そして逝去が延長した場合の連禱も同様のはたらきをした。

　特に逝去時の使徒信条（クレド）の詠唱は、信仰を最期の時に持ってきて、天の国への道の軌道へ修友の魂を乗せるという信念を力あるものにさせた。つまりここには、信仰を強め、神との交わりを深め、なおかつ、共同体同士もつながりをより確かなものにする、という多層な関係性がある。クリュニーの看取りの場には、ひびき・音楽の「つながりを回復させ深める」というはたらきが作用していたと言えるだろう。

2 │ 時空間の聖化としてのひびき

　ただここで、クリュニーの看取りの儀式は、聖務日課を中心とした修道院生活の中で、その務めと同じくらい重要と見なされて慣行されていたということに目を留めておく必要があると思われる。なぜなら、クリュニーの場合、上述したようなひびき・音楽の〝つなぐ〟はたらきに着目し、儀式（典礼）おいてそれを巧みに活用した源は、詩編詠唱に伴われた日々の聖務日課にあったからである。

　クリュニーの修道士たちは一日に8回、一定の時間[7]に祈りを唱えた。その中核となる祈りは旧約聖書に収められている「詩編」で、唱えられる詩編の数、配分[8]、順序、唱え方[9]は、それぞれの時課、また季節に応じて細かく設定されていた。そして、主日の暁課を起点とした1週間のサイクルで、150編の全詩編をすべて唱えるという生活を修道士たちは送っていたのである。

　このような一定の時間に祈りを唱える時間単位のスケジュールと、季節に応じた時間の調整のもとでの祈り方の精緻な設定からは、創造者（神）の設けた規則正しい天空の動きに従って日程を組み、自然の計らいを人間の行為である祈りによって聖化し、応答しようとする態度が窺われる。つまり、クリュニーの修道士たちにとって、祈りの声あるいは詠唱を響かせることは、その時間・空間を聖化することであり、創造者と自然の世界における時の間断ない流れに人間的な、意識的に聖化した時間を創り出して意識的に応答するものであったとも見て取れる。

　さて、このような修道院生活の様相を考慮すると、看取りの儀式における祈りと詠唱は、「死に逝く」という状況のなかにある修友と共に過ごす時間・空間を聖化する、言い換えれば、そこに「聖なる時間・空間」を創るという精神が働いていたということではないだろうか。そして、聖務日課における詩編が時課と季節の応じて精緻に設定されていたように、看取りの儀式においても詩編や祈りは「死に逝く」という時季に応じて、つまり死に逝く修友に必要なものが満たされることを願って選択、創作され、また巧みに配置されて使われていた。

　このやり方、すなわち、祈り・詠唱（音楽）を意識的にその時その場にふさわしく応答的に使うという手法が、クリュニーの看取りの儀式を「ケア」として捉えたときに見えてくる一つの独自的な点であり、ミュージック・サナトロジーに示唆を与えた「やり方」であるということなのである。

第3節　観想的というあり方

　前節（1節2節）において、クリュニーが、死に逝くこと・死に逝く人へ関わるやり方として儀式の形をとったこと、そしてそれは聖務日課を中心とする彼らの観想生活の一環であり、聖務と同様の精緻なやり方（祈りや詩編詠唱が巧みに設定されたやり方）で慣行されていることを検討した。このことはすなわち、聖務日課における彼らの存在のありよう（意識・態度・心構え）が看取りの儀式・慣わしの場に持ち込まれたということを意味している。言い方を換えれば、クリュニーは聖務日課における意識・態度を、死に逝くこと・死に逝く人への関わりに適用したということである。
　では、それは具体的にどのようなあり方、態度なのか。
　クリュニーにとって、修道院の生活指針であった『聖ベネディクトの戒律』は、聖務日課における態度について、以下のように語っている。

　　神はいたるところにおられ、『主の目はどこにも注がれ、善人をも悪人をも見ておられる』［箴言15：3］ことをわたしたちは信じています。しかし特に「神の業」にあずかる時には、いかなる疑いもいれず、このことが真実であることを信じなければなりません。
　　そこで……立って詩編を唱えるにあたり、わたしたちの心が声と調和するようにしなければなりません。［古田，2000, 111-112, 下線は引用者］

　つまり、「いかなる疑いも入れず」、神がいたるところにおられるということが「真実であることを信じなければ」ならないという、信仰に根ざした神

の現存に対する信念をまず持っているということ。そして、「心と声が調和するようにしなければならない」とする態度[11]である。心と声が調和するようにするとは、「口だけで唱える時サタンが心に入る」ことへの注意喚起であり、「口だけで神を讃え、わたしたちの心の家屋にサタンを住まわせることにならないように」するということである［古田，2000, 112］。

　また、祈りにおける心構えについては次のように語られている。

　　有力者に対して何かを懇願する場合、わたしたちは<u>謙虚に、畏敬の念を示して</u>願い出ます。まして万物の神であらせられる主に対しては、<u>きわめて深い謙遜と純粋な敬虔の念をもって</u>祈願しなければなりません。さらに、願いが聞き入れられるのは多くの言葉によるのではなく、<u>心の純粋さと痛悔の涙に拠ることを自覚</u>すべきです。……［古田，2000, 112-113, 下線は引用者］

　ここには祈りに必要な二種類の精神的準備（心構え）が見て取れる。一つは「謙虚に、畏敬の念を示して」また「謙遜の念をもって」である。つまり祈りは、頼み事を要求するのではなく、あくまでも謙虚にこちらの願いを聞き入れてもらうという姿勢で、また、神のみ前に立っているという自覚をもってなされなくてはならないということである。もう一つは、何も隠すことのできないありのままの姿で神のみ前に立ち、このありのままの事実に心も姿も一つにしていくということ。そしてそのときに生まれる「心の純粋さ（清さ）」によって、罪ある者としての意識が祈りにあって「痛悔の涙」になる。これらこそが、祈る者、神のみ前に立つ者の基本的構えということである。

　以上のことから、クリュニーの修道士たちの観想的というあり方は以下のようなものであったと言える。それは、①信仰に根ざした神の現存に対する信念に満ちている、②心が声と調和するようにする、③謙虚に畏敬の念をもち、神のみ前に立っていることを自覚する、④自らのありのままの姿に心を合わせ、罪を意識し「痛悔」する。つまり、日々の聖務日課におけるこのような意識が、死に逝くこと・死に逝く修友と関わる現場にもはたらいていたということなのである。

第4節　クリュニーに学ぶ「ケア」の精神性

　以上、現代の「ミュージック・サナトロジー」のケア理念と方法論に影響
を与えたと思われる、クリュニー修道院の根本的な思想の枠組みと方法論的
基礎を検討してきた。ミュージック・サナトロジーとの結節点であるこれら
の根本的なクリュニー修道院の理念は、現代の死に逝くこと・死に逝く人へ
の「ケア」にとって、いかなる意味で示唆的であるのか。本節は、「ケアの
精神性」（ケアの根本的枠組み）という観点から五点ほど考察して PART II の
まとめとする。

1

　第一の示唆は、人間を身体と魂から成る統合的存在であると捉える、人間
理解の仕方である。クリュニーでの死に逝く人に関わるあり方・やり方は、
肉体のケアと魂の救済が分かちがたく結びついたものであり、そこには聖書
的人間観、すなわち、人間が魂と身体に二分されず、神から与えられる命の
霊によって生かされる存在であるという捉え方がはたらいていた。しかし、
このような人間理解の仕方は、近代科学・医療の発展や産業社会の隆盛のな
かで次第に衰退していったものである。

　ミュージック・サナトロジーは、その創始者であるシュローダー＝シーカ
ーが、近代科学や産業化時代の機械論的で還元主義的な人間理解に基づいて
死に逝く人へのケアが行われていることへ疑念を抱くところから始まった。
そして人間は本当に魂、肉体、霊から成る存在であることを自らの看取り経
験を通して確信し、また、新約聖書のパウロによる書簡◆12に基づいても信条と
していた。そのような、人間の生死に物質的な意味以上のものを見出そうと
する彼女にとって、クリュニーの人間理解の仕方は、彼女が「ミュージッ
ク・サナトロジー」を開発していくうえで、非常に示唆的であったと思われ
る。「ケア」に魂の次元を回復していく妥当性を説く歴史的・理論的基盤を、
クリュニーに見出すことができたからである。

　シュローダー＝シーカーが疑念を抱いた近代科学や産業化時代のもとでの
人間観は、近年様々な分野で見直しの方向にある。例えば、第7章第1節
において言及したように、現代の緩和・ホスピスケアは、人間の身体面だけ
でなく、精神的、社会的、スピリチュアルな（霊的）側面の問題を統合して
取り組む全人的ケアを目指している。また1998年に審議されたWHO憲章
の「健康」定義改正案は広く注目を集め、今の時代が人間観の抜本的更新の
時期に来ていること、すなわち全人としての人間観を再発見する動きにある
ことを知らしめている。

　死に瀕している人に対して、病気の治癒は起こらなくても、癒し、すなわ
ち魂の満たしは可能であることをクリュニーの看取りの慣わしは迫真性をも
って教えてくれている。人間を魂・霊の次元とのつながった存在と理解する
あり方は、死に逝くこと・死に逝く人に関わることの意味とケアするすべを
現代の私たちが発見することに導く最も根本的枠組みの一つである。

2

　第二の示唆点は、死に逝くというとき・死に逝くということ自体に意味・
価値があると捉えていることである。言い換えれば、「死に逝く」という真
に人間的で永遠に神秘的な道行きのパートナーとなり、手引きとなることへ
の関心があるということである。そして、その関心の核にあったのは「痛
み」、すなわち、身体と魂からなる人間の全人格的な痛みであった。

　このことは、現代において人の死が現実の日常生活からますます遠ざかり、
また日常生活をせわしなくすごす現代人が、死を前にした人の孤独、あるい
は親しい人・家族の死を経験した人の苦しみや痛みを持て余す傾向にあるこ
とを勘案すると、非常に示唆溢れることのように思われる。クリュニーの場
合、死に逝く修友の傍には常に共同体のメンバーが居て、告解、塗油、祈り、
詠唱、注意深い看守り、逝去時の立ち会い等を通して、罪のゆるし、魂の癒
しの懇願と信頼、未知なる次の世界・永遠のいのちへのスムーズな道行きが
サポートされていた。このようなやり方・あり方は、一見すると、規範上の
あるいは信仰的な行動・働きかけと捉えられてしまうかもしれない。

　しかし、このような働きかけは以下のような精神性（意志・心がけ）が働

いている関わりとして捉えられるべきである。つまり、死に逝くということから距離を置こうとはせず、むしろその状況、その状況にある人の「傍に身を置く」ということ、そしてそのうえで死に逝くという時季を迎えている人の、死に逝くゆえの深いニーズに気づき、「応答する」ということである。言ってみれば、死に逝くこと・死に逝く人と関係を築くというひとつの「努力」の姿がクリュニーにはあったということである。そしてその関係の築き方は、同じ死すべき運命をもった人間として、また、神との関係を修復し、新たないのちの局面（永遠のいのち）に入ることを希求する同じ人間として、死に逝くことの神秘に畏敬の念を持つやり方であった。

　これらのことは、「痛み」は避けるべきもの、除去されるべきものと見なしがちな、また「死に逝く」という流れの方向に意識をそぐわせることが困難になってきている現代の私たちのこころの奥を強く揺さぶり、生活スタイルや生き方にまでも波紋を投げかけるものであろう。ケアする側が死に逝くことに対する思慮をもち、死に逝くという人間の根源的な状態が放つ痛みと共にあろうとする、そして人知を超えた事象に対する畏怖の念と超越的存在への信頼の念を抱く。こういったありようは、死に逝くこと・死に逝く人への「ケアの本質」と言えるかもしれない。

3

　三番目は上記二番目と関連するが、死に逝く人の傍に「居る、存在する」ということの重要性の示唆である。死に逝く修友の傍に常に共同体が付き添う姿は、慣わしの全てのプロセスにわたって見られたことであるが、特にヴィジルの場面でそれは顕著であった。そこには、物理的に傍に居る、注意深く見張るという役割と、死に逝く修友の魂の脆弱さを気遣い、死への精神的準備を助けるというスピリチュアルなレベルでの役割の両方があった。そしてこの両方のはたらきが、移行の安らかな動きをよりポジティヴにサポートした。

　おそらく人は独りきりで死ぬこともできるし、その是非を問うこと自体、人間の判断を超えることである。しかし、「看取る」という言葉自体があることから、その行為に何らかの意味・意義があることは明らかである。そし

て息をひきとるときに「看ている」という注意のはたらきがあるということ
は、ケアをする人と逝く人との間につながりがあることを示すものであり、
そのつながりによって、逝く人はケアをする側の人に、看取ることを通して
でしか経験できないもの、得られないもの、感じられないものを遺す・託す
ことができるとも捉えられる。

　死は医療上の失敗、あるいはいのちの終わりとして捉えられるべきもので
はないという考えは昨今よく聞かれるようになった。しかしこの考えが単な
る観念の念、あるいは形式的なスローガンに陥ることなく、死に逝くこと・
死に逝く人への「ケア」の構えとして息づいているためには、現代の私たち
は、傍に「居る」ということを鍛錬しなくてはならないことをクリュニーは
示唆しているように思われる。クリュニーにおいて死に逝く人の傍らに「居
る」ということは、死に逝くという時ゆえの痛み・苦しみ、罪を免れない人
間の本性に対する自覚、そして神の慈愛とのつながりの経験の絶えざる再構
成と共にあることを意味している。そこに「居る」ことによって見えてくる
もの、立ち現われてくる世界があるということ。クリュニーは現代の私たち
に、「居る」というケアのやり方を再認識させ、共にあるという力を発揮す
るように招いているのではないだろうか。

<h3 style="text-align:center">4</h3>

　四番目の示唆点は、クリュニーの修道士たちが死に逝く修友の周りを囲ん
で祈り、詠唱したという点、すなわち、看取りにおいて声・音楽のひびきを、
死に逝くという状況に合わせて、また看取りの気概をもって使うということ
である。ここには、祈りの言葉を声そして旋法を通して響かせることによっ
て、祈りのはたらきをより増強・促進させるという意図がはたらいていた。
また同時に、祈りの声や詠唱の響きがその場の空気・時間を聖化し、邪悪な
ものを遠ざけ、死に逝かんとしている修友、共同体、神の三者間をつなぎ、
その結びつきをより確かなものにするという音・音楽のスピリチュアルな力
にクリュニーの修道士たちは、気づいており、それゆえ音・音楽は看取りの
慣わし・儀式に活用された。

　このことは、現代の死に逝く人のケアの場に音楽があればいいということ

を意味するものではない。死に逝く人への関わりにおいて大切なのはむしろ、どのような意志・意図をはたらかせて声・音を発するかということであろう。現代において、「音楽」あるいは「音楽すること」は、ほとんどの場合エンターテイメントとしての成り立ちを期待され、その場にいる人を楽しませる刺激物、あるいは音楽する人、音・音楽を使う人の自己表現のツールとして機能している。

　しかしクリュニーでの声・詠唱の響かせ方はこれとは全く異なるものである。交唱、詩編詠唱はパフォーマンスではなく、共同体が互いに聴きあい、互いに神の呼びかけに応えるという、「関係性のなかでのやりとり」の体現の仕方である。また詩編においてテーマとされているのは、危機的状況に置かれたひとの痛悔・回心である。苦しさや嘆き、罪の意識の赤裸々な告白、そして、こころを神に向け、救いを求め、神に対する信頼と信仰を取り戻し、神との新たな関係のうちに見出される希望、このような人間の本来的な神との関係、態度が歌（ひびき）を通して表明され、自らのこころに重ね合わせられている。つまり、このような意図にあって響く音楽（声・詠唱）は、現前の神の呼びかけ・メッセージに気づき、意識的に応答する、あるいは執りなすための媒介物：〝関係をつなぐもの〟としてはたらいているということである。◆14 要するに、死に逝く人の周りで声・詠唱が響いているその時間・空間は、彼らの謙虚さ、畏怖の念、歌にこころを合わせる、自分の人間としての姿にこころを合わせる等、彼らの祈りへの態度と相まって、「祈りが生きて働く場」になっているのである。

　昨今は、音楽の癒しの力が注目され、ホスピス緩和ケア医療の場に音楽を取り入れる動きも多々みられる。しかし、癒す力は音楽の使用に依拠するのではなく、それを用いる人、取り入れようとしている人の音・音楽に対するあり方・精神に大きく拠っている。クリュニーの場合、死に逝かんとしている人と神（聖なるもの・超越的存在）とをつなぐことが意図されて、ひびき・音楽（詠唱）が選ばれ、使われていた。そしてここに、死に逝く人と関わることの意味と音楽を使う意味が反映されている。この点に私たちはクリュニーから示唆を受けなくてはならないと思われる。

5

　最後に、死に逝くという時季にふさわしい「ケア」が成り立つためには、「死をどう捉え、受け止めるか」についての信念・信条が、その根源的土台・要素として重要であること、そして、その一つのモデルをクリュニーが示してくれていることを挙げる。クリュニーにおいて、死（逝去）はいのちの新しい局面のはじまりであり、それは天の国・「永遠のいのち」の世界に入ることであった。そして逝去後も、いのち（魂）はその新たな世界で生きるという認識であった。

　このように、もし私たちがいのちをその始まりから終わりへとみるのではなく、終わりから始まると見ることに共鳴するならば、「死に逝く」という状況においてできるだけの準備をしていくことの必然性と可能性に気づかされることになるだろう。つまり、回復が望めない状況、死を前にした状況にあって、その状況や苦しみ・痛みを克服しようとするのではなく、むしろその状況・苦しみを受け止め、その状況を大切にして寄り添い、さらに肉体をできるだけ労り、深い心の傷、罪悪感、怒り、気持ちの落ち込み等を思いやり、癒していくという「ケア」の方向性に招かれるということである。

　このような死・いのち観は、三番目で述べたことと関連するが、クリュニーにおいて示唆されていたように、死に逝くこと・死に逝く人と私たち（ケアをする側の人）をつなぐ縁（よすが）となるだけでなく、死に逝く人に関わることが価値あるものであるということを経験し、「死そのもの」との関わりを中心に据えたより積極的な「ケア」が生まれてくるための土壌となると思われる。

　以上のことから、クリュニーの示唆する現代の死に逝くこと・死に逝く人への「ケアの精神性（ケアの根本的枠組み）」は次のように整理されるだろう。　すなわち、1）人間を身体と魂から成る統合的存在と捉える、2）死に逝くとき・死に逝くことから距離を置くのではなく、人生の重要な一部分として捉え、死に逝くその「ひと」、そして死に逝くに伴う「痛み」と「共にある」、3）傍に「居る」という存在の仕方を鍛錬し、ケアのやり方とする、4）死に逝くその人と全人格的に関わり、また超越的存在とのつながりをと

りなすために、「つなぐもの」としてという意図で、ひびき・音楽を応答的に用いる、5)「死をどう捉え、受け止めていくか」についての信念・信条は「死は終わりではなくはじまりである、永遠のいのちの世界に入ることである」。これら五つの根本をふまえ、現代の私たちがクリュニーから学ぶべき最も根幹的なことをまとめるならば、「肉体と魂の二重のケア」が死に逝く人へのケアには必須であること、そして、死を新たな生・新たないのちの局面への転換点として捉えることであると結論づけられるであろう。

PART Ⅲ

ミュージック・サナトロジーの創意

　先に検討したように、11世紀クリュニー修道院の看取りの慣わしと現代の「ミュージック・サナトロジー」は、その精神性において影響関係にある。しかし、現代のミュージック・サナトロジーは、クリュニーのような宗教コミュニティによって実施されるものではなく、またその慣わしを再現しようとするものでもない。では、現代のミュージック・サナトロジーは、クリュニーの持っていた理念をどのように実践へとつなげているのか。

　PART Ⅲではこの問いに立ち、「ミュージック・サナトロジー」がクリュニーの死に逝くこと・死に逝く人への関わりの精神を共通基盤としながら、どのような創意でもって、クリュニーが創り出していたのと同じケア的様態——関係性がつながれた時間と空間——を現代に創り出しているのかを探る。その際、ミュージック・サナトロジーの創設者であり活動プロジェクトの主宰者であるシュローダー゠シーカーの、ミュージック・サナトロジーに関する言語的説明を手がかりに検討する。

　ではまず、「ミュージック・サナトロジー」をシュローダー゠シーカーがどのように言い表しているかを検分し、その創意点とケア方法論としてのオリジナリティを確認することから始めよう。

第9章

ケア方法論としてのオリジナリティ

第1節　クリュニーからミュージック・サナトロジーへ

シュローダー゠シーカーは「ミュージック・サナトロジー」を以下のように説明している。

　　その発端から CORP のヴィジョンは、生活の中での観想的修練（a contemplative practice）を臨床実践に適用するということにありました。私たちの目標は、「プリスクリプティヴ・ミュージック（prescriptive music）」を届けることを通して、死に逝かんとしている人の身体的またスピリチュアルなニーズに、愛情をこめて応答すること（to lovingly serve the physical and spiritual needs of the dying）です。

　　このようなはたらきに与えられた用語が「ミュージック・サナトロジー」です。その実践者はこのはたらきのための特有な技能を持った〝音楽家―臨床家〟で、「ミュージック・サナトロジスト」と呼ばれます。ミュージック・サナトロジストは、声とハープを活用して、死に逝かんとしている人のベッドサイドで、その人に合わせて音・音楽を誂え、ライヴで届

けます。このような、いわば音のメディスン（medicine）とでも言うべき医療的なひびき・音楽が提供される時間を、「ヴィジル（vigil,〝油断のない、注意を払っている〟が原意）」と称しています。［Schroeder-Sheker, 2001, 15］

　この記述には、11世紀クリュニーの看取りの慣わし・儀式に方法論的示唆を与えられながら、現代の臨床方法論として「ミュージック・サナトロジー」を確立したCORPの創意点、すなわちミュージック・サナトロジーというケア様式の特徴的な点を見て取ることができる。それは次の3点に集約される。

　第一は、日常生活における観想的修練の実行を、ケアすることのベースにしているという点である。これは、クリュニーの修道士たちが聖務を中心とした生活を送る中で、畏敬の念を持って生きる態度や、自らのありのままの姿に心を合わせて罪を悔い改める構えを培っていたこと、そして、そのような態度と構えをもって死に逝く修友のケアにあたっていたことと関連しあっている。ただ、ミュージック・サナトロジーは宗教コミュニティによって、またある特定の宗教教義に基づいて実践されるものではない。

　しかし、科学技術が長足の発展を続け、生産と消費が社会の動きの基調となっている現代において、ケアをする側の人の観想的修練をまず根本に据えるという枠組みは重要である。なぜなら、ここには「死に逝く」という人知を超えた事象、またそのような時期を迎えている人との関わりにおいて根源的な力と成り得る、神聖なものとのつながり、そして自らの生活態度や考え方に対する内省への視点が包含されているからである。日々の生活の中で、今ここで起こっていることに「油断なく、注意を払っている」状態や態度を自分の中に培っていく修練を、ケアすることの基底に明確に据えるという点は、ミュージック・サナトロジーがクリュニーから受けた直接の影響点であり、現代のケア方法論としてミュージック・サナトロジーを捉えたときに見えてくる独自な点である。

　二番目は、死に逝く患者の身体的及びスピリチュアルなニーズに取り組むということ、またそのような全人格的ケアに取り組むために、その人の傍らで声とハープを使い、その人の容態に応答して音・音楽（プリスクリプティ

ヴ・ミュージック）をその場で創り出すというやり方を採るという点である。この点も背景にはクリュニーの影響がある。先に見たように、クリュニーでは死に逝く修友は決して独りにされることがなく、その修友の傍らで、死に逝くという時季のからだと魂の状態に応じたふるまい、祈り、詠唱が親しさや崇敬さをもって為されていた。傍らに物理的に居て世話をするということ、そして霊的に応答するという二重の関わり方を備えた「ケア」がそこには存在していたのである。

　このような、祈りとしてのひびき・音楽の使用を介して肉体のケア・魂の癒しにあたるという方法論を、現代のミュージック・サナトロジーはクリュニーから受け継いだ。ただ、声に加え、元々祈り（詩編詠唱）のために使われていたハープという楽器を使うこと、さらに、次節において詳述するが、目の前の患者の容態に応答して音・音楽を紡ぎ出していくというやり方はミュージック・サナトロジーの創意である。「肉体のケアと魂の癒し」というケアの精神性に根差したこれらの創意工夫が、ミュージック・サナトロジーを現代の臨床方法論として特徴づけるものにしているのである。

　三番目は、プリスクリプティヴ・ミュージックが提供される時間、及びそのはたらきは「（ミュージック・）ヴィジル」と名付けられ、その意図・方向性は、目の前の患者との関係性を構築し、その人と共にあろうとすることに置かれているという点である。クリュニーにおいては、臨終の兆候についての知識、看守りのための高度な注意力及び臨終行儀に長けた専門奉仕者の存在があり、その専門的働きが為される時間がヴィジルと呼ばれていた。ミュージック・ヴィジルという命名がこのことに共鳴していることは明らかである。

　ただ、現代はエンターテイメント志向、自己表現志向の音楽活動・音楽経験が主流である。そのような時代にあって、「ミュージック・サナトロジー」は死に逝くこと・死に逝く人と関係性をつなぎ、共に居ることのために音・音楽を活用し、「ヴィジル」では「死に逝かんとしている患者に注意を払う」ことが行われている。死に逝くという人生の重大な局面に、たとえそれが恐怖と不安に飲み込まれそうな状況であっても「傍に居て」、死に逝く人の痛みや苦しみに「応答し」、音・音楽の潜在的な力によって落ち着き・安寧さ

を患者とこの状況に取り戻そう、と努めながらその難局を〝共に過ぎ越す〟。ミュージック・サナトロジーはそういったやり方のケア方法論という意味で特徴的である。

　以上述べてきたことから次のことが言えるだろう。すなわち、ミュージック・サナトロジーとは、①死に逝かんとしている人の傍らで、ハープと歌声を用い、その人に合わせて音・音楽を誂え、その場で提供するという、ケアの音楽的なやり方である。②「ミュージック・ヴィジル」という形態で、患者の全人格的なニーズに応答することを目標とし、実際的なケアの方向性を患者の痛みや苦しみと共にあることに置いている。③畏敬の念と自らのあり方や考え方に対する内省的態度を培っていく観想的修練を実践の土台とする。これがミュージック・サナトロジーの特徴点であり、創意点である。

第2節　ケアという営みの中での気づき

　現代のミュージック・サナトロジーはクリュニーの智慧・理念に学びつつ、現代に創出されたケア方法論（ケアの音楽的なやり方）である。しかし、クリュニーの理念を現代に生かすこのような創意において思い起こされなくてはならないのは、ミュージック・サナトロジーの源泉、すなわちシュローダー゠シーカーの最初のヴィジル経験である。このヴィジルの内容についてはすでに序章で素描したが、ミュージック・サナトロジーに課せられた重要課題を想い起こすために、簡略に振り返っておこう。

　シュローダー゠シーカーは、「ミュージック・サナトロジー」という分野を開発することになったきっかけとして、二人の人物との出会いによる出来事を挙げていた。一人は牧師である。当時高齢者施設で死期が迫った老人のケアをしていたシュローダー゠シーカーは、その施設の居住者たちが人間的関わりのない中で日々を過ごし、迫ってくる死に対して心理的また信仰的・霊的援助を受けることなく、孤独と苦しみのうちに亡くなっていくことに非常に疑問を覚え、さらには、人の死を経済的観点から見るようになってきた

自分自身にも嫌悪感を抱いた。そして、この仕事を辞めたほうがいいのかどうか、この牧師に相談したのであった。彼はウォーキング瞑想というやり方で彼女の話に専心し、沈黙のうちにウォーキングを続けるなかで彼女の話を反芻・省察した。そして、燃えるような厳粛さをもって、「彼らを置き去りにしてはいけない、護りなさい」と彼女に言ったのである。またそのとき彼は、他者のためにより自由に、より的確に働くためには、自らのスピリチュアリティ（内面性・深みへの感性）と宗教的コミットメントの両方を拡げ深める努力をしたほうがいいのではないか、とシュローダー＝シーカーに投げかけた。具体的には、聖書以外の聖典にも親しみ、聖句を暗唱して沈黙のうちに祈ることができるようにしてはどうかと提案したのであった。

　もう一人は高齢者施設の入居者で、肺気腫で死の床にあった人である。ある晩、シュローダー＝シーカーがその人の担当になり部屋を訪れたとき、彼はあえぎ、おびえ、苦しみ叫んでいる状態だった。彼女は教えられたプロトコルを実行することを止め、彼の名前を呼び、手をとり、目をあわせて彼に関わった。さらに、息をするのが困難になっている彼の状態に応答して、咄嗟の判断でベッドに上がり、後ろから彼を抱きかかえ、静かに揺らしながら小さな声で語りかけるように聖歌をいくつか歌った。すると、必死の形相でもがき苦しんでいた動きが止まり、日ごろ人を遠ざける傾向にあったその人は、安心した様子でシュローダー＝シーカーの腕の中で静かな歌声に合わせて共に息をし始めたのである。そしてその後、そのままの状態で彼女は彼の心臓が鼓動を穏やかに止めるのを看取り、その後もしばらく静かに彼を抱いていることができた。この経験から彼女は、死・死に逝くことが一種の誕生であり、畏怖の念を感じる静けさと神秘的なエネルギーに満たされた出来事であるという理解を深めたのであった。

　以上のようなミュージック・サナトロジーの源泉となった出来事を、死に逝くこと・死に逝く人へのケア・関わりの方法論という観点から改めて見通すと、次のような方法論的示唆がすでに含まれていたことが分かる。すなわち、「ケア」という営みはケアする人の内面性の涵養から生まれてくるものであるということ。これは牧師の助言に暗示されていたことである。また、肺気腫で死の床にあった人との出会いからは、最後のときに「その場に居

る」ということ、そして人間的な関わりを持つこと、その人のそのときのニーズに応答すること。これらが「ケアすること」の本来の姿であるという含意が読み取れる。

本章の最初で見た「ミュージック・サナトロジー」の言語的説明は、上述したような源泉となる出来事からの示唆とクリュニーからの示唆が重ね合わせられ、整えられた言明であると考えられる。そしてこれら両者の示唆の根本にあるのは、ひびき・音楽経験のうちに／と共に／を通して、「最後のときに傍に居る（be present）」、「死に逝かんとしている人に仕える（serve）」、「ニーズに応答する（respond）」である。

このような、ひびき・音楽を介して死に逝くという事態・死に逝く人との関わりを生きるあり方は、高齢者施設で「死の産業化」を目の当たりにした経験をもつシュローダー゠シーカーにとっては、ミッションとも言うべき、重要課題であったと思われる。そしてその課題意識が、「居る・仕えるための音楽的なやり方」という発想をもたらしたと言えるだろう。ケア・臨床の世界に、いのちへの崇敬さを感じられるもの、清く美しいもの、そして人間的な交わりを持ってくるということ、そしてそのために音・音楽をメディスン（技法）として使うということが、シュローダー゠シーカーにとっては必要不可欠だったということである。そしてこの音楽的なやり方・あり方ゆえにミュージック・サナトロジーはケア方法論として独創的なのである。

第 10 章

プリスクリプティヴ・ミュージックの支え

　前章では、「ミュージック・サナトロジー」についてのシュローダー＝シーカーの言明から、ミュージック・サナトロジーへの11世紀クリュニー修道院の直接的な、方法論の面での影響点を確認した。そして、この影響点とシュローダー＝シーカーの最初の事例体験における課題意識が相俟って、「居る・仕えるため（ケア）の音楽的なやり方」という、独自なケア方法論が現代に創出されていることを検討した。

　では、その音楽的なやり方・あり方とは何か。言い換えれば、ケアの音楽的なやり方であるミュージック・サナトロジーは、何によって支えられているのか。そしてそれはいかなる意味において「ケア」といえるのか。本章と次章ではこの問いに立って、この独創的な方法論を支えていると思われる二本の柱を検討することとし、本章はまず、「プリスクリプティヴ・ミュージック」というあり方に焦点を当てる。プリスクリプティヴ・ミュージックとはどのような音楽のあり方、つまり使用法なのか。その使用の仕方を吟味すると共に、使用の仕方（技法）に託された意味（ケア的意図）を探っていくものとする。

第1節　音楽の可能性

1 ｜ 「音のメディスン」

　シュローダー＝シーカーが主宰するプロジェクト（CORP）が、その主目標を「プリスクリプティヴ・ミュージック（prescriptive music）の提供を通して、死に逝かんとしている人の身体的そしてスピリチュアルなニーズに愛情深く応答すること」に置き、この運動（分野）の名称を「ミュージック・サナトロジー」に定めたということについてはすでに言及した。本節では「プリスクリプティヴ・ミュージック」について、これがどのような意味において「ケアの音楽的なやり方」なのか、すなわち、人が死に逝くという状況におけるどのような音・音楽の使用方法なのかという見地から、シュローダー＝シーカーのプリスクリプティヴ・ミュージックについての言明を検討していく。

　まず、既述したシュローダー＝シーカーのプリスクリプティヴ・ミュージックについての説明をここでもう一度記載する。彼女は次のように表現していた。

　　私たち CORP が目標とするのは一つです。すなわち、プリスクリプティヴ・ミュージックの提供を通して、死に逝かんとしている人の肉体的そしてスピリチュアルなニーズに愛情深く応答することです。……その音楽は、声とハープで、ひとりの死に逝かんとしているひとのベッドサイドで、生で届けられます。それは個別的で、その人のために誂えられます。そして、音のメディスンとでもいうべきこの医療的提供（のやり方）は、「ヴィジル」（vigil; ラテン語の「油断のない」が原意）と命名されています。
　［Schroeder-Sheker, 2001, 15］

　ここで押さえておかなくてはならないのは、すなわち、「ケアの音楽的なやり方」として音楽（＝プリスクリプティヴ・ミュージック）を捉えるときの重要な前提条件は次の点であるということである。

　第一は、ミュージック・ヴィジルで提供されるひびき・音楽は、死に逝くという状況にある個々の患者の身体的またスピリチュアルなニーズに応じることに焦点を合わせているということ、第二は、そのひびき・音楽は、生で、そして、ハープと歌声で提供されるということ、そして第三に、ハープと歌声によるそのひびき・音楽は、死に逝かんとしているその人のニーズに「今ここで」応じるために、個別的に、その人のためだけに誂えられる、ということである。

　そしてこの三つの条件を統合して言い表すと、「プリスクリプティヴ・ミュージック」とは、人が死に逝くという状況下で、その人の全体的なニーズに応答するために、ハープと声によって生のひびき・音楽が使われるやり方、すなわち「音のメディスン（医療的技法）」ということなのである。

　シュローダー゠シーカーは、エンターテイメントとしての音楽あるいは録音された音楽が、私たちの生活や文化において主流を為している現代の潮流に鑑みて、また、「プリスクリプティヴ・ミュージック」がしばしば、〝臨床の場で慈悲深く行われるハープ演奏（会）〟と誤解されることをふまえて、「プリスクリプティヴ・ミュージック」というあり方がコンサート・ミュージック、好みの音楽の演奏、環境音楽、即興演奏あるいは気晴らしや娯楽のための音楽とは異なるものであること、すなわち、〝ケアのやり方・技法〟であることを強く示唆して説明を加えていく。以下、その説明を、上記の三点に照らし合わせて順に見ていこう。第一の点に関しては、次のように言述されている。

　……録音された音楽が生活あるいは文化において持つ役割を、私は減じるつもりはありませんが、録音された音楽とライヴ音楽との間には、重要な臨床的差異があります。（そのことを強調するのは）ミュージック・サナトロジーにおいて私たちが向き合っているのは、医学的に脆く、弱っていて傷つきやすい人々（medically fragile and vulnerable）、そして人生の終わ

りに彼らに我が事として切実に起こる状態・状況（the situations that occur so intensely for them at the end of life）だからです。私たちは、死に逝かんとしている人のニーズを、肉体、魂、スピリットという三つのレベルで、識別します。私たちは、肉体的（生理的）痛み、そして内面的（スピリチュアルな、精神的な、あるいは、感情的な）苦悩に取り組むのを助けることができる可能性を持った音楽で働こうとしているのです。［Schroeder-Sheker, 2001, 15］

　ここには、ミュージック・サナトロジーにおいてライヴ音楽を用いることの理由という方向から、それが、死に逝かんとしている人の肉体的な痛みと感情的またスピリチュアルな苦悩に取り組むためであるということが示唆されている。つまり、プリスクリプティヴ・ミュージックという音楽は、死に逝かんとしている状況にある患者の、身体的またスピリチュアルなニーズに応じることに焦点を合わせているのであって、気晴らしや心理療法的、コンサート的な取り組みではないことが明示されているということである。
　では、なぜハープと歌声によるライヴ音楽なのか。これは第二の点に関することである。それは次のように述べられている。

　　生の、人間対人間の音楽提供は有益です。なぜならそれは、音楽家‐臨床家（ミュージック・サナトロジスト）が、ハープと声の音を使って、患者のそのときどきのダイナミックに変動する状態に応答し、さらに、変化が起こったまさしくその瞬間に、そのときの生理的また内面的ニーズに応じることを可能にするからです。これは単純に、予め録音してある音楽ではできません。
　　ミュージック・サナトロジストは、麻酔医が手術中に身体現象をモニターするのと類似したやり方で、バイタルサインと他の観察できるもの（体温、脈拍、呼吸と呼吸パターン、皮膚の色、心拍、表情、身体の中心部と末梢肢の動き等）をモニターします。（つまりミュージック・サナトロジストによって紡ぎ出される）生のプリスクリプティヴ・ミュージックは、バイタルサインや観察できるものを通して、患者の痛みや苦悩の、測定でき知覚で

きるニーズや症状を読み取り、それに対処します。〔Schroeder-Sheker, 2001, 15-16〕

　この引用からすぐに明らかとなることは、死に逝かんとしている患者の傍らでハープと歌声を生（ライヴ）で用いる理由は、患者のそのときどきのダイナミックに変動する状態に応答し、さらに、変化が起こったまさしくその瞬間に、そのときの肉体的また内面的ニーズに応じることが可能になるからということである。より具体的には、ハープや声の響き・音楽を仲立ちとして、バイタルサインやその他の観察できる状態から、患者の痛みや苦悩の、測定でき知覚できるニーズや症状を、読み取り、それに対処するためである。要するに、ハープと歌声による生のプリスクリプティヴ・ミュージックは、患者の肉体的また内面的ニーズを観察し、読み取り、それに対処するための「医療的なツール」であるということがここでは示されていると言える。

　加えて、この医療的なツールは、その人個人のニーズに応じて個別的に、その人のためだけに誂えられるという意味において、医療的な「技法」であるということをシュローダー゠シーカーは強調している。これは第三の点に関する事柄である。それは次のように言い表されている。

　　工場で大量製造され、予め服薬量が定められている医薬品と対照的に、プリスクリプティヴ・ミュージックは、調剤（compounded pharmaceuticals）に類似しています。それは一人ずつ、また一回ずつ、各々の患者のためにカスタマイズされます。

　　二人として同じニーズはありません。患者は一人ひとり、体格／体質、気質及び経歴において唯一無二の存在です。病気が終わりまで進行して、たとえ似たような内科的診断と予後診断があっても、死に逝かんとしている患者は、それぞれ固有の痛みの中にあり、したがって同じプリスクリプティヴ・ミュージックの提供を受けません。

　　薬剤を調合することが、個々の患者のためにカスタマイズされた薬物を用意する技法と科学であるのと同じように、プリスクリプティヴ・ミュージックの各々の提供もまた、患者その人の特定のニーズを満たすために、

唯一無二にカスタマイズされます。[Schroeder-Sheker, 2001, 16]

それはその人個人のニーズに応じるために調合され、誂えられた音のメディスン（sonic medicine）です。[Schroeder-Sheker, 2001, 56]

つまり、ケア対象者となる人のニーズに応じて、その人の傍らでその場で音を調合し、その人のために音・音楽を誂える、このような、いわばケア対象者（死に逝かんとしている人）との関係において音・音楽を生み出していく、その一回一回のわざ・技法そのものが、「プリスクリプティヴ・ミュージック」ということなのである。

2 │ ライヴ ： 一回性の創出

次に、どのようにしてプリスクリプティヴ・ミュージックは創られていくのか。すなわち、対象者のニーズに応じて音・音楽を一回一回生み出すというわざはどのようなものか。本項はプリスクリプティヴ・ミュージックに含まれるわざ的側面を探っていく。

シュローダー゠シーカーは、プリスクリプティヴ・ミュージックは「方法論」であり、音楽の創り方に定まったマニュアル、あるいは規範的なレシピはないという[Schroeder-Sheker, 2001, 11]。しかし、ミュージック・ヴィジルのプロセスにおける以下の様子から、そのわざを垣間見ることができる[1]。

ミュージック・サナトロジストは、……患者の脈拍、心拍数、呼吸のパターンと深さ、体温、表情や四肢の緊張状態等を注意深く観察する。そして、観察した事柄に鑑みて奏でる音のトーン、音量、テンポ、曲調を選択、決定する。

沈黙の時間を少しとり、患者の呼気・吸気のサイクルに呼応して音・音楽を紡ぎだしていく。例えば、患者の呼気・吸気に、音楽の一つのフレーズの長さと輪郭を一致させる。ダイナミクス（音量）を変化させて、患者の落ち着かない様子から落ち着いた様子への変化、あるいは息をすることに労力する様子から和らいだ状態への変化に付き添う。また、手足の動き

や呼吸のリズムに、曲のリズムを<u>同期</u>させる。反対にリズムのない、無拍子の音楽◆2によって患者の内面の動きや外に顕れている動きをサポートする等である。

　音楽提供が進むにつれて、患者の脈拍、呼吸パターンとその質、心拍数、体温、皮膚分泌物等が穏やかに、また時には激しく変動する。ミュージック・サナトロジストはそれをフィードバックしながら、絶えず患者に注意を向け、その状況に応じた音・音楽のアセスメントを続けながら例示したようなやり方で音・音楽の提供を進めていく。［下線は引用者］

　すなわち、ケア提供者であるミュージック・サナトロジストは、常に患者に注意を向け、音・音楽を生み出すと共に、そのことを通して、その場その時の患者の反応に付き添っている。そしてそれは、患者その人の全体的な様子や雰囲気、呼吸の様子、手足の動き等、知覚できる手がかり（徴候）のダイナミズム、リズム、トーンを観取し、それに「呼応」、「一致」、「付き添う」、また「同期」する形での付き添い方である［引用下線部］。ここには、行動的あるいは積極的な働きかけはない。その代わりに、微細な兆候を観取する特殊な注意の働き、応答や同期等によって関係性を繋ぎ、維持する努力、そして、穏やかさ、落ち着き、和らぎ、静かさといった調和・平安さの尊重がある。そしてこれがプリスクリプティヴ・ミュージックを創り出す奥義であると言ってよいだろう。

　以上述べてきたことから次のことが浮かび上がってくる。すなわち、関係性において調和を見出していこうとするものとしてのプリスクリプティヴ・ミュージックのやり方の要点は、ケア対象者（死に逝かんとしている人）の傍らに居て、その人のニーズに「応答」するということである。ミュージック・サナトロジストは終始患者の状態に注意を払い、合わせられるポイント（リズム、トーン、ダイナミクス等）を探して、それを音に反映させる。患者の反応がまずあって、それを音楽に反映させる。こういった身体感覚を含めた認識論的位相のやりとりを音・音楽に変換していくことが、言ってみればプリスクリプティヴ・ミュージックという、ケアの音楽的なやり方なのである。

第2節　二重のヒーリング：言葉によらない省察の場として

　前節では、ミュージック・サナトロジストが音・音楽を用いるやり方や状況に焦点を当ててプリスクリプティヴ・ミュージックを検討した。本節では、プリスクリプティヴ・ミュージックを創り出すということは、いかなる意味において「ケア」の方法論であるのか、プリスクリプティヴ・ミュージックのはたらき・機能の側面に焦点をあてて検討していくこととする。

　まず、ミュージック・サナトロジーがホスピス・緩和ケアやエンドオブライフ・ケア等の医療の場で実践されていることからも推察されるように、そこで提供されるプリスクリプティヴ・ミュージックは文字通り、患者の「症状緩和」に取り組む方法論である。先行研究では、プリスクリプティヴ・ミュージックが患者の不安興奮、不眠、呼吸困難などの身体的・神経症的症状を和らげるのに役立ち、精神的な深い休息や慰めを与えていることが認められている［第1章第5節及び第3章］。

　前節で触れたプリスクリプティヴ・ミュージックのプロセスにおいても、患者のバイタルに表れる身体現象、特に呼吸のリズム、パターンや質が改善される傾向が見られた。また投薬では対処しきれない不安、腫瘍の痛み、混乱、恐れによって何日も不眠状態であった患者が、モルヒネでさえ保証することのできない、深い安らぎに満ちた良質の睡眠に入っていくことはしばしば観察されている［Schroeder-Sheker, 1994, 94; 2005a, 57］。このように、患者のからだとこころのコンディションを、調和的に整えていくことに寄与するという意味において、プリスクリプティヴ・ミュージックはケア方法論であるということがまず言える。

　しかし、プリスクリプティヴ・ミュージックを創り出すことの意味は医学的な側面の効果のみに終始するものではない。では、他にどのようなケア的意味（機能）がこの音楽的手法には含意されているのか。このことについて、プリスクリプティヴ・ミュージックという手法を創案したシュローダー＝シーカーの論説をいくつか検討してみよう。

　まず、プリスクリプティヴ・ミュージック提供のプロセスにおいて起こっ
てくる「変化」に着目した記述を取り上げる。シュローダー゠シーカーは以
下のように書き表している。

　　ベッドサイドで演奏されるライヴ音楽（プリスクリプティヴ・ミュージッ
　　ク）の提供と共に、心拍数や呼吸のパターンが変化するにつれて、ゆっく
　　りと、徐々に、すべてがシフトしていきます。［痛みや苦悩から来る緊張がほどけ
　　て］深まりが起こってくるのです。するとすぐに、多くのエネルギーが再
　　び、死に逝かんとしている人に得られることになります。このことは、あ
　　らゆる内面的なワーク───a死に逝くことそれ自体、和解、ゆるし、受容
　　すること、思いやり、手放すこと、別れを告げること───に死に逝かんと
　　している人が取り掛かることを可能にさせます。[Schroeder-Sheker, 2005a, 57, 点
　　線は引用者]

　この記述には、心拍数や呼吸のパターンの変化と共に、「内面的な深まり
が起こってくる」ことが言及されている。痛みや苦悩からくる緊張で体内に
封じ込められていたエネルギーが解放されるにつれて、「内面的ワーク」に
取り掛かることを可能にするエネルギーが再びその患者に得られることにな
る、そういった内面的変化が起こるための機会を、プリスクリプティヴ・ミ
ュージックは提供するというのである。
　また、プリスクリプティヴ・ミュージックの「はたらき方」については、
次のように言い表されている。

　　より堅実な言い方をするとすれば、プリスクリプティヴ・ミュージック
　　は抗生物質や抗ウイルス剤のように、他者を襲ったり攻撃したりするよう
　　には働きません。むしろそれは……患者、実践者（ミュージック・サナトロ
　　ジスト）、そして第三の未知なる神秘的存在（the mysterious presence of the
　　Third, the Unknown）、これら三者の間の関係を静かにつなぎ、あるいはつ
　　ながりを回復させ、さらにはそのつながりを涵養し強めるように働きます。
　　私たちは常に第三の未知なる存在を心の中に思い描いています。ヴィジル

は沈黙の祈りと共に始めます。──ᵦ神聖さは、人間であることそして人生において、極めて重大な要素だからです。[Schroder-Sheker, 2009b, 1-2, 点線は引用者]

　この記述で注目されるのは、プリスクリプティヴ・ミュージックは「関係性をつなぐもの、つながりを涵養するもの」として意図されている点である。しかもここでの関係性とは、患者とミュージック・サナトロジストとの関係だけではなく、第三の未知なる神秘的存在・聖なるものとのつながりをも視野に収めた多重な関係性である。つまり、プリスクリプティヴ・ミュージックの働く時間・空間においては、（患者とミュージック・サナトロジスト、ミュージック・サナトロジストと神聖なるものとのつながりに加えて）患者が神聖なるものとつながる、いわばスピリチュアルな経験の可能性が意図されているということである。

　死に逝かんとしている時期にあって、いやそのような時期だからこそ、死に逝かんとしている人が自己の内面的ワークに向かい、他者とのつながりを持ち、聖なるものとのつながりに開かれている、いわばそういったつながりの中での人間であることをサポートする、つまりプリスクリプティヴ・ミュージックを創り出すこと自体がケアの意味（機能）を持つということである。

　ここで先の引用を別の角度からも検討してみよう。先の二つの言述においてシュローダー゠シーカーは、プリスクリプティヴ・ミュージックが内面的なワークに取りかかることを可能にさせることを述べていたが、その内容は、ゆるし、思いやり、和解等、人が生涯をかけて取り組む徳の涵養に関するものであった（上記引用の点線a部分）。また彼女は、神聖なるものを単に信奉するのではなく、神聖さは人間であること・人生を形作るための重要な要素であるとしていた（上記引用の点線b部分）。つまり、プリスクリプティヴ・ミュージックには、自分の人生全体ないしは内面を見つめる機会、さらに言えば、「人間になる・人間であるということはどういうことなのか」を自らに問いかけ深めていく機会を提供することが意図されていると思われる。このことは、シュローダー゠シーカーの次の記述において、はっきりと確認されることができるだろう。

　プリスクリプティヴ・ミュージックは、人の苦しみや痛みを取り去るものではありません。しかしながらそれは、その人が内奥（内面）（ever greater depth, interiority）へと向かう動きに必要な、親密で寛げる状態を創り、促進し、維持し、保護します。内奥とは言葉によらない省察が始まる場所です。言葉の操作を止めて静かに省察を始めると、外からの情報、社会の声や評価すべてが自分の中で静まっていきます。すると、自分の内奥からの声、本当の自分の声が聞こえ始め、解放されていきます。意味の発見と共に、私たちの日常の出来事は「経験」に変わります。……私たちは往々にして、日々の出来事：地震、解雇、窃盗、飲酒運転者等の犠牲になっているように感じます。しかし、しばし留まり洞察することによって、意味を発見し、出来事が経験へと変わること、進歩することは、本当に人生観が変わるほどの変革的なことです。それはより包括的な視点からくるヒーリングです。意味が見出された経験はその人の人生をより完全にそしてより豊かにするものとして、人生全体に統合されていきます。……
[Schroder-Sheker, 2009a, 6-7]

　ここでの要点は二つある。まず一つは、プリスクリプティヴ・ミュージックは内奥とつながることを助け、より包括的な視点から「意味を発見」することの可能性を開くということ。そしてもう一つは、その意味の発見は、これまで漠としていたあるいは否定的な意味を持つものでしかなかった「日常の出来事」を、「経験」へと変え、人生をより豊かにする要素としてその人の人生全体に統合されていくということである。このことは、プリスクリプティヴ・ミュージックを創り出すということの第三のケア的意味を引き出す。つまりプリスクリプティヴ・ミュージックは、死に直面している人が内奥とつながり、自身のこれまでの人生、また「死に逝く」という時期に何らかの意味・価値を見出し、死に向かう精神的な準備をすること、またその人の人生全体がより完全なものへと成熟（変容）していくこと、これらを助け支えるという意味においてケアの方法論であるということである。
　この第三のケア的意味は私たちをさらに広い意味の考察へと導く。上記の

記述でシュローダー＝シーカーは、プリスクリプティヴ・ミュージックに伴われた内的省察において、意味が発見され、単なる出来事が経験へと「進歩」すること、そして、その人の人生の全体性が統合されることを、「変革」また「ヒーリング（癒し）」であると表現していた。ではその全体性が統合的に変化する動き、ヒーリングとは具体的にどのようなものなのか。このことについてシュローダー＝シーカーは次のように説明している。

　……病気の回復がなくとも、内面的なヒーリングが死の床ではあり得ます。患者にだけでなく、家族に、またヘルスケア従事者にあるのです。［ミュージック・ヴィジルにおいて］ヒーリングは魂あるいは内的生活の領域で起こります。必ずしも肉体においてというわけではありません。患者にとって、この内的な動きが非常に有効で役に立っていることはしばしば認められています。しかしまた、それは他の人々のために重要です。例えば、悲劇を理解することができない遺された家族、また特に、子どもまたは若くして配偶者を失った人にとってです。ミュージック・ヴィジルを通して、彼らの中でヒーリングが起こることがありえます。死に逝かんとしている家族が、無条件の気遣いと思いやりが与えられるに相応しい唯一無二の一個人として、尊厳を与えられ、美しく取り計らわれ、未知なる次の世界への移行がサポートされたということ、そしてそのあらゆる努力を、遺された家族が思い出すとき、彼らは安らぎを得ることができます。悲嘆プロセスを通り抜けて向こう側に出ることができるでしょう。……とりなし、つなぎ、落ち着かせ、肉体的また精神的に望ましい状態（well-being）のために働くその特有の能力のため、プリスクリプティヴ・ミュージックは、これらすべての目的にかないます。［Schroeder-Sheker, 1994, 88-89］

　ここでは特に、死に逝く人の家族に焦点を当てて、プリスクリプティヴ・ミュージックによって起こるヒーリングの内容が説明されている。それは、愛する家族が亡くなったあと、死の床で尊厳、愛情、美に伴われてケアをされたことは、遺された家族の悲嘆のプロセスを望ましい方向に移行させるものとなるという見通しについての言明である。ただここで重要なのは、シュ

ローダー゠シーカーは単にその可能性を指摘したのではなく、プリスクリプティヴ・ミュージックというやり方が、人が死に逝くあり方に何らかの意味をもたらし、それが遺された人に影響を与える、言い換えれば、死に逝く人の全体性は、その当人によってだけでなく、周りの人がその逝去に立ち会い、その出来事が、その後、立ち会った人の人生においてなんらかの意味をもった経験となるときにも再統合されることを示唆している点である。そしてさらに、遺された人は、プリスクリプティヴ・ミュージックに伴われての「死に逝く」という経験を、その人の人生に統合していくという、二重のヒーリングがここでは生じるということである。

　以上の検討から、プリスクリプティヴ・ミュージックを創り出すということのケア的意味は次のように整理されるだろう。すなわち、「プリスクリプティヴ・ミュージック」はまず、①身体と心の状態を調和的な方向に整えていくことに寄与するという意味において、医学的・療法的なケア方法論である。②しかし死に逝かんとしている人が内面的ワークに向かい、他者とつながり、聖なるものとつながる機会を提供するという意味においては、つながり・関係性を援助・サポートするケア方法論である。③加えて、意識が内奥へと向かい、そこでの省察と意味の発見を助けるという意味においては内面性沈潜のサポート、言ってみればスピリチュアルケアの方法論である。そして①②③を総合して見ると、死に対する精神的準備をし、人生全体をより実り豊かなものに再統合していくことを傍で支える「全体的統合」のための方法論である。

第11章

観想的修練のスタンス

　本章ではミュージック・サナトロジーを支えるもう一つの柱、「観想的修練の臨床適用」に焦点をあてる。なぜ、音・音楽を介在させて死に逝かんとしている人のために働くことに観想的修練が関わってくるのか。言い換えれば、観想的修練とミュージック・サナトロジーはどのような関係にあるのか、また、観想的修練は、死の臨床・ケアの現場に何をもたらすのか。このような視点から、「観想的修練の臨床適用」の真意とケア方法論としての意義を探っていくものとする。

第1節　「観想的修練」を育む

　CORPの観想的修練への関心が、11世紀クリュニー修道院の生活態度と影響関係にあると見て取れることについてはすでに触れた（第9章）が、現代のミュージック・サナトロジーを支えるものとしての観想的修練は、クリュニーにおいて行われていたような、神との交わりを深めキリスト教信仰を篤く涵養することを主眼とした宗教的修練と同じものではない。それはいくつかの理由に拠っている。

　まず CORP は、一つの宗教体系、教義に根差した組織体ではない。また
ミュージック・サナトロジストたちは様々な宗教アイデンティティを持って
いる。そして何よりも、ミュージック・サナトロジストたちの信条は、現代
の様々な臨床現場で、死に逝かんとしている人のために働くという責務を果
たすということにある。

　CORP が観想的修練をいかに重視しているかは、一つには、第 9 章で見
たように、「ミュージック・サナトロジー」の説明の冒頭に、「その発端から
CORP のヴィジョンは、生活の中の観想的修練を臨床実践に適用するとい
うところにありました」という文が置かれていることから見て取れる。また、
彼女の多くの著述またインタビューでの受け答えにおいて、その第一声（第
一文）に「ミュージック・サナトロジーは観想的修練の臨床適用です」が放
たれていることからも了見される［Schroeder-Sheker, 1994, 89; 1998, 30; 2001, 15, 59;
Horrigan, 2001, 69; Schroeder-Sheker, 2005, 57 等］。さらに、CORP のミュージック・サ
ナトロジスト養成プログラムにおいては、臨床的、医学的内容を中心とした
教育プログラム「music-thanatology program」の前段階として、自らの考
え方、あり方の傾向を問い、その傾向を自覚することを中心内容とした
「contemplative musicianship program」を終了することが必要条件とされて
いる[◆1]ことからも、「観想性」がミュージック・サナトロジーと深く関わって
いること、そして非常に重視されていることは明らかであろう。

　さて、観想的修練がこのように、ミュージック・サナトロジーにおいて主
要な位置を占めるのはなぜなのか。このことを考察していくために、「観想
的」という言葉の意味を検分するところから始めよう。

1 │ 「観想的」の意味するもの

　「観想的（contemplative）」とは、一般的に、「沈思する、瞑想する、熟考す
る、凝視する[◆2]」を意味し、時間をかけて静かに真剣に考える[◆3]状態・様子を形
容する言葉である。また、『岩波キリスト教辞典』では、「観想（contemplation）」
は「実践的な〈活動〉と対比して、高度に注意を集中させて、肉眼もしくは
心眼でものごとのありようを〈見る〉精神状態をさす」と説明されている[◆4]。

要するに「観想的」とは、意識を高度に集中させて、ものごとをじっくり見つめ、それについてじっくりと考える様態であると暫定される。

　ところでシュローダー゠シーカーは、このような観想的態度・習慣が、古代ギリシアの哲学者たちの探究の仕方から与えられたことに言及しながらその重要性を説く。彼女によれば、古代ギリシアの哲学者たちは、出来事、状況あるいは事物を調べるとき、「実際に起きていることの特質」に注目したという［Schroder-Sheker, 2005b, 2］。すなわち、その事物・事象の状態、形態あるいは動態の本質を見極めることをねらいとしてじっくりと探査をしたのである。

　例えば「水」について調べるとする。そのとき彼らは、現代の私たちのやり方、すなわち、重さや容積を測定したり、量を数値化したり、成分を分析しようと試みるのではなかった。時間をかけて、水という存在・事象がどのように生まれ、形を成し、動き、変化・展開していくのかをじっくりと見て、その特質——「流動性」——を観察し、その性質について省察した。そしてそのことによって、人間が飲むもの、生き残るために必要な物質といった実利的な考え方で「水」を捉えることのみを超えて、「流動性」を持つ人間性の局面、すなわち、思考、感情、動きはすべて流動的で変わっていくという特質をも理解し言い表したのである［Schroeder-Sheker, 2005b, 2］。

　このような、時間をかけて、その事物・事象がどのように生まれ、形を形成し、動き（はたらき）、変化していくかを深く探究するあり方に、シュローダー゠シーカーは注目する。なぜなら、このあり方は現代の私たちのやり方、すなわち、近代科学的な手法に則った客観性を重視するものの見方、また対象と距離を置くあり方ではないからである。ここでは、「考えること（thinking）」と「ハート（心、heart）」が分離・分断することなく一体化されており、現代の探究方法でしばしば目にされるような「考えること」と「感情、感受すること」との間の区別がない。さらに言うならば、このような「観想的」状態は、現代の、事象を測定し、数値化し、分析し、比較し、批判し、要素還元的に捉えるといった手法に則った、客観性重視のものの見方の状態とは異なっている。シュローダー゠シーカーの表現に従うならば、この状態は、頭だけでとりとめのない思考をめぐらすでもなく、湧き上ってく

る感情に翻弄され情動的になっているわけでもなく、思考と感情、また肉体と精神が統合された状態で今ここに十全と参加している状態である [Schroeder-Sheker, 2005b, 2-3]。

　以上のことから「黙想的」の深意はここでは次のようにまとめることができるであろう。すなわち、「観想的」とは、意識を高度に集中させて、ものごとの本質を見つめ、熟考する態度・状態である。しかし、とりとめのない考え事や感傷的な省察とは異なり、曇りのない意識と思考の働きが統合された状態で、より深く今ここに開かれ、存在している状態を意味しているのである。

2 ｜ 観想性とミュージック・サナトロジー

　「観想的」の意味を確認したうえで、今度は、観想的な態度・スタンスとミュージック・サナトロジー実践はどう関連するのかを見ていこう。そもそもなぜ、ミュージック・サナトロジーは観想性に着目する必要があるのであろうか。シュローダー゠シーカーの言述からは、それは三つの理由からであることが見て取れる。一つは他者（死に逝く人）に「仕える」ということのため、二つ目は「死に逝くという事象に関与する」ということのため、そして最後に「音楽する」ことのためである。順に見ていこう。

① 他者に「仕える」

　まず一つ目は、他者に「仕える」ということにおいての必要性である。このことについてシュローダー゠シーカーは 20 世紀の神学者フォン・バルタザール（Von Balthasar, Hans Urs）の金言、「よりよい行動を起こしたいと願う人は誰も、より良い観想が必要です。この世の中でより形成的な役割を演じたいと思う人は誰も心から祈り、より深く聞き、従わなくてはなりません」を引いて、次のように述べている。

　　聞き従うということは、非常に難しい、しかし重要で実りの多い仕事です。しかし、（深みからの声に）聞き従うように招かれていることは、クリ

ュニー修道院の生活スタイルから洞察を得ているミュージック・サナトロ
ジーの実践者にとって、それは毎日のはたらきの基盤であり中核です。ミ
ュージック・サナトロジストが他者（死に逝く人）に「仕える」あり方を
学ぶことができるのは、この内奥の場所・内なる静寂、つまりそこでの変
化、悔悛そして謙りの心からくる自己認識からです。[Schroeder-Sheker, 2001,
7]

　ここでは、フォン・バルタサルの表現に倣い、「観想」は自分の深奥から
くる声に「耳を傾け、それに従う」こととして取り扱われているが、ミュー
ジック・サナトロジー実践において「観想」が必要な理由は、死に逝く人に
よりよく「仕える」ためであるということが明瞭に伝わってくる。またこの
ことは、序章で取り上げた最初の事例における牧師の助言を思い起こさせる。
彼もまたシュローダー゠シーカーに、他者のためにより自由にまたより適切
に働くためには、深みへと向かう修練が必要であることを指南していた。つ
まり、他者（死に逝く人）のために働くそのあり方は、知識やマニュアルと
して外に存在するものから得られるのではなく、内面への沈潜によって生じ
てくる変化、悔悛や祈りのこころ、これらに自らが気づき認識することから
や・っ・て・来・る・ということなのだと想定される。

②「死に逝く」を見るスタンス

　観想性がミュージック・サナトロジーに関与する二番目の接点は、「死に
逝く」を見るスタンスにあると思われる。シュローダー゠シーカーは、「死
に逝く」という事象・プロセスが、単に心肺の機能や脳波の停止ではないこ
とにしばしば言及している。何千というミュージック・ヴィジルを通して死
に逝くプロセスを目撃、経験してきた彼女は、死に逝くということが、病気
の合成プロセスや次から次へとやって来る手続きへの対処ではないこと、あ
るいは、電極装置で測定される生物学的出来事ではないことを強調する
[Schroeder-Sheker, 2001, 44, 53, 60, 67]。
　ミュージック・サナトロジーにおいて「死・死に逝くこと」は、「スピリ
チュアルな（神聖な、魂に関わる）旅路」に関することである。したがって、

死に逝くということをそのような観点から捉え、理解するならば、また、「人生の成熟・実り」と結びつけて沈思するならば、死に逝くという状況には、その人の人生におけるこれまでの様々な関係性、そして、死を前にしたこのときだからこそ見えてきたり感じられたりする神聖なものとの関係性も必然的に含まれることになる。それゆえ、距離をおいて「死に逝く」を分析的・論理的に理解する仕方よりも、死に逝く人の傍らに居て、死に逝くプロセスが形成され展開されていくその道程に関与するあり方がミュージック・サナトロジー実践においては求められる。「死に逝く」という事象を意識的にじっと見つめ熟考するスタンス。ここにおいて、ミュージック・サナトロジーにおける観想性の必要性が認められるということである。

③ 他者との関わりとしての音楽

　ミュージック・サナトロジーが観想性と関連する第三の局面は、音楽するあり方に関することである。ミュージック・ヴィジルで紡ぎだされる音・音楽（プリスクリプティヴ・ミュージック）は、単なる環境音楽ではなく、またマニュアルやレシピに沿って創り出されるものでもない。シュローダー゠シーカーは、祈りや瞑想等の観想的修練、また活力ある知的活動なしには、ミュージック・サナトロジストはプリスクリプティヴ・ミュージックを創り出すことはできないと主張する［Schroeder-Sheker, 2001, 11］。プリスクリプティヴ・ミュージックを創り出すことには、曇りのない意識と思考の統合と今ここに参加するあり方が求められるからである。

　シュローダー゠シーカーによれば、祈り、観想といった毎日のあるいは定期的な精神的修練に根ざさない音・音楽の提供は、演奏技術だけに頼った雰囲気的な音楽の提供、あるいは、停滞したレパートリーの繰り返しであって、「ケア」の提供ではない［Schroder-Sheker, 2001, 11］。つまり、死に逝く人に「関わる」ということを念頭に置いた音楽すること、この原点に生気を与えるという意味において、観想性はミュージック・サナトロジーにおいて強調されているのである。

第2節　メタノイアとファイン・チューニング

　これまで見てきたように、ミュージック・サナトロジーは観想修練の臨床
適用であると表現され、観想性は実践の核とされている。したがってミュー
ジック・サナトロジストの養成においても、観想性を養うことはプログラム
の基底を流れるものとなっている。ただこのプログラムでは、瞑想法や呼吸
法といった、ある特定の観想修練の方法は課されていない。プログラムの全
体を通して、「今ここ」に集中してものごとの本質を注意深く見つめつつ、
人と関係を築く能力、講読したりリサーチする能力、独りで静かに沈思黙考
する能力、あるいは歌ったりハープを演奏したりする能力が培われるように、
カリキュラムが組まれているのである。[5]そしてこのカリキュラム編成の方針
の中心にあるのが、「メタノイア（metanoia）」である［Schroeder-Sheker, 2001, 70,
72］。ここには宗教的涵養のための観想的修練というよりも、死の臨床での
実践を見据えた観想的修練の考え方・あり方があると思われる。そのような
観点から、以下、シュローダー゠シーカーが主宰する CORP の養成教育に
おける観想的修練の様相を見ていくことにしよう。

1 ┃ メタノイア：観想的修練の基本概念

　キリスト教用語としての「メタノイア」、すなわち「回心」と訳されるこ
の言葉は、自分の罪を自覚し、罪の赦しを求め、神の救いの恵みに与り、悔
い改めて再び神との関係を回復させ、その関係の中で生きる力、新たな信仰
を取り戻すことを意味する。しかしシュローダー゠シーカーは、ギリシア語
metanoia 本来の意味、「心の変化」に着目し、独自の「メタノイア」論を展
開する。
　彼女によれば、ギリシア語の「心・ハート（kardia, 英語では heart）」は、
「マインド（mind, 知性・理性が宿る心)」の意味が含まれており、心が変化す
るということは、単に反省の気持ちが起こることだけでなく、その人の考え

方やものの見方の変化を含むことであった［Schroeder-Sheker, 2005b, 7］。彼女は現代の私たちの心の働かせ方の傾向に鑑みて、「メタノイア・心の変化」に含まれるこの統合性を重要視する。なぜなら、現代の私たちは、世の中の様々な条件や状況に応じて、「知性をつかさどる心（マインド）」のはたらきと「情が宿る心（ハート）」のはたらきを巧みに使い分ける傾向にあるからである。文化的条件づけ、教育システム、就業情勢、メディア、体制、確立・成立した行動規範や法体制あるいは時間的ストレス等に対処していくために、情（気持ち）を起こさずに知的な操作を無意識に行うこともある。知と情が互いに影響を受けないように個々に独立してはたらくというあり方が現代の私たちの心のはたらき方なのである。

　このような心のはたらかせ方の傾向を念頭に置いて CORP は独自のメタノイア概念を提示する。すなわち、「メタノイア」とは、「習慣的に無自覚のまま身に着けてしまっていた、区別化されたあるいはパターン化された心の働かせ方や物事を知るあり方を徐々に剝ぎ取っていくこと」［Schroeder-Sheker, 2001, 71; 2005b, 7］である。

2 ｜ 自我意識の調律：「ファイン・チューニング」と「小さな死の訓練」

　では、メタノイアについて、今度はその実行という観点から考察してみよう。無自覚に身に着けてしまった心の働かせ方や物事の認識の仕方に、どのようにして気づき、変容を深めていくのか。これに対してシュローダー＝シーカーは、隠喩的な表現を 2 例用いてメタノイア（内面の変革・変容）のプロセスを指南している。

　その一つは、「ファイン・チューニング（fine tuning）」である。ファイン・チューニングは文字通りの意味では、音楽を演奏したり歌を歌ったりするときに、楽器や声のピッチをある基準（周波数）に合わせていく、微調整していくという意味である。そしてこの〝合わせる、微調整する〟という行為は、注意深く耳を傾けて今この瞬間に聞えてくる声・音を聴き（知覚・識別し）、受け止め（認知し）、それに合わせて呼吸器官、発声器官、全身の筋肉を調整して、声や音を出す状態に持っていくという、高い意識集中のもと

での知的操作と精神運動が結び合わさった営為である。このことをふまえ、シュローダー＝シーカーは、声や音のピッチと意識の状態との関係を次のように指摘する。

　　……自分の声がうわずっているとき、それは自我意識が無意識のうちに前へ出すぎている状態です。つまり我を張っていて全体の調和を乱しているのです。反対に、音に張りがない、低めになる、そういう時は気持ちが後ずさりしている状態で、もっと勇気をもって前へ踏み出す気概が必要です。これはハープの弦をチューニングするときも同じことです。
　　［Schroeder-Sheker, 2005a, 57］

　しかし、ファイン・チューニングは、自我意識の状態を確認し、声や音、そして意識の働きを変化へと招くメタファーとなるだけではない。ミュージック・サナトロジストとしての関係性のとり方、すなわち調和的な「あり方・居方」を生み出していく隠喩的指南でもある。シュローダー＝シーカーは次のように続けている。

　　ファイン・チューニングは、全体の脈を採る一つの方法です。その脈の状態を通して、私たちはどれだけ世界や共同体に影響し、逆にどれだけ影響を受けているかを知ることができます。完全に調子が合っているとき、つまり我を張ったり気後れしたりしていないときには、私はまるで見えていないかのようです。そこにあるのは、他者の幸福のために働くという徳性だけです。ミュージック・サナトロジー実践においては患者が中心です。ミュージック・サナトロジストは見えなくなることが必要なのです。
　　［Schroder-Sheker, 2005a, 57］

　ここには、「見えなくなること」、すなわち自我意識が知的に統合（調律）されていることがケア提供者としてのミュージック・サナトロジストの存在の仕方であることが示唆されている。これはもちろん、患者とミュージック・サナトロジストの関係性の創り方についての隠喩的指南であるが、その

ためには日々の生活と音楽することにおいて、常に、意識（こころ）と知的な思考、精神運動的技術を統合させていくことを心がけ、習慣づけるようにという勧めの暗喩でもあると考えられる。

　さて、もう一つの隠喩は「小さな死の訓練」である。これは、日々の生活のなかで、その日の何か小さな出来事、例えば、苛立ち、不公平な行為、自分勝手な欲求、個人的な利益の追求、短気、先入観等を、意識的に手放す訓練である。シュローダー゠シーカーは次のように述べる。

　　私は「死」を、人生の最後に起こる一度だけの出来事とは捉えていません。むしろ、死に逝くことと実りの豊かさとは結びついており、人生は多くの実り（死）から成り立っていることが観察されます。私は「小さな死」の観想的修練に取り組んでいます。この修練は、秋にライラックの茂みが刈り込まれ、その刈込によってより多くの生命力、ふくよかな香り、そしてよりたくさんの花が春にもたらされるのと同じように、私の中に再び成長する余地を創り出してくれます。……

　　それはまた、不要なものを片づけ、それらから解放される方法です。それは透明性をもたらしてくれます。そしてこのような日常の生活における小さな死の練習は、大きな喪失や重篤な事態を経験するときのために、私を強めておいてくれます。言葉を交わすことなしに、そして仕事を単なる手順に変えることなく、私たちミュージック・サナトロジストが何年にもわたって死に逝かんとしている人の傍に黙って座ることができているのは、この精神性が根底にあるからです。[Schroeder-Sheker, 2005a, 57-58, 下線は引用者]

　この引用で注目されるのは、この「小さな死の訓練」は、自分自身を「成長させる余地を創り出し」、不要なものから「解放され」て「透明性をもたらし」、やって来るより大きな喪失を受け容れるように自分を「強める」とされていることである[引用下線部]。つまりこれは、シュローダー゠シーカーが小さな死の訓練を通して培った、「死に逝く」ということに対する価値観であると解釈できる。彼女は、死に逝くということに、成長の余地、解放、

透明性、力といった意味あるものを見出しているのである。そしてこのような死に対する肯定的な意味、精神性が、死に逝く人の傍らに向かい、そこに黙って座ることができている原動力となっているという。つまり、シュローダー＝シーカーの言う「小さな死の練習」とは、「死に逝く」の意味を発見していくことのための、また死に逝く人の傍に赴き、共に居るはたらきを支える精神性を培っていくための指南と言える。

　以上、「ファイン・チューニング」と「小さな死の訓練」について見てきた。これらの隠喩的指南で主題とされていたことは、内的調律あるいは内的浄化であると言ってもよいだろう。つまり、日常の生活あるいは音楽することにおいて、調和に波風を立てている自分の自我意識の状態や不必要なこだわり、偏見などに意識的に気づき、それを手放す習慣をつけること、そしてそのことによって内面に透明性や余地を回復していくことの勧めであったということである。これは一言でまとめるとすれば、「自我意識の調整」ということかもしれない。これがうまくいったとき、自我は見えなくなり、あるいは透明度が増していく。死に逝く人のケアに赴くための指南として、純粋性あるいは空（くう）を自分の中に創り出していくことの必要性が隠喩されていたと言える。また、この自我意識の調整修練は、他者（周り）との、そして、死の臨床現場においては死に逝く患者との調和的関係に反映されていくものであり、この意味においてこれらの隠喩は、より全体的な統合性を指南するものであったことも了解できたと言えるだろう。

第3節　ケアの原点へ

　これまで見てきたように、観想的（メタノイア）修練は、ケア提供者であるミュージック・サナトロジストに、死の臨床に赴く音楽家―臨床家としての準備をさせるものである。それは、自身の心を分断するようなあり方や癖に気づかせ、内面的な調和と清廉さを回復させる訓練であり、死に逝く人に仕え、死に逝くという事象に参加し、テクニックに支配されないで音楽を紡

ぎだす姿勢を育てる。より具体的に言うと、死の臨床で毎日働くプレッシャーに応ずるための精神的準備をさせ、ハープの弦や声の調子を整わせ、やがて来る大きな移行（死）に対する個人的な準備をさせ、そして自分自身の全体的調和回復へと向かわせる修練であるということである。

　さて、以上のような、ケアを提供する側のミュージック・サナトロジストにとっての観想的修練の意味を確認したうえで、本章の冒頭に挙げた問いの検討に移ることにしよう。その問いとは、このような観想的（メタノイア）修練を死の臨床に持ち込むということは、どのような意味においてケア的意義があるのか。つまり、「ケア」という営みにどのように寄与するのか、ということである。そのためにまず、メタノイアという変容のプロセスがそもそもどのようなものであるかを見ておこう。

1 ｜ メタノイアのプロセス

　シュローダー゠シーカーによれば、メタノイアのプロセスは、系統的にきちんと整って進んでいくものではない。自分自身を変えたいという思いに掻き立てられたとしても、その衝動が自分に習慣づけられたあり方や考え方を一掃・一新するわけではなく、自分自身についての非常に不快なことやパターンが脳裏に浮かび、脈絡なくただ繰り返されるのみであるという。しかし、そのことを通して、次のようなことが起こってくるという。

　　無意識のうちに習慣づけられ、パターン化されてしまっている自分の存
　在の仕方（being）や考え方（thinking）に次第に気づかされるようになる
　と、心の奥の何ものにも侵されない場所、言ってみれば、ハートと魂とい
　う静まりと純粋さの場所を発見し始めるようになります。そしてそのとき、
　ハートと魂を覆ってきた多くのベールや仮面が剥がれ落ちていきます。そ
　して、深奥に本来潜んでいた、何か強くて静かなものがそこから放たれ、
　それはその人全体を丸ごと統合します。[Schroeder-Sheker, 2001, 70, 71]

　つまり、習慣づけられパターン化された自分のあり方（being）や考え方

(thinking) に気づかされるようになると、心の奥（ハートと魂）の静かさと純粋さの場所を発見し、それと共にその本来の静かさ・純粋さを纏ってきた多くのベールや仮面が剥がれ落ちる。さらに、何か強くて静かなものが芯の部分から放出され、その人の内部全体を統合するといった工程で変容のプロセスは進んでいくのである。このことをふまえると、メタノイアのプロセスとは、最終的には、その人の心の働きと存在の仕方の分断を、ハートと魂のエネルギー（静かさと純粋さ）によって統合する、そういった意味での全体的調和へのプロセスあると確認される。

2 ｜ 臨床に魂を吹き込む

さて、以上のような全体的統合・調和へのプロセスであるメタノイア修練を、「臨床適用」するということはどういうことなのであろうか。このことについて、シュローダー＝シーカーは次のように表現している。

　　私たちは、プリスクリプティヴ・ミュージックの提供を通して、死に逝かんとしている人の身体的そしてスピリチュアルなニーズをケアするとき、［メタノイア修練によって］浄化され、精製され、純化されたハートの力によって世界に、そして医療の世界に魂を吹き込もうと努めています。
［Schroeder-Sheker, 2001, 71］

つまり、メタノイア修練によって純粋さを取戻し、内的に調和された状態を、音・音楽を通して、また、ミュージック・サナトロジストという存在を通して、臨床の世界に持ち込もうと努力すること、そして、この内的調和状態を臨床の世界に反映させる・創り出すということが、CORP の活動、臨床実践の真意ということなのである。

3 ｜ 痛みを分かちあう

では、このようなメタノイア修練の臨床適用は、「ケア」の営みに対して

どのような影響をもたらすのであろうか。言い換えれば、観想的（メタノイア）修練の、死の臨床におけるケア方法論としての意義はどのような点に認められるのか。この問いに対して、二つの点を挙げたい。一つはその場に「居る」というケア形態を生み出すという点、もう一つは、死に逝く人と内面のレベルで「つながる、共にある」という、ケア本来の意味をもう一度発見し、ケアそれ自体を深めるという点である。

① その場に「居る」というケア形態

「そこに居る・留まる」ということは、現代人にとって最も困難なことの一つであるように思われる。私たちは自分の欲求や心配や緊張に絶えず心を奪われており、これらのことが、今この場の状況やその場にいる他者に注意を向けるのに必要な、自分自身から距離を置くことを妨げるからである。そこでは、自分が持っている意図が他者やその状況に注意を払うことにまさってしまう。そして、その人が誰なのか、何を欲しているのか、ではなく、私はこの場・この人から何を得ることができるか、あるいは何ができるかに注意を払ってしまう。その状況や他者へ注意を払う代わりに、自分のもくろみを優先させてしまうのである。しかし、死に逝く人との関わりにおいて重要かつ必要なのは、状況や他者への注意力、そして心からそこに存在していることである［Schroeder-Sheker, 2001, 72］。

メタノイア修練は、内的調和状態を自分の中に創り出し、そこからもたらされる透明性や力を通して、何をすべきかに捕らわれ、そこに居るということの意識が抜け落ちた自己を統合する修練である。また、関係性のなかで自分が「どのように調和的であるべきか」に視点を置き、注意を働かせて自らを調整・調律していくことの訓練でもある。この意味においてメタノイア修練は、この状況・この人から何を得ることができるか、何ができるかを問題としてしまうあり方から、その状況や他者に注意を払うことができるあり方に変換していく修練であると言えるかもしれない。

したがって、このようなメタノイア修練の臨床適用は、ケアは「与えることができるものである」という考え方を、「その人の痛み・苦しみに注意を向け、その痛みを分かち合うことができるレベルで認める」という、関係性

の中での調和を中心に置いた考え方に変換し、傍に居るというケアのあり方
を切り開くものである。メタノイア修練は、傍に居るというケアの方法論の
出現を招き、それを支えると言ってもよいだろう。

②「共にある」ケアの領分

　メタノイア修練の死の臨床における意義が、死に逝く人と「つながる、共
にある」にあると想定されるのは、次のようなシュローダー＝シーカーの叙
述に依拠している。

　　死に逝く人へのケアに従事する臨床専門家は、死が聖なる旅路であると
　いった講義を受け、死に逝くプロセスについて医学的に教育されます。し
　かし、腫瘍の痛み、手足の喪失、容貌の変化がどのようなものか、もし私
　たちがそれらを自分自身の生活、からだ、魂において経験していなければ、
　死を前にした人、危機状態にある人の心情や境地を依然として知ることは
　できません。メタノイアや観想的修練が重要なのはここにおいてです。メ
　タノイアは、ミュージック・サナトロジストだけでなく、死の臨床で働く
　誰にとっても、内面的覚醒の面で効力があります。[Schroeder-Sheker, 2005a, 58,
　下線は引用者]

　ここには、観想的修練が、死に逝かんとしている人の「痛み」、「喪失」、
「変化」また「心情や境地」を、「自身の生活、からだ、魂において」（全人
格的に）知ろう・理解しようとする態勢を創るという意味において重要であ
ることが明言されている［引用下線部］。そしてこのことを通して、シュローダ
ー＝シーカーは次のことを意味していると思われる。

　すなわち、死の臨床においては、死を前にした人とケアに従事する人が、
「痛みや苦悩においてつながり、共にあろうとする」こと──ここにケアの
必要性と本質性があるということである。死に逝く人の孤独や苦痛を取り除
くということではなく、死に逝く人の痛みを分かち合うことができるように
「内的に覚醒」されていくこと、別の言い方をすれば、「痛み・苦悩を深め
る」こと。これが、死に逝く人へのケアの本質的意味であるということであ

る。この意味を再度発見し、ケアの営為・経験を深めていくという意味において、観想的修練の臨床適用は、死の臨床におけるケア的方法論として重要に位置づけられると言える。

　以上、ミュージック・サナトロジーの方法論の一つの柱である観想的修練（メタノイア）の検討を通して、①この修練が自我意識の調律を促すことに関するものであり、②その臨床適用は、「傍に居る」という関係性を構築していくためのケア形態を産み出し、さらに、「痛みにおいてつながる、共にある」というケアの本質的意味を拓き、その再構成を導くものであることを考察した。
　この二つの様相は改めて見ると、音楽することとケアをすることの共通の根本基盤である。ミュージック・サナトロジーにおける観想的修練の重要性と意義がここにおいて改めて確認されたと言えるだろう。

　これまで述べてきたように、PART Ⅲではミュージック・サナトロジーの方法論の特徴、創意性を、「プリスクリプティヴ・ミュージック」と「観想的修練の臨床適用」に焦点を当てて検討し、これらが関係性をつなぎ、意味の変容（統合）を深め、最終的には全体的統合へと向かう動きを支えるという意味において、ケア方法論（技法）であることを明らかにした。そしてここには、ケア実践者の①死に逝く人の痛み、苦しみと共にあろうとする意図、②ハープと歌声を使って、その人の全人格的ニーズに応答するというわざ、③曇りのない意識と思考の働きが統合された状態で心からその場に居ようとする内的調律の態度（観想的態度）が含まれていることが認められた。
　死に逝く人の「傍に居る」、また死に逝く人の痛みや苦悩に内面的に「つながる、共にある」というありようは、画一的に「与えられる」ものではない。ケアをする側の注意の働きや気づき、内面の動きと関連して、そのつど立ち現われてくるものである。「プリスクリプティヴ・ミュージック」及び「観想的修練の臨床適用」を柱とする、ミュージック・サナトロジーの方法論は、いわば「関わりのありようをあらわにする」という新しいケアの技法であると言えるかもしれない。そしてここではケアをする人が、何をするか

よりも、その人がどのようであるか、いかに居るかが問われる。ミュージック・サナトロジーの方法論は、その時その場の関係性をつなぎ、変容を深めるアート術であると結論づけられるであろう。

終　章

他者本位のミュージック・サナトロジー

1. 音楽経験とスピリチュアルケア

　冒頭で述べたように本書の目的は、現代のエンドオブライフ・ケアの一様式である「ミュージック・サナトロジー」の検討を通して、死に逝くこと・死に逝かんとしている人をめぐる関わり・ケアの営みの意味内容を、「音楽経験を通したスピリチュアルケア」という観点で明らかにし、この文脈の中に位置づけることである。

　そのために、ミュージック・サナトロジーの実践の体験内容、歴史的・思想的基盤である 11 世紀クリュニーの看取りの慣わし、そして実践方法論に込められたシュローダー゠シーカーの思想を、死そして死に逝く人への関わりや関係性のありように着目しながら分析、検討する作業を行った。その結果、「ミュージック・サナトロジー」は、次のような意味内容・特殊性を包含したケアの営みであることが明らかになった。

1

　まず一点目は、死に逝くこと、また死に逝かんとする人と関わること自体

の「意味を問う」姿勢があるということである。

　ミュージック・サナトロジー開発はそもそも、創設者であるシュローダー＝シーカーが高齢者施設で働いていた時に、死に逝かんとしている人への機械的な関わり方に疑問と葛藤を覚えたことから端を発していた。また、治療手段が尽きていても患者とその家族のために何か役に立ちたい・関係性を持ちたいという思いを抱いている医療スタッフたちが、何か美しくて意味あることをミュージック・サナトロジーが死の臨床にもたらすと捉えていることが、実践分析で明らかにされた。

　加えて現代のミュージック・サナトロジーは、シュローダー＝シーカーの高齢者施設での看取り経験における死に逝くこと・死に逝く人と関わることの意味の発見、及びクリュニーの、死の経験に構造と意味を与えたいとする人間の根源的な欲求に応えるものとしての形態化（儀式化）を指針として、死に逝く人への応答（関わり）や態度（注意深い立ち振る舞い）を音楽的なあり方（形態）で出現させるという創意工夫でもって現代に産み出されたものであった。ケアする人に限らず私たち生きる者の根底には「健康」への希求がある。しかし病気が治る、症状が改善される、あるいはこの世の生活に復帰するというヴィジョンが当てはまらない死に逝く人へのケアは、「健康」の意味を身体的回復にとどめず、より包括的な意味に掘り下げるように私たちを招く。そして同時に、死に逝くこと・死に逝く人へ関わることの意味を自らに問わせる。ミュージック・サナトロジーはこのように、死に逝くこと・死に逝く人に関わる「意味」を問う姿勢・態度が根底に流れている営為である。

2

　二点目は、ミュージック・サナトロジーは「関係性をつなぐ」営為であるということである。

　そしてこの関係性には、自己の深い内面とのつながり、他者とのつながり、聖なるものとのつながり、さらに医療文化やケアそれ自体の認識とのつながりが含まれる。ミュージック・サナトロジー実践（ミュージック・ヴィジルの時間・空間）においては、患者、家族、及び医療スタッフが各自、自己の内

面とつながることのみならず、彼ら同士の一体感、またそこに臨在する超越的なもの・神聖なるものとのつながりが経験されていた。またそこには、実践施設のケア理念や医療文化のあり方に対する考えや意識の再構成も含まれていた。また現代のケア者としてのミュージック・サナトロジストは、11世紀のクリュニー共同体の看取りの慣行を拠り所とし、注意深く患者のニーズに音・音楽で応答することを通して、患者（とその家族）と関係を築き、さらには第三の未知なる存在との関係を執り成すことを意図にしていた。

　ミュージック・サナトロジーはこのように、いわば多層的に関係性をつないでいく営為である。しかし殊に、超越的なもの・神聖なるものとの関係性に開かれ、そのつながりが深められているという点に、ミュージック・サナトロジーの特殊性が認められる。

3

　三点目は、関わりに取り組むスタンスが「全人格的に共にある」ということである。

　「ミュージック・サナトロジー」は何か問題を解決したり、痛み・苦しみを根絶しようとはしない。むしろ、痛みや苦しみ（を抱えた患者その人全体）に注意を払い、共にあって、その意味を深めることを手助けする。身体的・物理的な面でも霊的な面でも「一緒に居る」という構えの営為である。

4

　四点目は、関わり方の根本的枠組みが、スピリチュアルな性質を帯びているということである。

　ミュージック・サナトロジーは、身体のケア（介護・世話）と魂の癒し（内面への沈潜・神聖さとの交流）の二重の関わりの営為である。これは、①人間は肉体と魂から成る統合的存在であるという「人間観」、②死はいのちの一つのサイクルの満了、いのちの新しい局面の始まりであるという「死・いのち観」、③生から死への「移行」を内面的静寂と神聖さにおいて支えるという「ケア観」に支えられている。これらの枠組みは、死に逝くことそのもの、そして死に逝く人との関わりを中心に据えた、より積極的なケアが

生まれてくるための基盤であるだけでなく、病気の治癒（キュア）はなくとも死の床での内面的なヒーリング（魂の癒し、スピリチュアルな成長）が起こり得るための、いわばケアの場がスピリチュアルである（になる）ための礎である。

5

　五点目は、音・音楽を（美的機能を果たすものというよりも）「つなぐもの」（シュローダー＝シーカーの表現を借りるならば「再編成する力（reorganizing force）」）と捉え、死に逝く人の傍らで、その人の身体的及びスピリチュアルなニーズに応答してその場で音・音楽を響かせるというやり方を採ることである。

　特にこの方法論の重要かつ独自的な点は、音・音楽の響かせ方（つまり、音・音楽でつなぐという営為）にマニュアルはないということである。それは卓越したテクニック（「音楽作品」を再現する演奏技能）に拠るのではなく、観想的修練（習慣的に無自覚に身につけてしまった生き方・考え方を剝ぎ取っていく訓練）において鍛錬される深い注意のはたらき及び自らのありようの刷新が反映される。そしてそのようにして紡ぎ出されるひびき・音楽は、神聖なものとの交流の動きを聴こえるものにさせ、かつ神聖なものとのつながりによりダイナミックに開かれていく動きの助けとなる。

　このようにミュージック・サナトロジーは、神聖なものとのつながりと交流、また共同体の個個人を結び連帯を強める力が今ここでリアルなものとして立ち現れるように、音・音楽の内に宿る本質（神聖なるものの調和的生命力）に注意深く自らと対象者を巻き込み、同調させていく（あるいは開かれていく）アート的営為である。

6

　最後は、ミュージック・サナトロジーは「観想的修練の臨床的適用」というであるということである。

　上述したようにミュージック・サナトロジーは、患者（とその家族）、ミュージック・サナトロジスト、そして神聖なるものをつなぎ、そのつながりを

響かせるものである。シュローダー＝シーカーによればそれは「観想修練の臨床適用」によって可能性を持つ。観想的修練とは、ケアする人が普段の生き方において、自らの深み・内面に触れ、省察する修練であり、ケアする人のからだとこころ（身体的、感情的、知的、精神的側面すべて）が全人格的に統合された状態を培うものである。ケアする人は全身全霊で死に逝く人の傍らに居て、注意を深く働かせながら、落ち着いて、慎み深く、忍耐強く、集中力を切らせず、なおかつオープンな態度で、音・音楽を生み出すことを通して患者に付き添うことが求められる。ケアをする人が「何をするか」ではなく「どのような状態でいるか」。そのことを自らの日々の暮らしにおいて注意深く省察している。その意識のはたらきが、ケアする営為に息づき、修練を通して培われた内的統合の姿勢がケアの場に持ち込まれている。ミュージック・サナトロジーはそのような質をもった営為である。

　さて、以上の特殊性によって、本書の課題であった「音楽経験を通したスピリチュアルケア」の意味内容は確定される。
　すなわち「音楽経験を通したスピリチュアルケア」とは、関係性の中で生きる人間のその関係性に焦点を当てるケアであり、関係性が分断・断片化された人間存在のありようを、音・音楽の力を活かして再構築していく営みである。言い換えればそれは、自己の深み（内面）とつながり、内的静寂・神聖さを共有することによって他者とつながり、聖なるもの・大いなるものとつながり、そして死の文化・医療文化とのつながりを回復させる、いわば常に進行形の努力の営みである。また同時に、つながりの中で「意味」を発見させ、たとえその人の「その人生」は一つの区切り・完成を迎えたとしても、その完成はその人の「魂」が大いなるいのちの営みの新たな局面に入ることであるとして受け止めることを可能にさせ、さらにそのことを通して、遺された人々は、この世での新たな人生観や職業観を再構成していく、さらなる全体的統合（全体的成長）へと向かわせる営みでもある。
　そしてその営みには、ケアする人の「全人格的に共にあろう」とする姿勢が息づいている。なかでも、日常生活における観想的修練によって培われた深い注意の働きと身体と魂の痛み・苦しみと共にある姿勢。そして、「結び

つける力」としての音・音楽の注意深い使用のあり方。とりわけ、患者（とその家族）と大いなるもの・神聖なるものをとりなし、臨終の痛み・苦しみのさなかにあっても、慈愛、平安、調和といったものをその場にひびきとして聞かれるものにしようとする純粋であたたかみのあるスピリット。これらが、つながりを回復させる場に息づいている。「音楽経験を通したスピリチュアルケア」とは、そういった〝しなやかでふっくらとした〟営みの過程である。

2. 音楽とケアの響き合い

以上、「ミュージック・サナトロジー」の検討を通して、死に逝くこと・死に逝かんとしている人をめぐる関わり・ケアの営みの特質をまとめ、本書の課題である「音楽経験を通したスピリチュアルケア」の意味内容を示した。さて、それでは、音楽経験を通したスピリチュアルケアのモデルとして、ミュージック・サナトロジーの理論と実践は同時代に何を訴えかけているのか。以下、このことについて二点挙げて、本書の結びとする。

ミュージック・サナトロジーが同時代に訴えかけていること、それは第一に、〝拒絶〟とは異なる方法で、死に逝くことに伴う痛みや苦しみに私たちは対応することができるということである。

ここで本稿の最初に立ち返ってみよう。ミュージック・サナトロジーの創始者シュローダー゠シーカーは、高齢者施設での産業化した死、死期が近づいている居住者の孤独や苦しみに接して、非常に混乱し、不安と罪悪感を覚え、痛みを感じた。彼女の語りについては序章で短い要約を示したが、実は彼女は次のように切実に表現している。

語り A

1970 年半ば、大学卒業を控えた頃、私は高齢者施設で看護助手（用務員）として働く仕事を得ました。当時私は音楽を専攻していたのですが、

内気で、バーや社交的な場で演奏する仕事には向いてなく、教会の典礼や儀式で演奏する無償の仕事をしながら、高齢者施設の看護助手として給料を得る仕事を選んだのです。でも私は、たとえ看護助手であっても、施設の居住者の日常生活に深くかかわることができるのではないかという期待を持っていました。

　しかしその仕事の第一日目、新人の私たち全員に教えられたのは一つのプロトコルでした。部屋で居住者が死に逝かんとしている、あるいは亡くなっているのを見つけたら、すぐにブザーを鳴らす。ストレッチャーを取りに行き、死体公示所に電話をし、亡き骸を死体袋に入れる。そして、部屋をできるだけ早く消毒し清掃する、というものです。半日という時間が最大限許された空白でした。空のベッドは歳入のロスにつながるからです。死が、心理的あるいはスピリチュアルな次元で（聖なる次元あるいは魂に関わる事柄として）レクチャーされることは全くありませんでした。死は経済的な事象だと教えられました。

　また、その後その施設では、来る日も来る日も、鎮静剤を投与されて、何時間もただ座っている状態の年配者を数多く見かけました。入居者の多くは家族や友人に先立たれて身寄りがなく、ある人は、ただテレビの音が鳴っているだけの部屋で毎日をすごしていました。そこは利潤目的の大きな施設で、居住者たちは堆積していく失望感や、避けることのできない死に向き合うのを助ける人々（聖職者、司祭、ラビ、チャプレン、ソーシャルワーカー、心理カウンセラー等）の訪問を受けることはありませんでした。

　このような現実、殊に亡くなった後のご遺体が粗末に扱われる光景を目の当たりにして、当時まだ若く、そして臨床現場への新参者であった私は、自分の内側で大きくなっていく不安、葛藤を抱えながら、しかしそれをうまく表現できないまま、どんどん混乱していきました。亡くなりつつある人や亡くなった人を見ると、経済的損失を考えて仕事をするようになってきた自分にも腹を立てていました。今になって思うと、当時私は、ひとの死をこのように扱うのを助けている、何かを悪いことをしていると思っていたように思います。私が育った環境では、死は生活の中の自然な一部であり、ひとの死は悼まれるものでしたから。

　ここで打ち明けられていることは、ケアに携わる私たち一人ひとりが死とどう向き合い、孤独や苦悶のうちに死に逝かんとしている人・事態をどう受け止めるか、死そして死に逝く他者への関わりや関係性のあり方に対する混乱と葛藤である。そして、こういった〈ケアすることへの問い〉は、シュローダー゠シーカーだけではなく、現在、ミュージック・サナトロジーを組み入れている死の臨床施設の医療スタッフにも認められたことであった。

　彼らもまた、死に逝くということ自体、また治療手段が見当たらなくなってきた患者とその家族を前にして、葛藤、不安、無念さを抱きつつ、しかし死に逝く人（とその家族）の孤独感、痛み、憤懣やるかたない想い、未完の関係修復等を目の当たりにして、これらに対して何か対処できないか、苦闘する姿があった。私たちが他者の痛み・苦しみに触れて、混乱し、不安になり、恐怖を感じるのは、いわば人間の自然な反応である。そしてそれゆえ、その次の段階として、他者の痛み・苦しみを取り去ってあげたいという思いを抱いたり、あるいは、それから距離を置くという行動をとったりすることが、現下の私たちのやり方である。

　しかし、「ミュージック・サナトロジー」は全く異なるものであった。それは痛み・苦しみに闘いを挑み、それらを粉砕したり、根絶したりしようとするのではなく、また、そのまま放置するのでもなかった。ミュージック・サナトロジーの「プリスクリプティヴ・ミュージックを創り出す」と「観想的修練の臨床適用」という独自的な方法論がどこから生まれてきたのか、その源泉となった出来事をここで改めて振り返ろう。シュローダー゠シーカーは先のAの語りに続いて、二人の人物との出会いを語っていた。まず一人目は牧師との出会いである。以下は、彼との出会いを通してこれまでとは異なる、スピリチュアルな（内面性において関わるという）視点からのケアのあり方と取り組む姿勢への示唆を得た場面の語りである。

語りB

　そのような時、私はその後の自分の人生に深い影響を及ぼす二人の人物に出会いました。まず一人目、この人は牧師でした。

　ある日私は思い切って、自分の抱えている苦悩や疑念、そして、仕事を辞めたほうがいいのかどうかをその牧師に相談してみました。彼は、私が大学で履修した哲学の授業担当者でもあり、才能ある思想家でした。若い人の相談にいつでも応じられるようにスタンバイしていて、私は暗黙のうちに彼を信用していました。彼のほうも私が高齢者施設で働いていることを知っていました。私は一通りの話をし、ひとがこのように亡くなっていくのを私は助けている、死を経済的問題だと見なすようになってきている、私は何か間違っているのだろうか、この仕事から離れたほうが（辞めたほうが）いいのだろうかと問いかけました。

　すると彼はウォーキングに私を連れ出しました。それは彼が物事を真剣に考える時のやり方で、私の相談に専心してくれている証拠でした。彼は歩きながらもう一度私に話しをさせ、それを声に出して繰り返し、その後しばらく沈黙のうちにウォーキングを続けました。

　私が「困難のもと」として見たことを、彼は「スピリチュアルな機会」と捉えました。長い沈黙を破って彼は燃えるような厳粛さを持ってこう言ったのです。

　「彼らを置き去りにしてはいけない。護りなさい。」

　続けて彼は、ひとの内面にある静寂（interiorized stillness）と神聖さ（holiness）は保護することはできるのではないかと、私にこう問いかけました。

　「部屋に入ってそこに住んでいる人が亡くなっているのを見た時、もし教えられたようにすぐにブザーを鳴らさないとしたら、実際何が一体起こるのだろう？」

　「もし職員が少しの時間をとって亡くなった人の傍に静かに立ち、祈りを唱え、魂に徐々にその肉体から離れる機会を与えるとしたら、何が一体起きるだろう？」

　彼はまた、私の「宗教的（religious）」と「スピリチュアル（spiritual）」の言葉の理解が狭く、混同して使っていると指摘しました。そして他者のためにより自由にそしてより的確に働くためには、自分自身のスピリチュアリティ（大いなるもの・聖なるものに触れ、つながりを回復する体験様式や

その仕方：spirituality）と宗教的な献身（religious commitment）の両方を深め、幅を拡げたほうがいいと話しました。具体的には、新約聖書のほかいろいろな聖典に親しむように勧め、そうすることで聖句を暗唱して沈黙のうちに祈ることができるようになるし、ひとによってそれぞれ異なる宗教性やスピリチュアルなニーズに応ずることができるようにもなると示し教えました。

　このことは私にはハードルの高い課題でした。当時私は全く信心深くありませんでしたから。父は神の存在には懐疑的な科学者でしたし、母は夢見がちの人で、私の生活には信心深い習慣や精神性を養うようなものに触れる傾向はありませんでした。ただこの牧師は宗教についてあれこれと言い立てるのではなく、神聖な生活をより豊かに、またより自覚して送るように言い、そのことを通して、私自身の信仰面そして内面性や深みへの感性の局面を深め、拡げることを求めたのです。

　このアドヴァイスは新鮮でした。そして生涯のギフトとなりました。彼と話した後、数日また数週間にわたって、何かが私の内側でシフトしはじめました。

続いて二人目の人物、すなわち肺気腫で臨死状態の男性の担当となり、勇気を持って、手続き的な関わり方（すぐにブザーを押すこと）を止め、彼と関係性を築き、専心し、歌声を介して共に居た場面の迫真の語りである。

語り C

　彼の助言に思いを巡らしていたとき、二番目の人物に出会いました。高齢者施設に入居していた男性です。その人はいつも攻撃的で、言葉遣いや態度が悪く、職員の誰もが彼を嫌っていました。しかし、肺気腫でまもなく臨終を迎えるだろうという時期に来ていました。

　ある晩、私が彼の担当になったときのことです。私が部屋に入ると、彼はまさしく臨終にさしかかっていました。人工呼吸器、気管切開、その他のいかなる医学的処置は尽きており、彼の肺は全く機能しなくなっていました。死前喘息の音が部屋に鳴り響き、彼はまさに壊れていっていました。

　振り返ると、それは私たち双方にとって、しかしそれぞれに異なった「危機」状況だったと今は分かります。この状況で何も私たちの間に入ってくれるものはありませんでした。すべてが離れ落ち、ただ二人の人間が同じ部屋に残されました。その瞬間が迫ってくるのに向き合いながら。

　牧師の助言に強められたのかもしれません。どんな理論、知識、技術もなしに、私は目の前のひとりの、死に逝かんとしている人間に、同じくひとりの人間として向き合いました。施設収益や衛生プロトコルのことは頭にありませんでした。不安と苦しみの海鳴りのような彼の死前喘息の音が部屋に響き渡り、それが私のハートを立ちどころに捉えました。

　あえぎ、おびえ、苦しみ叫んでいる彼のプライバシーを守るために、私は静かに部屋のドアを閉め、彼の手を握ろうとして名前を呼びました。すると、いつも攻撃的でつながりを避けてきた彼が、名前を呼ぶ声を聞くとすぐに私にすがりついてきました。そして怯えた目で私と目を合わせました。私は思わずベッドに上がり、ラマーズ法のパートナーが妊婦を支えるような姿勢をとって彼を後から支えました。彼の頭の後ろに自分の頭、彼の心臓の後ろあたりに自分の胸部をぴったりつけ、彼のウエストの部分で足を組んで、痩せ衰えたからだをそっと持ち上げるように抱きかかえました。気が付くと私は彼を抱えたまま、優しく揺らしながら、静かに彼に歌いかけていました。何も考えることなく彼の息に合わせて、小さな声で聖歌（「天使ミサ」のすべての通常文、トマス・アキナスの「アドロ・テ・ディヴォテ」、「ウビ・カリタス」、「サルヴェ・レジーナ」、「祝福された処女マリアのミサ」など）をずっと歌い続けていたのです。これらが自然に口をついててきたのはそれらがただ美しい旋律だったからという理由だけでなく、口をついてでてくるほどに私の一部となっていたからでした。

　私は、彼の人生については全く何も知りませんでした。どんな宗教を大切にしているかも知りませんでした。ただ私に分かったのは、彼が臨終を迎えようとしていて、彼の肺が液体で一杯になり、息ができなくなっているということだけでした。歌と祈りが結びついたときが決定的な瞬間となりました。

　彼に歌ったその音楽的働きかけは、気晴らしのセラピーといった類のも

のではありません。この繊細で心に深く浸みわたる音楽的働きかけは、本当のヴィジル（vigil: 見張り、寝ずの看病）でした。音楽のひびき、歌われた祈りのことば、そして意図、これらは分かちがたく結びついて、本当の「くすり（medicine）」となったのでした。

　治癒（cure）は望めなくとも、死の床での癒し（deathbed healing）は内面で起こりました。彼の状態は移行したのです。必死の形相でもがき苦しんでいた動きは止まりました。あらゆる人を遠ざけていたこの男性は、私を信頼し、私の腕の中で休息し、そして静かな歌声に合わせて、私たちは一緒に息をし始めました。

　［当時］私はまだ若く、また音楽だけを勉強中の学生だったので、現象学や生理学の専門用語に疎く、そのとき何が起こっているのか、医学的に説明することができませんでした。ただ、恩寵（grace）という言葉で言い表すことができるようなことが起こっているのだと理解していました。今考えると、私たち二つの体は心臓から心臓、胸骨から脊椎の骨へとリンクしていたので、私の声の振動を彼が骨伝道によって経験していたに違いありません。肉体から肉体へと歌われるひびきのなかで、また、死へと向かって彼のあらゆるものが刻々と変化してゆき、そしてついにときが止まる道行きなかで、彼の恐怖は解かれていきました。私の恐怖心も溶けていきました。そして、ときは止まりました。

　彼の心臓が鼓動を止めた後も、私はしばらく彼を抱いていることができました。その時勤務だった他の女性職員が気を利かせてくれて、私の仕事の代わりをしてくれたからです。この出来事は 45 分間の出来事でしたが、私の人生を全く変える経験となりました。

　この二つの場面で共通して注目されるのは、「ケアをする人」（語り B では牧師、語り C ではシュローダー＝シーカー）と「ケアをされる人」（語り B ではシュローダー＝シーカー、語り C では死に逝かんとしている男性）が、まずその場に一緒に居て、そこから生まれてくる注意・意識の働きによって関わり（ケア）が生じ、することを通しての関係性を超えた関わりが可能となっていることである。つまり、何か問題を解決しようとして、その問題と闘う、

取り除くという姿勢で関わるのではなく、内面の深みにおいて〝関わる〟ために傍に居るというあり方を採っているという点が注目されるのである。牧師の場合、それは「ウォーキング瞑想」という形であり、その形をとる中で、対象者まるごとに「専心」し、「耳を傾け」、「沈思」し、「対象者の立場に立って認識」して「応答」するといった、より深い、からだまるごとによる感覚を含めた認識的レベルの関わり合いが生じている。

　語りＣのシュローダー＝シーカーの場合においても、彼女はひびき・音楽を使って苦痛や不安を操作しようとしたわけではなく、人が死に逝かんとするその時その場に居ようとして、その人にただ「仕えた」姿、そしてそこに「歌声を響かせる─それを受け取る」という形が立ち現われている。そして、その形が立ち現われる中で、ケアされる人とケアする人との間の境界が取り払われ、歌われる祈りのひびきを受け取る側もまた響かせる側も、そのひびき・音楽を通して何か他のことを解決しようとするのではなく、むしろ、両者の意識（注意）がそのひびき自体により向けられていき、より「耳を傾け」、より「巻き込まれ」、ますますひびきの「中に入っていく」。いわば日常の自我意識が抜け落ち、そこから解放されて、内奥の静けさ・神聖さに触れ、魂の安らぎを得る経験へと開かれていくありようが認められるのである。

　このような、その時その場に共に居て、からだに感じられる感覚を含めたより深いレベルで関わること、また関係性を創っていくことは、これまでは「ケア」することの範疇に収められてこなかったものかもしれない。特にＣの部分は、音楽的なやり方で傍に居る・共にあるというケアの新たな形と、からだとこころ丸ごと全体において「全人格的に」つながるという、独特のケアの意味内容を提示するものとして示唆的である。

　ケア方法論としてのミュージック・サナトロジーの二つの柱、「プリスクリプティヴ・ミュージック」と「観想的修練の臨床適用」は上述のような出来事に端を発している。シュローダー＝シーカーによれば、「プリスクリプティヴ・ミュージック」とは痛みを取り去るものではない。むしろ、その人の意識が内面の深みへと向かうのを助け、内面に宿る静寂・神聖さに触れることを通して、その痛み・苦しみを「承認」させ、苦しみの意味を「変換」させることに寄与するものである。そして、プリスクリプティヴ・ミュージ

ックを創り出すという行為は、ミュージック・サナトロジストの日々の「観想的修練」に支えられている。観想的修練は、死に逝かんとしている人の「痛み」、「喪失」、「変化」また「心情や境地」を、「自身の生活、からだ、魂において」知ろう・理解しようとする態勢を創る修練である。

　要するに、この方法論には、拒絶あるいは除去というやり方とは異なるあり方で痛みや苦しみに関与することができるということを深く見定めた、関わりの仕方・あり方へのすぐれた洞察がその根底を流れているということである。痛み・苦しみを単に取り去るというのではなく、音・音楽の結びつける力に助けられて内的静寂・神聖さに触れる中で、その神聖なものが、内側から全身を満たしてくれることによる平穏さ、いのちの力の充満。これによって、苦しみを絶望や嘆きの源泉としてではなく、それが叫び求めている声に耳を傾け、それに従ってこの生を旅する精気を得ること、そして、より大いなる視点で（霊的な観点から）この生の経験の意味を再構成すること。そここそが〈ケアすること（死に逝く人をケアすること）〉の本質的意義ではないかと「ミュージック・サナトロジー」は提起している。

　では、実際に痛み・苦しみを取り去らず、認め変換させるためにはどうしたらよいのであろうか。そこでミュージック・サナトロジーが同時代に訴えている二点目に移ろう。それは、人間にとって「（聴くということも含めて）音楽する」ということはどういうことか」、つまり、音・音楽を心や魂の問題として、その本来の霊的な生命力の観点から捉え直すことの必要性である。

　ミュージック・サナトロジーにおいて音・音楽とは、「つなぐもの」、「つなぐ力」であり、一個人対してはその人の内奥（魂と呼ばれるもの、内的いのちの泉）に働きかけ、ひびきの調和的波動（エネルギー）をその人の全生命の原子にくまなく触れさせる（届ける）働きをするものであった。また、共同体に対しては今ここで共に居る人と人とを結び、さらには、今この状況（痛みや苦しみ、死に逝くという状況にあっても）に臨在する大いなるもの（神聖なるもの）の恩寵・慈愛（調和や安寧への動き）とつなぎ、それらを響かせ、聞かれるという形で顕わにするものであった。

　このような、音・音楽の〝生きて〟働く力、またその存在のリアルさを想

い起こすために、再びシュローダー゠シーカーの語りの続きを示すことにしよう。最後の部分となるこの語りは、看取り時のスピリチュアルなもの（神聖さ、輝くいのち）に触れた体験と、それを通して理解した、「一つの誕生」としての「死に逝く」の意味についての整合的な語りである。

語りD

　触知できる、光り輝く実体が、部屋を満たし、私の眼に映っていました。こんなことを語ると信用を無くしてしまうかもしれません。でも、こういった類の経験をした人はお分かりになると思います。

　彼が亡くなって、その夜、歩いて家路につきながら、私は、彼の生から死への移行（passage）は、「ひとつの出生・誕生」であると理解しました。このとき起こったこと——彼に起こった安らかな逝去、私たちに起こった一体化、そして、見えないけれども確かに感じられた光輝く静けき存在の充満——それは、〝音楽が生み出されるときに似た、神聖な助産術（musical-sacramental-midwifery）〟としか表現しようのないものでした。

　死は、単に脳波や心拍の停止にとどまらない多くのことを伴います。風や音楽における倍音のように、リアルタイムで起きる出来事や実在物は、私たちの日常の意識では捉えられません。注意散漫でいつも何かに気を取られ、感覚的に少しまひした意識状態では、必ずしも目に留まったり、はっきりと耳に聞こえてきたりするとは限らないからです。しかし、死の瞬間（とき）には実際、そのような多くの出来事や存在が見出されるのです。……この時以来私は、死に逝く人についてしばしば思いを巡らせるようになりました。どれ位多くの人が身体的にあるいは気持ち的に、自分に触れてくれるパートナーを必要としているのでしょう？　……私がここで［パートナーと］言っているのは、崇敬さ（reverence）や畏敬の念（awe）と結合した親しさ（intimacy）の雰囲気［を醸し出す超越的存在］、そして［他者の］内なる静けさ（inner stillness）に応じることのできる能力のことです。……私は長年、死に逝く人をケアする仕事に従事する人々を目の当たりにしてきて、現代の薬剤に感謝せずにはいられません。けれども最も効果的な薬が、思い遣る心・愛情から採掘されたゴールドであるときもあります。これらの

ゴールドは測定することができませんが、人生のあらゆる局面で紛れもな
く存在し効力を発揮します。
　この男性の闘いに取って代わった静けさは、一種のゴールド・光輝くい
のちとでも表現しうるもので、それは部屋に充満し、触知できる実体とな
って、まるで彼の遺贈したスピリチュアルな（超自然的・神秘的な）遺産
であるかのように、聖油のごとく私の奥深くに浸透していきました。彼の
死に接した経験は神聖なものでした。その神聖さ・静けさは、私の中心に
宿り、私のケアの仕事に拠り所と力を与え、私を立ち返らせる場所であり
続けています。［下線は引用者］

　この語りが、生理学的・医学的データによる死の説明ではなく、看取りの
場で、神聖な静けさとそこに宿る「いのち」としか表現しようのないものが
顕れたさまの実況・表現であることはすでに序章で触れた。エネルギー
（力）を宿したひびき・音楽（sound）が静けさ（silence）から生まれ出る
（顕現する）のに似て、この男性の安らかな最期から、清新さにあふれた生
命感、エネルギーのようなものが光を放って部屋中に充満していくのを、シ
ュローダー＝シーカーは音楽的な人間ならではの心の眼で捉えたのである。
そしてこの神聖ないのちの実体が、現在も彼女の深奥に宿り、魂の帯水層と
して、内的静寂の拠所となっていることから、彼女は、この男性の逝去は、
ひとつの「出生」であると意味づけた［引用実線部］。そして、人の死を「いの
ちの新たな局面の始まり」、また「神聖な経験」と理解したのである。
　しかし以上のような死の理解（死の経験の意味づけ）は、同時に、音・音
楽体験の意味ではないだろうか。すなわち、シュローダー＝シーカー自身の
歌声による関わり、そして声のひびきとその場の神聖な静寂両方の浸潤（**C**
の場面）があって、このような経験の意味が発見されたことは見過されるべ
きではないだろう。「崇敬さや畏敬の念と結合した親しさの雰囲気、そして
内なる静けさ」［引用点線部］と表現されている、いのちあるいは神聖なるもの
の経験は、同時に「音楽経験」の意味であるからである。
　D の場面では、もはや歌は歌われていなかったかもしれない。しかし、
歌声・ひびきの余韻といったものは、その後の静寂さとのコントラストの中

で際立っていたことであろう。ただ、このような、いのちあるいは神聖な力が今ここに顕現していることを体感する経験、すなわち音・音楽の霊的な命（力）の観点から捉えた「音楽経験」にあっては、ひびき・音楽それ自体は、もはや意識に上がってこない。ひびき・音楽（の残響）は、その場に溶け込んでいる。そういったとき私たちは、音・音楽それ自体を聴いているのではなく、ひびき・音楽の中にその場の鼓動（この場面においては、神聖なものとしての死の経験の場の生命力あるいはエネルギー）を聴いている。

　ミュージック・サナトロジーにとってひびき・音楽は、娯楽や気晴らしのもとではなく、むしろ、魂の深い欲求、言い換えれば、魂のいのちへの渇きから来る「痛み・苦しみ」に波長を合わせるものである。ミュージック・サナトロジーのこのような霊的な観点からの音楽観（厳密に言えば、「音楽すること」観）は、西洋中世まで、「音楽」が楽しむことを第一の目的とするものではなく、秩序・調和の概念を探究するものであったことに由来している。そういった、調和の探究を「音楽」に求めるあり方を、ミュージック・サナトロジーは現実に響かせるあり方（顕現させるやり方）にして現代に新しく、復活させた。そしてこのような（肉体と魂の）調和（言い換えるならば、「安寧な状況」）を探究する音楽のあり方の復活が、近代科学的な枠組みを問い直し、関係性の中での人間理解や死という事象、あるいは痛みの理解を中心においたケアが求められているエンドオブライフ・ケアとの関係において起こってきたことは象徴的なことである。

　「プリスクリプティヴ・ミュージックを創り出す」という音楽のあり方は、静まり、安らぎといったものを個人内に呼び起こすというだけでなく、平安さや癒し・調和に向けた関わり方、関係性及び状況を創り出すという、より包括的な視点を持つ方法論である。ミュージック・サナトロジーは、「ケアすること」を通じて、「音楽すること」、つまり、魂への配慮という観点から音・音楽を捉え直すことを促し、音・音楽の背後にある調和・生命への目覚めを喚起していると言えるのではないだろうか。

　シュローダー＝シーカーは、プリスクリプティヴ・ミュージックを「私たちの逝去を響かせること」[Schroeder-Sheker, 2005a]とも表現した。死に逝くこ

と〈逝去〉は、人間の根源的状態であり、それゆえここには大いなるもの・神聖なるもののはたらきが潜在する。「音楽する」ということは、そのはたらき（調和力・いのちそのもの）を聞かれるものにすることである。そして、この意味において〈音楽すること〉と〈ケアすること〉は響き合うのである。

3. 残された課題

　本書は、ケアをするとはどういうことか、その意味の探究を行ってきた。しかしケアについての探究は、当然のことながら単にアカデミックな探究にとどまるのではなく、本来きわめて実践的な性格のものである。「音楽経験を通したスピリチュアルケア」を、今後どのように社会に起こしていくかは大きな課題である。そのようななかで本研究を通して浮かび上がってきた課題を三点挙げる。

　1）本書で確認されたように、ミュージック・サナトロジーに関する学的研究はまだ始まったばかりである。事例研究の集積は依然として課題である。また、ホリスが行ったような、臨床施設にこのようなケア実践を組み入れるためのシステム・制度構築に関する研究が日本においても必要であろう。

　2）本書において確認されたケアの思想的枠組み（人間観、死・いのち観、ケア観、音・音楽経験観）は、ある特定の宗教教義に基づいたものではないにしても、西洋の、特にユダヤ・キリスト教的風土で育まれてきたものであることは否めない。このような思想的枠組みをもったアプローチが、日本の宗教的風土にどのように適用されるのか、といった議論は今後の課題である。その際特に、（本書でも検討したことであるが）いのち、死、あるいは魂をどう捉えるか、また、聖なるもの・大いなるものとのつながりを求める欲求にどのように取り組むかについては、洋の東西を問わず、人間に共通した、そして現代の人間にとっても切実な問題であることを心に留め置き、死（誕生）や魂、あるいはいのちを、もっと大きな流れ（運動・サイクル）のなかで捉えていくことが、「ケア」においてはますます重要になってくると思わ

れる。そのためにも、ミュージック・サナトロジーの人間観、死・いのち観、音楽使用法等に準拠して、例えば日本仏教における臨終に関する思想や儀式、東洋思想におけるいのち観、またライフサイクルに関する思想等と比較検討することも今後の課題としたい。

　3）最後に、少し大きな課題を提示する。それは、エンターテイメント志向また自己表現志向の音楽教育から、霊的な質を帯びた音・音楽教育への転換である。本書においては音・音楽（プリスクリプティヴ・ミュージック）が、人間の深奥に働きかけ、魂を息づかせ、癒す力を持ったエージェント（運ぶもの・つなぐもの）であるといった音楽の捉え方にしばしばふれた。しかしこのような音楽観は、現代のエンターテイメント志向の文化状況において馴染みがなく、また、生活の中に根付いていないものである。また、ケアをする人の観想修練の重要性についても言及したが、ケアをすることと観想修練の関係性も理解されることはなかなかに難しいかもしれない。

　内面性を涵養する教育として、ホリスティック教育の分野には「観想教育」という試みがあることは序章でふれたが、魂やスピリットといった超越的な次元を包括した人間観のもと、霊的な観点からの人間理解及び音楽理解に関する思想研究と、霊的発展を涵養する音・音楽のあり方（観想的音楽教育）の実践的な研究はこれから取り組まれなくてはならない課題であるだろう。

　ミュージック・サナトロジーは臨床的課題に取り組むという意味では療法的なはたらき、また、魂の癒しに貢献するという意味ではミニストリー的な（宗教的な）はたらきの面をもつが、観想的能力の素地なくして成り立たないケア形態ゆえに、ケアする人の内面性の涵養（言い換えれば、精神的な成長）を包括した教育的取り組みである。このような「観想的音楽態度」を養う教育こそが、実は、音楽経験を通してのスピリチュアルケアを実現させる、確実かつ重要な礎石になるのではないかと考えている。

注

■序章　生きた音楽のぬくもりを求めて

1　　「2. ミュージック・サナトロジーとは何か」において詳述するが、「ミュージック・サナトロジー」とは、終末期及び臨死期の患者（とその家族）を対象とし、ベッドサイドでハープの音と歌声を活用して、注意深いやり方で、患者のその時の状態に応答してひびき・音楽を創り出し、その提供を通して身体的及びスピリチュアルなニーズに取り組む臨床実践、及びそのやり方である。1970 年代半ば、現代のホスピス運動と時期を同じくしてアメリカ・コロラド州で始まった。現在アメリカでは、緩和ケア及びエンドオブライフ・ケアの中の一つの専門領域として社会的認知を得ている。

2　　この動向については、独立行政法人日本学術振興会『平成 26 年度科学研究費助成事業科研費公募要領』p.33 の「時限付分化細目表」中の分野「ケア学」の内容を参考にした。

3　　日本スピリチュアルケア学会では、概念構築ワークショップにおいて何度か定義が議論されてきているが、まだ統一的定義は見出されていない。

4　　本書では、「人知を超えた存在」を言い表す際、その力・はたらきがもたらす意味（神仏の持つ超越的な力、すべてのものを包み込む愛、神秘・畏怖性、永遠性、善性・聖性）に焦点を当てて、「聖なるもの」、「超越的なもの」、「大いなるもの」、「より深い何ものか」という言葉を使用している。また、「自己とのつながり」へ意識を向ける性向は、真なる自己、あるいは生きる意味を求めて、意図的・主体的に自己の内面を見つめ、深み（内奥）に沈潜する性向（「内面性・内奥性」）として、「宗教性」及び「超越性」と（類似しているが）区別している。このことについては、本章「7. キーワード用語法」の②「スピリチュアル」及び「スピリチュアリティ」の項を参照。

5　　このような個々人の性向を、「スピリチュアリティ（spirituality）」と称するのではないかと大まかに捉えていることから本研究はスタートしているが、この点の吟味とその方法については、本章「7. キーワード用語法」の②に詳述している。

6　　この理念については他に、「ミュージック・サナトロジー」の創設者シュローダー＝シーカーの著述［Schroder-Sheker, 1994, 2001, 2005a］やインタビュー［Horrigan, 2005; Peck, 2009］、またそのプロジェクト（the Chalice of Repose Project）のホームページで確認できる。

7　　例えば、Cox & Roberts, 2007 及び Hollis, 2010 等。この点については PART I で詳述する。

8　　「ミュージック・ヴィジル（music vigil）」とは、ミュージック・サナトロジ

ー特有の用語で、患者のベッドサイドでハープと歌声によって音・音楽が提供されること、及びその時間のことを意味する。なお、「ヴィジル（vigil）」の原意は、「寝ずの番」、「注意深い看守り」である。

9 　ここでは Schroeder-Sheker, 1992, 1994, 2001, 2002 及び Horrigan, 2001 にある記述を整理統合してまとめた。

10 　シュローダー＝シーカーが高齢者施設で働き始めた頃は、1970 年代半ば、アメリカでホスピス運動や死生学研究が起こってきた時期と重なる。イギリスでシシリー・ソンダース（Dame Cicely Mary Strode Saunders: 1918-2005）が現代ホスピスを設立したのは 1967 年であるが、それはアメリカにおいても直ちに諸方面からの注目を集め、1971 年、アメリカで最初のホスピス、コネチカット・ホスピスの母体が設立され、在宅ケアの形での実践が 1974 年に始まるなどして、ホスピスの考え方は、1970 年代を通してアメリカの至る所で実施に移されていった。また、エリザベス・キューブラー・ロス（Elisabeth Kübler-Ross, M.D.）は死に逝く人と語り合って、その孤独な心に迫り、死に逝くひとへのケアのあり方に多大な影響を及ぼした。英語圏では、それ以前から様々な形で芽生えていた学究的試みが求心力を得て拡充し、1970 年代に Thanatology あるいは Death Studies と称される領域が急速に発展していった。

　これらの動きのなかで、人間が死すべき存在であること、死とは忌み嫌ったり医学の敗北と捉えたりしなければならないものではなく、むしろ人生の自然な出来事の一つが死であるといった見直しがなされ、以後、看護本来の意味の探究、良い死をめぐる議論、統合医療、補完医療、緩和医療などの新しい医療・ケアの探求などが活発になっていく。そしてこのような捉えなおし、そして新しいあり方の探究・開発の根幹にあったのは、心理社会的また霊的側面を視野に入れた、全人的な人間理解の仕方であった。

　シュローダー＝シーカーは当時、大学を終えたばかりの臨床現場新参者ではあったが、このような新しい動きを芽吹かせることに至る風潮・状況を、職場での仕事やありようを通して体験・理解していたのである。

11 　死を経済的事象と見なす風潮に相互関係するものとして、現代の私たちが、死の文化から疎隔され、死に向き合うすべを知らない、あるいは何か共通のものを持ち得ていないという今日的状況がある。シュローダー＝シーカーの場合、彼女は職場で教えられた実に機械的な（文化的ではない）やり方を、職務として頭では理解したが、何か違和感を覚えていた。しかし、その施設には、役立てられる体系的なツールやそれを創り出すための方法があるわけではなく、そのやり方に従うしかない、そういった状況だった。

　シュローダー＝シーカーは後に振り返って、1970 年代始めの米国では、たとえ良い医療センターや長期ケア施設であっても、臨死期あるいは亡くなった

人の世話は、慈悲心のある献身的な看護師たちによって、それもどことなく非公式に行われていて、施設として組織的に、また制度的に取組まれていなかったことに触れている。当時、死は「対戦相手」、「敵対する者」、「終わり」、そして確実に「医療の失敗」と捉えられ、死が人間のライフサイクル満了の一環（a part of the fullness of the human life cycle）であるとは、あるいは、それぞれのいのちに栄誉を与え、より完全に私たちを人間にする可能性を秘めた重要な出来事であるとは、広く認められていなかったという［Schroeder-Sheker, 2001, 16］。「タブー視される死」及び「死の医療化」の傾向の一端である。彼女の苦痛はこのように、一つには、死のタブー化傾向の中で、死・死に逝く人と関わる有機的で文化的な手立てから疎隔された状態から来るものであった。

12 　このことについてシュローダー＝シーカーは、この牧師の助言内容・やり方の斬新さと、1970 年代はじめのアメリカの文化的・思想的風潮（現代のスピリチュアリティ文化）◆13 との関連について、次のように話している。

　　　彼は、まもなく世俗世界が、宗教に関与しない新しいスピリチュアリティ（超越的次元／人間を超えた存在に触れることを探求する道）を支持し始めるだろうということに、すでに関心を持っていました。当時、若者は解放された気分のなか、あらゆる資源に目を向けました。しかし次の 30 年で、〝スピリチュアリティ〟がこれほどまでに一般的になるとは思っていませんでした。アプローチの仕方は混沌としたものでしたが、新しいものは魅惑的・衝撃的で、絶賛されて広められました。人々は存分に、新しい方法や手段を探し求め、読んで知り、適応し、称賛し、他の伝統の断片を取り入れたりしました。私たちは本当に、神に、意味に、より深い何かに飢えていて、答えを求めていたのです。

　　　友人の多くは度々インドに行き、自分の最初の宗教から離れる人もいました。新しく出会った師によって心動かされ、アシュラム（ヒンドゥー教の僧院）や新しい生活共同体で生活する人もいました。その人たちは概して東洋に関心を向けていました。しかし私はまだ、自らのアイデンティティを探し求める道を歩き始めたばかりで、それを深めたいと思っていました。しかし生きた方法で、どのような道を歩んだらいいのか、実際のところ全く分かっていませんでした。ただ、当時私は自分自身の宗教伝統であるカトリックを理解することさえ始めていなかったのですが、私にとって聖餐は本当に神秘的で、福音書朗読は飽きることはありませんでした。

　　　自分の宗教から離れることなく、そこからスピリチュアリティ（内面性）を深め始めることができたのは彼のおかげです。彼は、ひとや社会の役に立つためには、また現実をよく認識するためには、個人的に努力を要する宗教

　的修練に根差している必要があると自覚していて、そう教えました。私はこのことを、まさに、彼のスピリチュアリティ（沈黙・瞑想のウォーキングという彼のあり方・生き方）によって納得しました。[Schroeder-Sheker, 2001, 19-20; 下線は引用者による]

　以上から見て取れるように、シュローダー＝シーカーは、当時の文化的・思想的風潮（「ニュー・エイジ〔New Age〕」と称される）に言及している。そして彼女自身、個人の生き方に関わる事柄として、何か新しい形でスピリチュアリティ（内面への道・方法）を求めることに一目置きながらも、キリスト教という宗教伝統に属し、その信仰を深めながら、宗教的感性と内面へと向かう道の両方を深めていくことが可能であることを、この牧師のスピリチュアリティ（沈黙・瞑想のウォーキングという彼のあり方と彼の考え方・生き方）によって納得したと言明している。ウォーキング瞑想を介しての牧師との邂逅が、シュローダー＝シーカーに、いかに大きな影響を与えたかがここに窺い知れる。

13　「現代のスピリチュアリティ運動・文化」の動向については、すでにDowney [1997]、島薗 [1996, 2007]、樫尾 [2012] 等による丁寧な分析がある。彼らの言説に従いながら大まかにまとめるならば、現代のスピリチュアリティ運動・文化と呼ばれる同時代的現象とは、従来は特定の宗教の枠の中で、ある一定の教義、形態、制度に則って探究され経験されるものであった神の力、霊・スピリット、聖性といったものが、その枠を超えて、個人が自由に探求し、そのことを通して、より深いレベルでその人が人生を送るためのもの——インスピレーション、意味、つながり、希望、超越的なあり方といったもの——により関心が向けられるようになった現象である。

14　観想的実践には、①問題に取り組むのに必要とされる集中した注意力を養う、②学習や研究の素材の直接経験をもたらし、その理解を深める、③感情面を安定させ、慈悲心を養い、つながりを生み出す、④個人にとって重要なものを明確にし、人生の意味や目的を見つけ出すことに役立つ、といった特徴があることも報告されている [中川, 2014, 106-110]。

15　シュローダー＝シーカーが臨死の人に静かに歌いかけ、そのなかで癒しが生じてきたこのＣの場面は、「音楽の癒しのちから」に関心を寄せる現代の研究者たちによってしばしば言及されている [若尾, 2000; キャンベル, 1999; ゲイナー, 2000 等]。彼女自身もこの経験のあと、ひびき・音楽の生理学的作用や音響物理学、また癒しの伝統を研究し、当時のこの出来事は、思わず行動して生じたことだったが、音の骨伝導や同調作用によって起こった現象だったとその原理を推察している。その妥当性の真偽についてはここでは触れないが、このような事象の経験がきっかけとなって開発されたミュージック・サナトロジーは、

近年、ターミナル臨床の場だけでなく、魂の次元を含んだ心身統合医療やヘルスケアの分野でも注目されるようになっている。

16　緩和ケアにおけるミュージック・セラピィの歴史はまだ浅く、1977年、カナダのロイヤル・ビクトリア病院での緩和ケアサービスにおいて試験的に開始されたのが、その実践の始まりだと言われている［Hollis, 2010, 17＝2014, 30］。翌年には、その実践報告［Munro & Mount, 1978］がなされたが、概論や効果などに関する研究報告は、欧米を中心として、1980年代後半から本格的に見られるようになった［Rykov & Salmon, 1998; Hilliard, 2005; 伊藤. 2011及びPubMed検索による］。日本においては、ミュージック・セラピィ（音楽療法）がホスピス・緩和ケア施設に取り入れられているケースが少なく（全体の2割）、この領域の研究はまだ極めて少ないのが実情である。

　「ミュージック・セラピィ」とは、Morris［2009］によると、気晴らし、あるいは、感情、行動、生理機能に望ましい変化をもたらすために、音楽を計画的に適用することに関係した行動科学である。そこでは、生命プロセスをサポートし、QOLを支援するために音楽が使われる。この場合の音楽の使用は、患者にエネルギーの蓄えがあることを前提としており、患者は、歌うことや音楽を創ること、あるいは積極的に聴くことを通して、相互に関わったり応答したりすることによって、改善や変化、統合を手助けされる。

　アメリカ音楽療法協会会長を務めたことのあるブルシア（Bruscia, K）は、ミュージック・セラピィにおける患者とセラピストの関係性に焦点を当て、ミュージック・セラピィを、「クライエントが健康を改善、回復、維持するのを援助するために、音楽とそのあらゆる側面——身体的、感情的、知的、社会的、美的、そして霊的（スピリチュアル）——を療法士が用いる、相互人間関係的プロセスである［ブルシア，2001, 282］」と定義した。ここにはスピリチュアルな側面の言及がある。またWHOの定義*［2002］によると、緩和ケアは、患者とその家族に対して、痛みやその他の身体的、心理社会的問題のほか、スピリチュアルな問題にも目を向け、的確なアセスメントと対処を行い、QOLを改善するアプローチである。従って、緩和ケアの音楽療法は、必然的に、スピリチュアルな意味合いを持っていると推測される。

　＊WHO（世界保健機関）の緩和ケアの定義［2002］は以下の通りである。「緩和ケアとは、生命を脅かす疾患による問題に直面している患者とその家族に対して、痛みやその他の身体的問題、心理社会的問題、スピリチュアルな問題を早期に発見し、的確なアセスメントと対処（治療・処置）を行うことによって、苦しみを予防し、和らげることで、クオリティ・オブ・ライフを改善するアプローチである。」（日本ホスピス緩和ケア協会online、「ホスピス緩和ケアの歴史と定義」より抜粋）

17　例えば、中山［2001］；久保田，北島，西入ほか［2005］；湧永［2008］；北川，

桑名，岡安［2009］；濱野，那須，六波羅ほか［2009］；伊藤・丸谷［2013］等。

　実際、音楽介入の結果として、身体面、心理・精神面、社会面などの多要素にわたる変化及び QOL 効果が認められ、それによって、ミュージック・セラピィの有益性が示唆される研究は、海外に目を向けても多い［Munro, 1984; Magill, 1993; Hilliard, 2003; Clements-Cortes, 2004; O'Callaghan & McDermott, 2004; Gallagher, Lagman, Walsh, Davis and Legrand, 2006; Horne-Thompson & Grocke; 2008; O'Kelly, 2008; O'Callaghan & Magill, 2009; Teut, Dietrich, Deutz, Mittring, and Witt, 2014 等］。

　これらの研究は、対象者への影響が、多面にわたる、つまり、〝全体的〟（ホリスティック）であるという意味において、緩和ケアにおけるミュージック・セラピィは、「スピリチュアル」あるいは「スピリチュアルケア」の可能性をもっているということができるかもしれない。なお、「スピリチュアリティ」を、「まとまりを持った一人の人間を丸ごと捉えた人間性」と捉え、その人を丸ごと包み込むような全人格的なケアを「スピリチュアルケア」と呼ぶという考え方については、西平［2007］から示唆を得ている。

18　海外（米国、英国、オーストラリア）にはこの種のニードについての研究、すなわち、ミュージック・セラピィが「いのちの究極的な意味の省察」、「死を越えて生きるいのちの実感」、「安らかな死のための準備」、「超越性、信仰や希望」に貢献することを示唆する研究報告が散見される［Munro & Mount, 1978; Hogan, 1999; Magill, 2009; McClean, Bunt & Daykin, 2012 等］。

19　このようなはたらきを「霊性（スピリチュアリティ）」と称し、それが私たち人間に生得的に備わっている資質、能力あるいは機能であることについては、すでに安藤［2007］、島薗［2007］、窪寺［2008］等によって詳述されている。また、日本的スピリチュアリティの構造については、窪寺［2008］及び谷山［2009a］によってモデル提示が為されている。さらに西平［2007］は、英語の「spirituality」と日本語の「霊性」のズレに注目し、スピリチュアリティ（というカタカナ表記の語）に託された意味の多様性を丁寧に整理すると共に、この言葉の持つ様々な意味内容及び強調する側面に留意して、「霊性（スピリチュアリティ）」の様々な用語例を提示してくれている。なお、ここでの〝多元的〟とは、ⅰ）現実に経験する死に逝くという事象及び死に逝かんとしている他者との関係性（現実的次元）、ⅱ）自己の深み・内面との関係性（内的次元）、またⅲ）超越的存在との関係性（超越的次元）の三つの次元を意味している。「現実的次元」、「超越的次元」、「内的次元」は、谷山から示唆を得、彼の表記に倣った。

20　ここでは、「理論と実践を含めた現在進行形の出来事」といった意味で「運動体」という言葉を使用している。

21　音楽経験を通したスピリチュアルケア」の「通した」という言葉は、「による」・「と共にある」・「の内にある」（英語で言い表すところの「by/with/in」）を

意図して使用している。

22　ここに挙げた、「スピリチュアリティ」という言葉の意味内容の各側面の吟味に際しては、西平［2007］、窪寺［2008, 22-26, 32-44］及び安藤［2007］を参考にした。

23　「スピリチュアリティ」の言葉の意味の一側面を表す名称（「宗教性」、「超越性」、「内面性」、「実存性」）については、西平［2007, 85-87］の「霊性^{スピリチュアリティ}」の訳語案における用例中の表記に示唆を得ている。

24　シュローダー゠シーカーの代表的著作、「Music for the Dying: A Personal Account of the New Field of Music-Thanatology – History, Theories, and Clinical Narratives」（1994）と『Transitus: A Blessed Death in the Modern World』（2001）に登場する spiritual/spirituality の意味を整理した。spiritual あるいは spirituality という語が登場してくる文脈は合計86か所で、その文脈に沿って意味を吟味し、ここに挙げる八つの側面を特定、整理した。

■第1章　ミュージック・サナトロジーの現在

1　本節は Schroeder-Sheker［2001, 2-3］、Peck［2009, 10-17］、及び Horrigan［2001, 68-77］を参考にしてまとめた。

2　ワイヤー弦を使用していない、また臨床施設への持ち運びが可能なレバー式ハープ。

3　ミズーラでの臨床実践と養成教育は、「音楽の癒しの力」に対する当時の社会的注目と相まってメディアを介して多く紹介され、医療・福祉従事者や教会関係者のみならず、一般の人々にも広く知られるところとなった。地元の新聞、雑誌、テレビでの紹介は枚挙にいとまがないが、代表的なものとして1996年12月25日にABCニュースライン内で放映された「The Gift──生と死のはざまで」がある。また日本では1997年、『春秋』第385号内のエッセイ「この世で最後に聴く音楽」［若尾裕、pp.21-24］において初めて言及された。また2009年10月31日の『河北新報』においては、「西洋版おくりびと：ハープ奏で最期に寄り添う」と題して、CORPの修了生がオレゴン州ポートランドで実践する様子の取材記事が掲載された。

4　The Chalice of Repose Project. "Education Program, Overview of Offerings" CHALICE OF REPOSE PROJECT: THE VOICE OF MUSIC-THANATOLOGY. Home page on-line. Available from http://chaliceofrepose.org/ed-overview/ (accessed on February 1, 2021).

5　ヨシュア・リーズとのインタビューにおいて、シュローダー゠シーカーは次のように話している。「病院あるいは医療機関の場にいなければ、望みはない

ということを、1980 年代の後半頃までに私は確信していたと思います。もし私たちが純粋なリベラル・アーツの環境のなかに留まるならば、私たちは単に一つのアイデアに留まったままだったでしょう」[Hollis, 2010, 24=2014, 42]

6　原文は Rosenberg, K. 2009. "Musically Midwifing Death." *Common Boundary*, 8（5）: 9-12 であるが、Hollis［2010, 24=2014, 43］から引用した。

7　シュローダー = シーカーの代表的著書 *Transitus* の中で語の説明がまとまって行われている箇所の言明［Schroeder-Sheker, 2001, 15］を記した。

8　第 9 章及び第 11 章で詳しく検討するが、「観想的修練」とは、感情と思考、肉体と精神を統合させて、「今ここ」に十全と開かれた意識状態でその場に居ることを訓練する修練のことである。

9　次節及び第 10 章で詳述するが、患者のその時の状態や様子（主に呼吸パターンや心拍、皮膚の色等）に合わせてハープと歌声で紡ぎ出された音・音楽のことを言う。シュローダー = シーカーが創り出した音楽の概念であり、ミュージック・サナトロジー特有の用語。

10　「ミュージック・サナトロジー（music-thanatology）」はシュローダー = シーカーによる造語である。

11　MTAI. "Music-Thanatology" Home-page online. Available from http://www.mtai.org（accessed on February 1, 2021）.

12　プリスクリプティヴ・ミュージックを通しての身体面及び感情面の働きかけについては、次のように説明されている。

　　この音楽は、痛み、落ち着きのなさ、動揺、不眠と困難な呼吸などの身体的症状をゆるめるのを助けます。またそれは、そこに居る人々を深く癒すような静穏さを提供します。人々は、美しく、親しさと憐れみ深さの雰囲気のあるひびきに包まれて休息し、怒り、恐れ、悲しみ・嘆きのようなつらい感情から解放されていきます。

　　また、「スピリチュアルなニーズ」に応答することについては、次のように書き表されている。

　　ミュージック・サナトロジーは、患者を楽しませたり、気を紛らわせることを目的としません。その代わりに、患者がまさにその人自身のやり方で、手放すという解放のプロセスに入っていくことができるようにします。またそれは家族に、非常に親密で安全なスペースを提供し、その中で患者と共に居る・すごす機会を与えます。そこでは言葉は必ずしも必要ではなく、口にされるとしたらその言葉は、その音楽によって助けられて、心の深いところからやってきます。

13 同時に資格認定プロセスについても明確にし、MTAI 認定による資格認定制度を創設した。2009 年にはオレゴン州 Lane Community College と提携して研修プログラムをスタートさせている。

14 MTAI, "Certification." Online. Available from https://www.mtai.org/certification/ (accessed February 1, 2021).

15 SH では、スタッフが、患者の死に逝くプロセスにより近づいていくようになったという。スタッフから患者への、またスタッフ間での会話が変わり、自分たちは、ケアを避けるよりも、むしろ優しく愛情をこめて、患者と共にいたいと思っていたことに気付かされた、ということであった。PS のキーパーソンは、ミュージック・サナトロジストの余裕のあるおおらかな存在と機転の利いた音楽が、病院の空気を和ませたことを印象深く語っている。Med の最高責任者は、ミュージック・サナトロジーが、患者と家族の両方に同時に、感情的にとても強い影響を及ぼすという点で比類のない優れたものであると指摘している。

16 ケアをめぐる社会制度や福祉政策の側面は、本書では触れないが、ミュージック・サナトロジーの現場実践は、自ずと経済面を含めた制度や政策の問題と関わり合ってくると思われる。今後の課題としたい。

17 現在の彼の活動詳細については、https//www.robertsmusic.net/home-2/music-thanatology/ (accessed on February 15, 2021) を参照。

18 研究経過報告については次節でふれる。

19 シュローダー＝シーカーは、死に逝かんとしている人へのプリスクリプティヴ・ミュージックの重要性を第一としたうえで、プリスクリプティヴ・ミュージックの原則が他の患者層に応用でき、適切な影響力を持つだろうということを、最初のヴィジルを経験したときからすでに見込んでいたという［Schroeder-Sheker, 2001, 16］。

20 JELA.「リラ・プレカリア（祈りのたて琴）」Online. Available from http:www.jela.or.jp/lyraprecaria.html（accessed January 6, 2014 当時）.

21 JELA.「リラ・プレカリア」Online. Available from https://www.jela.or.jp/lyraprecaria/（accessed February 16, 2021）.

22 2013 年 5 月 19 日 Carol Sack へのインタビューより。

23 この点についてはサックも非常に注意を払っており、「リラ・プレカリア」のホームページに、「リラ・プレカリアとミュージック・サナトロジーの違い─キャロル・サックの見解」と題した文章を掲載している（JELA.「リラ・プレカリア〔祈りのたて琴〕)」Online. Available from http://www.jela.or.jp/lyraprecaria/index.html（accessed March 16, 2017；当時）.

24 研究が行われた医療センターでは、「観察記録」には、患者の心理反応と言

動に表れた反応を、25の要素項目にわたって観察し、記入するようになっていた。

25　ヴィジル照会時の情報（患者の診断内容、薬物に関する情報、患者及び家族の感情の状態、その他の情報）や、ヴィジルの最中の出来事（開始時の患者の様子と音楽の選択、観察した患者及び家族の変化、話された会話、音楽が処方されたプロセスなど）の詳細が含まれる。

26　ここでは、7項目（「落ち着いている」「幸せである」「平穏である」「気楽でいる」「疲れている」「心配である」「悩み・悲しんでいる」）にわたって1（全くそうでない）から7（全くその通りである）の尺度で番号に○印をつけてもらうという手法が採られた。

■ 第2章　ミュージック・サナトロジーの応用──ハープ訪問と「ケア」の実際

1　筆者のハープ訪問は、ホスピスケアやスピリチュアルケアに関連した研修会や講習会などで、筆者が行ったミュージック・サナトロジー実践についてのプレゼンテーションや実演を見聞きし、その趣旨を理解している看護師によってコーディネートされている。

2　筆者の場合、日本で応用実践を行うにあたって、このように称している。

3　「還元」の手法を用いて対象者の実存的意味を記述した手順・結果については、里村［2012］を参照。

4　このことについては第3章で詳しく検討する。

■ 第3章　死に逝く人のケアに臨んで──ホリスの調査レポート

1　第1章第3節で挙げた以下の施設である。オレゴン州ユージーン、ピースヘルス・セイクリッド・ハート医療センター（Peacehealth Sacred Heart Medical Center）、オレゴン州ポートランド、プロビデンス・ポートランド医療センター（Providence Portland Medical Center）、オレゴン州ポートランド、プロビデンス・聖ヴィンセント医療センター（Providence St. Vincent Medical Center）、及びイリノイ州グレンビュー、ミッドウエスト緩和ホスピスケアセンター（Midwest Palliative and Hospice Carecenter）。

2　その人ひとまとまりの全体性への関わりの側面、及び、一個人と一個人を有機的に結ぶ側面については、第2章で扱った、ハープ訪問のケア的な意味の検討においても見出された様相である。このことは、ミュージック・サナトロジーを通して死に逝く人への「ケア」の意味を考えていくとき、個人内あるいは対他者との関係性とその変容（深まり）がテーマとしてあることを再確認さ

せ、補強するものであると言えるかもしれない。

3　　ホリスは、直接話法と間接話法の両方の方法でインタビューを書き表している。ここでは、語りの内容をなるべくそのままの言い回しで呈示するために、直接話法の内容のみを取り扱った。

4　　ホリスはこの項目で14例のインタビュー内容を取り上げているが、直接話法で書き表されている12例を列挙する。

5　　「プリスクリプティヴ・ミュージック」については、第1章第2節で大まかに触れたが、「プリスクリプティヴ・ミュージックを〝創り出す〟」という音楽的なやり方については、第10章で詳述する。

6　　このほか、間接話法で書き表されている内容として、「音楽は施設を差別化し、ホリスティックな環境を創る」、「音楽があるからここで働きたいと申し出るスタッフもいる」が含まれていた。

7　　この考え方は、ドカ［Kenneth J. Doka, 2015］の省察を参考にした。

8　　日本語版［2014］の「はしがき」でこのように述べている。

■第5章　クリュニーにおける看取りの慣わし

1　　（PART II導入部）　第3節で詳述するが、この看取りの慣わし・儀式は、クリュニーの修道士によって書かれた『慣習書（customary）』の中の一部分の内容である。儀礼的な慣習だけでなく、クリュニー共同体の伝統的な慣わしや作法の記述が含まれている。（シュローダー゠シーカーが啓発されたと述べているのはこの両者である。）したがってこれ以降、「看取りの慣わし・儀式」という表記を用いるが、文脈によって「看取りの慣わし」あるいは「看取りの儀式」という表記をとるものとする。

　　なお、これと関連して、第1節以降で登場する「死の儀式（the death ritual）」という言葉は、歴史学者パクストン（Paxton, F.）による用語である。看取りの期間を含め、逝去直後、葬儀、埋葬及びその後何年にもわたる追悼・慰霊から成る〝クリュニーの死に対する一連の取り組み（慣わし・儀式）〟を意味している。パクストンは看取りの慣わし・儀式も「死の儀式」の一部として捉えてそのように呼んでいる。本書では、パクストンの見解や研究に言及したり、そのことを取り扱うときには彼の用語「死の儀式」で統一させた。

2　　パクストンは以下の3点の一次資料にあたっている。Bernard, Monk of Cluny（Bernardus Cluniacensis）, "Old Cluniacensis," in Marquard Herrgott, *Vetus Disciplina Monastica*（Paris: Osmont, 1726）, 133-364、Ulrich, Monk of Cluny（Udalricus Cluniacensis）, *Antiquiores consuetudines Cluniacensis Monasterii*," in Luc d'Achèry, *Spicilegium*（Paris: Montalant, 1723）, 1.641-703、及び repr. In Jacques-

Paul Migne, *Patrologiae cursus completus*, Series Latina（Paris: Migne, 1844-1891）, 149.643-778 である。

3 Bernard, Monk of Cluny（Bernardus Cluniacensis）, "Old Cluniacensis," in Marquard Herrgott, *Vetus Disciplina Monastica*（Paris: Osmont, 1726）の pp.190-200 の部分と、Ulrich, Monk of Cluny（Udalricus Cluniacensis）, *Antiquiores consuetudines Cluniacensis Monasterii*," in Jacques-Paul Migne, *Patrologiae cursus completus*, Series Latina（Paris: Migne, 1844-1891）, 149 巻の pp.770-778 の部分。

4 この仕事は、1993 年、St. Dunstan's Press, Missoula から、*A Medieval Latin death Ritual: The Monastic Customaries of Bernard and Ulrich of Cluny, Studies in Music-Thanatology 1.* として出版された。なおこれは、1980 年にパクストンが University of Washington, Seattle に提出した修士論文である。

5 第 1 章第 1 節で触れたチャリスオブレポーズ・プロジェクト：the Chalice of Repose Project, 略称 CORP のこと。

6 上記注 2 と同じ。

7 初代（910-927）修道院長。ブルゴーニュ地方の貴族出身。サン゠マルタン修道院の修道士であった 870 年頃、修道院改革のためにアニアヌの修道院に派遣されて修行を積み、直接的にではなかったが、その修道院を設立したアニアヌのベネディクトの影響を強く受けた。（アニアヌのベネディクト（750 頃—821）は、幾多の訓練をかいくぐった後に、幽閉の地に独居する達人的苦行者の生活ではなく、穏健な共住生活こそ修道生活の理想であるという確信を得、広壮な修道院の建設に着手したと言われている。また多くの戒律を試行した後、『聖ベネディクトの戒律』を唯一の修道規則として修道院改革を行なったことでも知られている。）ベルノは自身が修道院を設立した際、修道士たちに『聖ベネディクトの戒律』を遵守させ、私的財産を禁じ、服従と沈黙を強要し、院長には広範な懲戒権を留保した。クリュニー設立準備時に彼が居住したボーム（Baume）修道院には、彼の構想に惹かれた多くの修道志願者や旅客が訪れたという［関口, 2005, 48-50］。

8 Saint Odilon de Mercoeur, 第 5 代（994-1049）修道院長。

9 Saint Hugues de Semur, 第 6 代（1049—1109）修道院長。

10 Saint Odon, 第 2 代（927-942）修道院長。歴代のクリュニー修道院長のうちで、旺盛な著作活動を行った人物として知られている。

11 Schroeder-Sheker［2001, 24-25］の見解を参考にした。

12 原典は、Jacques Hourlier, "St. Odilo's Monastery" in Noreen Hunt（ed.）, *Cluniac Monasticism in the Central Middle Ages*（New York; Macmillan, 1960）であるが、ここでは Schroeder-Sheker の文献［2001, 25］から引用した。

13 関口の文献［2005, 159-160］から引用した。

14 オディロンの教令は、次のように述べている。「…（この日は）すべての修道

士が個人もしくは共同体で、世界の初めから終末まで存在した死せるすべての信徒の魂の平安のためにミサを施行するべきである。」「……さらに我々は、この決定が永久に効力をもち、クリュニーだけでなく、クリュニーのすべての従属院においても遵守されるように望み、要求し、かつ命令するものである。もしも誰かがこの我が修道士たちの創作なる先例に倣うならば、彼はすべての誓われた善行に与ることが許されるであろう。」［関口，2005, 160, 278］

15　この言い回しは関口［2005, 278］の表現を参考にしている。

16　この見解は、Schroeder-Sheker［2001, 26］及び、関口［2005, 289］を参考にしている。

17　原典は、*Odonis abbatic Cluniacensis Occupatio*（924）であるが、Schroeder-Sheker, 2001, 27 から引用した。

18　この精神性は、興味深いことに、現代のベネディクト会の修道士に受け継がれている。スタインドル゠ラスト（David Steindle-Rast, O.S.B.）は、修道院生活の中心的なテーマは、「今この瞬間にどのように私たちが注意を払い応答しているか」であると述べ、詩編詠唱は、今この時の霊的メッセージに意識的に応答する方法、すなわち、物理的な時間には決して見出されない〝永遠の今〟を経験することであるという見解を示している。彼によれば、各時課で詩編を詠唱することは、その一日を、自然な本来のリズムで生きるように私たちを招き、私たちに真の自分を取り戻させる。その結果私たちは、今この瞬間の音・音楽に耳を傾けることができるようになると共に、自分自身の深奥にある扉をひらき、沈黙・静寂の音楽、すなわち、宇宙を流れる神聖ないのちの息に耳を傾けることができるようになるというのである［Steindle-Rast and Lebell, 1998, 117-118］。現代に生きるスタインドル゠ラストが聖務の詩編詠唱のうちに見出している深奥の静寂、そしてそこからつながっていく神聖ないのち。これこそが中世に生きたオドンが見出し、修道士として生きる神髄としたことである。

19　Paxton & Cochelin［2013］の pp.56-109 に基づき、主に英語翻訳部から訳出した。本章第1節の「3｜資料と検討範囲」で述べたように、パクストンとコヘーリンによる復刻版は、ベルナールとウーリッヒによって書かれた文書が整理統合されたものである。パクストンによれば、両者は同じ時期（1080年から1085年頃）に書かれており、ベルナールの文書テキストの三分の二は、ウーリッヒのものと同じであるという。両者の正確な関係は長い間の研究関心であり続けているが、パクストンは、ベルナールがウーリッヒの記述をさらに詳しく説明したか、ウーリッヒがベルナールの記述を縮小したかのどちらかではないかと推察している。ただ記述の動機については明らかにされている。すなわち、ウーリッヒは、ベネディクト会ヒルザウ修道院の院長ウイリアム（クリュニーをモデルにして修道院改革を行いたいと望んでいた）のリクエストにより執筆を行

った。一方、ベルナールは、当時クリュニーが成人請願者・修道士をより多く
受け入れるようになり、その結果、幼少期から修道院に入り、そのしきたりや
作法を体で覚えて身に着けている修道士のほうが少なくなったため、成人請願
者の多くの疑問や質問に答えるために執筆を行ったのである。また、ベルナー
ルは年少期からの献身者で（ウーリッヒは 30 歳を過ぎてクリュニーに加わった成
人献身者であった）、執筆当時、修道院の図書および典礼の責任者を務めており、
この点がウーリッヒの文書を加筆・詳細化できた要因として考えられることも
パクストンは提示している［Paxton & Cochelin, 2013, 25-26］。

20　カトリック教会の伝統で、信者が自分の罪を告白し、司祭を通して神のゆる
しを受ける秘跡のこと。

21　聖別された油を病人に塗油しながら、司祭が「この聖なる塗油によって、慈
しみ深い主が聖霊の恵みであなたを助け、罪から解放してあなたを救い、起き
上がらせてくださいますように」と祈ることにより、その人の苦しみを和らげ、
慰めを与え、最後のときが来ているならば、平安のうちに自分のすべてを神の
御手に委ねるように励ます儀式。「病者の塗油」はカトリック教会では「秘跡：
目に見えない神の恵みのしるし」の一つとされている。
　「病者の塗油」は、原始キリスト教の時代、イエスから派遣された使徒たち
が油を塗って病人を癒していたことに由来しており［マルコによる福音書 6：13］、
地中海沿岸地方では紀元 1 世紀頃から、司祭にオリーブ油を聖別してもらい、
それを信徒たちが病人のもとに運び、家族の者がそれを病人に飲ませたり身体
に塗っていたりしたことが伝えられている。その後「使徒ヤコブの手紙」の中
の一節の影響もあり、病者の塗油は祈りや詩編唱と組み合わされて、徐々に儀
式としての公的な形に整えられていき、トリエント公会議（1645-63）では、
秘跡の一つに加えられた。しかし 12 世紀以降、次第に、病者の儀式は臨終を
迎えつつある病人にしか施されないようになり、長い間「終油」の儀式と呼ば
れていた。第 2 ヴァチカン公会議（1962-1965）の折、「病者（終油）の塗油」
について見直しが議論され、以後「病者の塗油」は、病気あるいは老齢のため、
死の危険が心配される人にも施行されることになっている［日本カトリック典礼
委員会編集（1980）『カトリック儀式書 病者の塗油』カトリック中央協議会, 7-8］。

22　「病者の塗油」の聖書的根拠とされた「ヤコブの手紙」第 5 章 14-16 節の 15
節（「信仰に基づく祈りは、病人を救い（ます）」）をめぐる解釈。「救う（原語
salus）」の部分が、中世ラテン語聖書では「身体的健康」と「魂の救済」のい
ずれの意味にも、あるいは両方の意味を持つものとして解釈できるように翻訳
されていたため、「塗油」を身体的な回復というよりも、死のための準備にお
ける儀式的な清めの手段として見なす傾向があった。その経緯と詳細について
は Paxton & Cochelin, 2013, 183 を参照。

23 　アニアヌのベネディクト（750-821 頃）は幾多の訓練をかいくぐった後に、幽閉の地に独居する達人的苦行者の生活ではなく、穏健な共住生活こそ修道生活の理想であるという確信を強めるに至り、『聖ベネディクトの戒律』を全面的に採用した修道院（サン＝マルタン修道院）を創立した。また多くの戒律を試行した後、『聖ベネディクトの戒律』を唯一の修道規則として修道院改革を行った［関口，2005, 48-50］。

24 　8 世紀頃、アイルランド発祥の、死を前にした人への塗油は、アイルランドの修道院と交流のあったフランク王国内の修道院に広まり、9 世紀の初期には西ヨーロッパ各地の修道院の集会で多く使われるようになった。そのようななかで修道士たちは、「塗油」を身体的な回復というよりも、死のための準備における儀式的な清めの手段として見なすようになった。また病人のために祈ったりミサで詠唱したりすることはそのまま慣行としながらも、次第に、塗油は「死に逝くとき」のために取っておくようになっていった。パクストンは、注 22 に叙述したような多義的な聖書解釈がこのような傾向を容易にさせたという見解を示している［Paxton & Cochelin, 2013, 183］。

25 　パクストンとコヘーリンの復刻版では、詩編の番号はラテン語ヴルガタ訳における番号が付されている。本稿はこの番号を採用し、すぐ後に続けて『聖書 新共同訳』［日本聖書協会発行］における番号を（　）内に付した。また、詩編の詩句の訳出にあたっては、『聖書 新共同訳』ならびに、典礼委員会詩編小委員会訳［1972］『ともに祈り・ともに歌う「詩編」現代語訳』［あかし書房発行］を参考にした。

26 　11 世紀のクリュニーで、詩編及びアンティフォンがどのような調べ・ふしで歌われていたかについては原本には記載されていない。またパクストンとコヘーリンの復刻版にもこの点については特定されていない。
　　なお、［　］内の旋法は、筆者がアンティフォンのはじめの語句（incipit）を手掛かりにして Antiphonale Monasticum, Antiphonale Romanum の中に認めることができるもので類推し、さらに Anderson Joseph, "Latin Death Ritual-after Paxton, Cluniac Death Ritual," Materials for Music-Thanatology Association Conference 2005 in Portland, OR の中で挙げられているものと照合して特定させたものである。

27 　共同体の毎日の集会。そこでは『聖ベネディクトの戒律』のなかの一つの章が読まれる。また、共同体が規律やその他の仕事について話し合うこともあった［Paxton & Cochelin, 2013, 246］。

28 　テキストには具体的な言葉は書かれておらず、「副院長は彼を罪から赦す（The prior absolves him and …）」とだけある。

29 　この一文の原文は「…et allevabit eum dominus,（ラテン語テキスト）」、「; and

the Lord will alleviate him; …（英語翻訳テキスト）」であったため、このように訳
出した。

30 　詩編 6：3-5 の改作
31 　出典はヨハネによる福音書 4: 46-47
32 　マタイによる福音書 8: 6-7 の改作
33 　詩編 50（51）：3, 9 の改作
34 　ヨハネによる福音書 4: 49-50, 53 の改作
35 　出典はマタイによる福音書 8: 8
38 　ルカによる福音書 4: 40 の改作
37 　出典は詩編 85（86）：2
38 　出典は詩編 19（20）：3
39 　出典は詩編 88（89）：23
40 　出典は詩編 60（61）：4
41 　13 から成る一つのグループの祈り。パクストンによれば、この一連の祈り
は、カール大帝の要望に応え、当時の教皇ハドリアヌス 1 世が 785 〜 786 年
頃、ローマ聖歌を含む聖礼典式書をカロリング朝宮廷へ送ったときのグレゴリ
オ聖礼典補遺を典拠とするものである［Paxton & Cochelin, 2013, 190-191］。
42 　第 4 文以降は以下の通り。

④「神よ、あなたは人類に救済と永遠のいのちという救済の賜物を授けて下
さいました。あなたの僕にあなたの賜物を与え、肉体においてだけでなく魂に
おいてもあなたの救済を感じさせて下さい。私たちの主、イエス・キリストを
通して。アーメン。」

⑤「天の徳である神よ、あなたはあなたの命令の力を通して、人間の肉体か
らあらゆる病気を追い払って下さいます。慈悲深い［神］、あなたの僕を助け
て下さい。彼の病気が敗走し、彼の強さが回復しますように。健康を回復して、
あなたの御名を祝福することができますように。私たちの主、イエス・キリス
トによって。アーメン。」

⑥「神聖な主、万能の父、永遠の神。あなたは恩寵という力をお持ちになり、
私たちのもろさをご存知です。あなたの愛という全き治療法・救済策を通して、
私たちの肉体と手足は活力を与えられ、苦痛は和らげられます。あなたの手を
あなたの僕に伸ばして下さい。肉体の病気が取り除かれ、彼が健康という完全
な恩寵を取り戻すことができますように。私たちの主、イエス・キリストによ
って。アーメン。」

⑦「主よ、私たちの祈りを聞いてください。そして、あなたに罪を告白して
いる人々をゆるして下さい。あなたの大きな慈悲が罪の呵責に苦しんでいる人
を癒しますように。私たちの主イエス・キリストによって。アーメン。」

242

⑧「あなたの慈悲があなたの僕を助けて下さいますように。主よ、私たちは祈ります。速やかな寛大さを通して、彼のすべての邪悪な行為が消されますように。私たちの主イエス・キリストを通して。アーメン。」

⑨「私たちの神である主よ。あなたは私たちの無礼には圧倒されませんが、悔悛によって鎮まって下さいます。私たちは祈ります。あなたに対して重大な罪を犯したと告白したあなたの僕に目を留めて下さい。あなただけが罪をおゆるしになることができます。罪や過ちの容赦は、与えるあなたのものです。あなたは、罪びとの死より彼らの悔悛を好むとおっしゃいました。それゆえ主よ、彼のゆるしの儀式を祝福して下さい。彼の行為が正され、彼が永遠の喜びで満たされますように。私たちの主、イエス・キリストによって。アーメン。」

⑩「主よ、私たちの嘆願に目を留めて下さい。あなたの僕から温情という慈悲を遠ざけないで下さい。彼の傷を癒やし、彼の罪を許して下さい。どんな重大な不正によってもあなたから離れることなく、主よ、彼が永遠にあなたに忠義を尽くす力を持つためです。私たちの主、イエス・キリストによって。アーメン。」

⑪「主よ、私たちの嘆願に目を留め、そして、慈悲深く私の話を聞いて下さい。私はあなたの慈悲を何よりも求めます。長所によってではなくあなたの恩寵によってこの仕事に就いたこの人が、奉献を成し遂げる勇気、私たちの務めを行う勇気を持つためです。私たちの主、イエス・キリストによって。アーメン。」

⑫「主よ、私たちは祈ります。このあなたの僕に悔悛の恵みをお与え下さい。ゆるしを得ることを通して罪を清め、あなたの神聖な教会を取り戻すためです。私たちの主、イエス・キリストによって。アーメン。」

⑬「最も穏やかな著述家、最も慈悲深い人類の改革者である神よ。あなたは、悪魔の罠で人間の永遠のいのちを贖ったただ一人の息子の血を通して、この僕に生気を与えます。私たちを見捨てないあなたは、この回心した人間を救い上げます。主よ、私たちは祈ります。このあなたの僕の涙があなたを哀れみに誘いますように。彼の傷を癒やして下さい。健康を与えるあなたの手を、ここに横たわっている彼に伸ばして下さい。あなたの教会の体の一部を無駄にさせないで下さい。敵があなたの家族の天罰を喜ぶことのないようにさせて下さい。洗礼を通して生まれ変わった彼に二度目の死を与えないで下さい。主よ、私たちはあなたに心から嘆願します。あなたに罪を告白した彼を許して下さい。彼はこの人生における罪を嘆き悲しんでいます。あなたの助力によって、彼は裁きの恐ろしい日に永遠の呪いの判決を逃れることができますように。暗闇に対して恐れることなく、間違った道から正義の道に引き戻されることができますように。彼がさらなる傷を負いませんように。あなたの優美さと慈悲が彼のな

かで続いていきますように。私たちの主、イエス・キリストによって。アーメン。」

43　近づく臨終について専門的に訓練された奉仕者。臨死の特有の兆候について熟知し、その〝とき〟を高度な注意力で察知して、しかるべき準備を行い、臨終の〝とき〟を共同体に知らせて招集した。修道院のメンバーではなかったが、クリュニーの生活において重要な役割を果たした［Paxton & Cochelin, 2013, 196］。なお、多くの修道院のなかで、死に逝く修道士を看病する専門家がこのように任命されているのはクリュニー修道院だけであったと言われている［Paxton, 1993, 18］。

44　具体的な詩編番号は記されていない。

45　諸聖人の祈りは、先導者の「主よ、あわれみたまえ。キリスト、あわれみたまえ。キリスト、わたしたちに耳を傾けてください」に続けて、「聖○○○［諸聖人の名前］（先導者）、△△△［修友の名前］のために祈ってください。（共同体）」という形式で唱えられる。以下がその諸聖人である。

　　「神の聖母」、「乙女処女マリア」、「聖ミカエル」、「聖ガブリエル」、「聖ラファエル」、「聖ヨハネ」、「聖ペトロ」、「聖パウロ」、「聖アンデレ」、「聖ステファノ」、「聖アレクサンドロス」、「聖マイョール」、「聖マーティン」、「聖ローレンス」、「聖ベネディクト」、「聖マイオルス」（第4代修道院長）、「聖オディロン」（第5代修道院長）、「聖フェリシテ」、「聖フローレンス」、「聖コンソルツィア」、「すべての聖人」。

46　諸聖人の祈りに続く連禱は以下の通り。（　）内が共同体。

　　憐れんでください、（主よ、彼を助けてください。）憐れんでください、（主よ、彼を解放してください。）邪悪な剣から、（主よ、彼を解放してください。）永久の死から、（主よ、彼を解放してください。）罪の重さから、（主よ、彼を解放してください。）暗闇の地から、（主よ、彼を解放してください。）あなたの十字架によって、（主よ、彼を解放してください。）聖人のとりなしによって、（主よ、彼を解放してください。）罪びとである、（私たちはあなたに懇願します、私たちに耳を傾けてください。）あなたが彼をあなたの怒りの鞭の刑から取り除いてくださることを、（私たちはあなたに懇願します、私たちに耳を傾けてください。）あなたが彼の魂を苦悩の場所から自由にしてくださることを、（私たちはあなたに懇願します、私たちに耳を傾けてください。）修友が信頼を持って裁きの日に臨むことを、（私たちはあなたに懇願します、私たちに耳を傾けてください。）彼があなたを喜ばせる者であると見てくださることを、（私たちはあなたに懇願します、私たちに耳を傾けてください。）あなたに逆らうものから彼を救い出してくださることを、（私たちはあなたに懇願します、私たちに耳を傾けてください。）永遠の喜びのうちに生きる者の世界で彼が居続けること

を、(私たちはあなたに懇願します、私たちに耳を傾けてください。) 永遠のいのちに彼がとどくように、(私たちはあなたに懇願します、私たちに耳を傾けてください。) 彼は、残酷で無慈悲な破壊による死から護るに値する者であると、あなたがおわかりになることを、(私たちはあなたに懇願します、私たちに耳を傾けてください。) 世の罪を取り除く神の子羊、(主よ、彼を助けてください。) 世の罪を取り除く神の子羊、(彼に平安をお与えください。) 世の罪を取り除く神の子羊、(彼を憐れんでください。)

47　出典は「主の祈り」の最後節。

48　出典は 4 エズラ 2: 34-35

49　出典は詩編 142（143）: 2

50　出典はイザヤ書 38: 10

51　出典はラテン語典礼の入祭の挨拶部分。

52　この見解はパクストン［Paxton, 1993, 7］から示唆を得たものである。

53　「あなたがたの中で病気の人は、教会の長老を招いて、主の名によってオリーブ油を塗り、祈ってもらいなさい。信仰に基づく祈りは、病人を救い、主がその人を起き上がらせてくださいます。その人が罪を犯したのであれば、主が赦してくださいます。正しい人の祈りは大きな力があり、効果をもたらします。」［「ヤコブの手紙」5：14-16］

■第6章　看取りの慣わしに見られる「ケア」の様相

1　「あなたがたの中で病気の人は、教会の長老を招いて、主の名によってオリーブ油を塗り、祈ってもらいなさい。信仰に基づく祈りは、病人を救い、主がその人を起き上がらせてくださいます。その人が罪を犯したのであれば、主が赦してくださいます。」［「ヤコブの手紙」5：14-15］

2　このアンティフォンはクリュニー独自のものである。

3　これらの詩編は、死に逝く人の塗油のために創られたものではない。したがって、各編の内容は塗油の施される箇所に符合しているというわけではない。

4　嘆きの詩編に見られるこのようなこころの変容プロセスを、左近は、「人間の宗教的生の基本的在り方に即応し、対応していると言ってよい」［左近, 1990, 11-12］と述べている。

5　死の儀式のプロセスの節目となる場面、すなわち、逝去直後、葬儀開始時、埋葬時、また死者のための聖務で唱えられた［Cochelin & Paxton, 107, 129, 153, 159］。

6　この考え方は、パクストンの見解［Cochelin & Paxton, 2013, 204］を参考にした。

7　第 3 章第 5 節参照。

8　Halifax, Joan. ウパーヤ禅センター創設者。70 年代前半より終末期ケアに携

わり、仏教瞑想を基盤とした臨床家プログラム Being with Dying を開発する。このプログラムは現在アメリカをはじめとして、ヨーロッパ、カナダ、アジア、中東各国の医学・教育機関などで実践され、ターミナルケアにおける効果的な訓練、支援方法として支持を得ている。日本でも 2012 年に「死に逝く人と共にあるプロジェクト」が立ち上げられ、プログラム研修が行われている。

■ 第7章　クリュニーのケア理念

1　　1990 年 WHO（世界保健機構）は、「緩和ケア」が身体的側面だけでなく精神的（psychological）、社会的、霊的（spiritual）な問題の解決に取り組む全人的ケアであると定義し、2002 年の改訂においては、その細目に「［緩和ケアは］患者のためにケアの心理的、霊的側面を統合する（［Palliative care］integrates the psychological and spiritual aspects of patient care）」を盛り込んでいる［WHO ホームページ：http://www.who.int/cancer/palliative/definition/en, August 8, 2016 アクセス］。

2　　聖書では、人間は魂（ギリシア語で psychē、ラテン語で anima、英語で soul、「霊魂」と同じ）と身体とに二分されず、神から与えられるいのちの霊によって生かされる具体的存在と考えられている。キリスト教の魂観は、魂と身体との結びつきを本性的とする点ではこれを継承しつつも、哲学的霊魂論の影響を受けて、人間の理性的霊魂が非物質的な人格存在として身体を離れても存続するという考えを強調するに至った。これは世俗化された形で近代哲学にまで流れ込んだが、現在では、魂と身体が分かちがたく結びついたペルソナ的全体が神の像としての人間像であることが再び強調されるようになっている［大貫隆、名取四郎、宮本久雄、百瀬文晃『岩波キリスト教辞典』、1212］。

3　　キリストによって罪と死の法則から解放されたキリスト者の新しい生命原理としての霊については、「使徒パウロのローマの教会への手紙」第 8 章 8-17 節がよく参照される。その 9 節「神の霊があなたがたの内に宿っているかぎり、あなた方は、肉ではなく霊の支配下にいます。キリストの霊を持たない者はキリストに属していません」においては、「肉」と「霊」が対比して語られているが、これらは肉体と精神のような人間の構成部分として捉えられているのではない。神とのつながりなしに生きることと、神によって生かされることが対比されているのである［オリエンス宗教研究所発行「聖書と典礼」2016.5.15, pp.4-5］。したがって「霊的」であることは神とのつながりにおいて生きる「人間のあり方」そのもののことと言える。

4　　詩編 143（142）の第 2 節「生きている者であなたの前に咎のない者はいない。わたしを裁かないでください」が、死の儀式全体の中で、幾度も形を変えながら登場してくること、また、この詩節の含意はクリュニーの精神性（スピリチュアリティ）の

中心であるということに関しては、第6章第2節で詳述した通りである。

5 　このような議論には例えば、藤腹，2010, 206-207; 柏木・栗林，2006, 39-40
等がある。

6 　大貫隆、名取四郎、宮本久雄、百瀬文晃編『岩波キリスト教辞典』，2002,
95。

7 　「主なる神は、土（アダマ）の塵で人（アダム）を形作り、その鼻にいのちの
息を吹き入れられた。人はこうして生きる者（魂）となった。」［創世記2: 7］

8 　「死の国へ行けば、だれもあなたの名を唱えず、陰府に入ればだれもあなた
に感謝をささげません」［詩編6:6］及び「汚れた者とみなされ　死人のうちに
放たれて　墓に横たわる者となりました。あなたはこのような者に心を留めら
れません。彼らは御手から切り離されています」［詩編88:6］。

9 　旧約聖書以来、聖書的思考の世界では、人間の生と死は単なる自然的事件で
は終わらず、神の前に集団あるいは個人として立つ人間の実存状況にこそ関わ
る。自然的・身体的死が罪の払う値であるだけではなく、自然的・身体的に生
きていても、その生は死に等しいということがある。逆に、自然的・身体的な
現実の命を神の側からの終末論的な賜物、すなわち「永遠のいのち」の先取り
として発見し直すことが可能とされる。生前のイエスの「神の国」の宣教はこ
の発見への呼びかけにほかならなかった。イエスの死後の原始キリスト教会は、
イエスの受難と復活を含むイエス・キリストの出来事全体によって実現した救
いを「永遠のいのち」と言い表した［大貫隆、名取四郎、宮本久雄、百瀬文晃編『岩
波キリスト教辞典』，2002, 134］。

10 　例えば、高木，2014, 54-57; ベッカー，2014, 147-149 等。

11 　11世紀頃に、封建貴族間の私闘に対抗して、主にフランスで起こされた教
会主導の平和運動。教会会議で、農民や聖職者など非戦闘員とその財産を保護
し、私闘を禁じ、平和の制約を行わせた（「神の平和（pax Dei）」。「神の休戦」
はその後期の形態で、特定の期間一切の戦闘を禁じた。休戦期間は1週間の
うち4日（水曜の夜から月曜の朝まで）と、待降節、四旬節、復活祭など1年の
4分の3に及んだ［大貫隆、名取四郎、宮本久雄、百瀬文晃編『岩波キリスト教辞典』，
131］。

■ 第8章　祈りのメッセージ──ケア方法論の基盤

1 　文書は、後期ローマ帝国、西ゴート王国、中世初期のアイルランド、古代ア
ングロサクソン民族支配下のイングランド、メロビング王朝及びカロリング朝
におけるキリスト教共同体に由来している［Paxton, 1990, 1］。

2 　この考え方は、次のパクストンの見解を参考にした。「人類学的立場から見

ると、[クリュニーの死の儀式すなわち] 修道士たちの精巧なジェスチャー、祈り、死と埋葬に伴う詠唱は、ベネディクト会修道院の歴史のハイライトとしてではなく、死の経験を構造化し意味を与えたいとする人間共通の衝動の注目すべき表現として出現した」[Paxton, 2012, 14]。

3　聖務日課は、朝課（夜明け時）、一時課、三時課、六時課、九時課、晩課（夕方頃日のあるうち）、夜課（就寝前）、暁課（真夜中）の8回、主聖堂で行われた[Paxton & Cochelin, 2013, 38]。

4　例えば、窪寺，2004, 89-91; 伊藤，2014, 34-37 等。

5　原典は *The Anthropology of Music*（1964）であるが、本稿は、E. ラドシー＆J. ボイル（1985）『音楽行動の心理学』徳丸吉彦，藤田芙美子，北川純子共訳，音楽之友社，153-156 を参照した。

6　構成要素とは、集まること（gathering）、神の力に意識を向けること、説教を聴くこと、信仰告白、祈り、奉献、聖体拝領、感謝の祈り、及び解散である。

7　上記注3参照。

8　具体的に詩編の何番を唱えるか、また、一つの詩編を複数の部分に分けて唱える場合にどの部分を唱えるかについての指示。

9　唱え方の指示は多岐にわたった。交唱（アンティフォン）を伴う詩編か直唱かをはじめとして、唱句、賛歌、グロリア、連禱、アレルヤ、福音書の詠頌とどのように組み合わせるか、またテンポをどのようにするかまでも『戒律』には細かく示されている [古田，2000, 70-109]。

10　「神の業（Opus Dei）」と「聖務日課（officium diuinum）」は意味の区別がないとされる [古田，2000, 66]。

11　古田 [2000] はこの態度を、「典礼に参加する者の態度をこれ以上に的確に表現することはできない」[p.112] と評している。

12　特定の箇所を明らかにはしていないが、「ミュージック・サナトロジーの聖書の教義に基づく礎石」として、人間が肉体、魂、霊からなる存在であるとする使徒パウロの神秘思想を挙げている [Schroeder-Sheker, 2001, 49]。おそらく、使徒パウロの「ローマの信徒への手紙」8章8―17節（キリスト者の新しい生命原理としての霊について）、「コリントの信徒への手紙一」6章12―20節（聖霊のすまいである体について）、「コリントの信徒への手紙一」12章4―27節（霊的な賜物について）等の箇所から感化を受けていると思われる。

13　WHO 施行理事会（総会の下部機関）において、WHO 憲章全体の見直し作業の中で、「健康」の定義を「健康とは、病気でないとか、弱っていないということではなく、肉体的にも、精神的・霊的（spiritual）にも、そして社会的にも、すべてが満たされた動的な（dynamic）状態にあることをいう [下線部が従来の定義に付加された字句、訳は筆者による]」と改め、総会提案とすることが議論

された。その結果、賛成 22 反対 0 棄権 8 で採択され、そのことが大きく報道された。しかしその後の WHO 総会では、現行の健康定義は適切に機能しており審議の緊急性が他案件に比べて低いなどの理由で、審議入りしないまま採択も見送りとなり、現在もそのままとなっている。

14 　中世のキリスト教的音楽観の基礎を作ったアウグスティヌス（Augustinus, A. 354-430）の音楽観は、おそらくクリュニー修道院にも影響を与えていた[15]と思われる。しかし、古代ギリシアに起源を発する「調和の根本原理」そのものを「ムジカ（＝音楽）」と呼び、その調和の原理を数の法則を通して探究する思索原則（音楽理論）が中世のキリスト教会に取り入れられるようになったのは、ボエティウス（Boethius, A.M.T.S. 480 頃 -534）の著作（『音楽教程』）を通してである［金澤, 1998, 21-22］と言われていることからも窺われるように、クリュニー修道院の音楽に対する態度・精神性は、ボエティウスの音楽論から少なからず影響を受けたと考えられる。そこでボエティウスの音楽論について簡単にふれておく。

　ボエティウスは音楽を次の三つに分類した。「ムジカ・ムンダーナ（宇宙の音楽：宇宙全体の調和）」、「ムジカ・フマーナ（人間の音楽：肉体と魂の調和）」、「ムジカ・インストゥルメンターリス（道具・器具の音楽：実際に鳴り響く音楽）」である。この三分類は中世の音楽の捉え方に大きく影響し、さらに、音程と数比のピュタゴラスの逸話は中世の理論書で繰り返し取り上げられることになったという。金澤に拠れば、中世の「音楽家」にとって重要であったのは、この宇宙全体が綿密な数比による「調和」の上に成り立っていて、その「調和」こそが「音楽」そのものであるという基本的な考え方であったという［金澤, 1998, 67］。つまり、「調和」としての音楽を、耳に聞こえるものとして実際に鳴り響く音楽のあり方にいわば変換させること、そしてそれを探求することが中世の音楽家の仕事でもあったのである。

　11 世紀のクリュニー修道院で実際に鳴り響いていた音楽は、このような背景のなかで創られ、伝承され、書き残されてきた単旋律聖歌である。聖歌の旋律は基本的に 8 種類の旋法体系に分類される（Ⅰドリア、Ⅱヒポドリア、Ⅲフリギア、Ⅳヒポフリギア、Ⅴリディア、Ⅵヒポリディア、Ⅶミクソリディア、Ⅷヒポミクソリデイア）が、各旋法の詳しい説明はここでは割愛する。ただ重要なのは、旋法は「モード」ともいい、「旋律の背後にはたらく音の力学（ダイナミズム）」であるということである。それぞれの旋法によって、旋律の背後にはたらく音のダイナミズムが異なるため、旋律の「雰囲気」が異なるのである。つまりクリュニー共同体は旋法を選択することで、曲の印象や表現のニュアンスは変化することを大いに意識しながら、また味わいながら聖歌を詠唱していたのである。

　もう一つ、クリュニーの音楽に対する態度・精神性で注目されることとして、〝スピリチュアルな力としての音楽観〟を挙げておく。それは聖堂の円柱の柱頭に施された彫刻に示されていることから解釈できるものである。クリュニーの聖堂は、第6代修道院長ユーグによって1088年頃より第3期の拡張工事が行われたが、その時建造された円柱の2本の柱頭には、ボエティウスが分類したムジカ・インストゥルメンターリスが表現された。上述した教会旋法の各旋法と結びつくイメージとその題辞が、一つの柱頭に4面ずつ掘り込まれたのである。例えば、第3旋法のフリギアを描写する面には、一人の平信徒が小さいハープを奏でる姿と「フリギアは復活したキリストを奏で、表現する」という題辞が掘り込まれた。このことは、クリュニー共同体が、フリギア旋法はある意味、死者の復活に関与していると信じていたことの反映である（フリギア旋法は確かに、興奮や活動に関連しているように感じられる）。また、第4旋法であるヒポフリギアを描写する面には、ベルが吊り下げられた十字架を運ぶ平信徒と、「次に、歌で嘆きをシミュレーションしながら第4旋法が来る」という題辞が掘り込まれた。第3旋法の描写が復活と魂の不死・永遠性を表現していたのは対照的に、第4旋法の描写は、死すべき運命と肉体の死を表現しているのである［Cochelin & Paxton, 2013, 36-38］。

　このように、クリュニー共同体は、音楽を活性化させる力、そして、偉大なスピリチュアルな力として捉えていたことを、聖堂建築によっても表現した。そしてその場所は彼らが声で聖歌を響かせる場所、すなわち、ムジカ・インストゥルメンターリス（声楽を生み出す人間の咽喉もまた、器具・道具の一種であるとして声楽はムジカ・インストゥルメンターリスに含まれる）という「調和」が現実に鳴り響く空間であったのである。その空間の円柱に、彼らが詠唱する旋法（音楽）の意味・はたらきが刻まれたということは、彼らがいかに音楽の力を認識し、聖歌を歌うことの中に神とのつながりを感じ、またいかに希求していたかを表していると言えよう。

15　アウグスティヌスは『音楽論』で、「音楽（ムジカ）とはよく拍子づけることの知識である」［アウグスティヌス, 1989, 241］と定義した。この定義によれば、音楽（ムジカ）は、何か他の目的のための運動ではなく、それ自身のために志され、適切に（環境に適して）運動させるように拍子づけられ、背後に数の関係に基づいた法則を持ち、理性によってのみ認識され得るものであるということを意味している。また、ムジカは数学的学問としてすべての運動するものに関係しているとアウグスティヌスは考えるのであるが、音楽に関わる主な運動は、世界を全体としてみた場合の運動と、人間の魂の運動であると捉えている。そして後者の人間の魂の運動については、音楽のリズム（数）すなわち運動によって、人間が、どのように神まで達し得るかということが、魂の運動と探究

250

されている。アウグスティヌスの音楽観は、古代ギリシアのピュタゴラス的伝統とキリスト教的な魂とを融合させた音楽哲学としてその独自性を発揮している。

16　クリュニー修道院の生活指針であった『ベネディクトの戒律』は、特にその第8章以降の修道生活の具体的な説明においては、アウグスティヌスの修道観から大きな影響を受けているとされている［古田, 2000, xxii］。

■ 第9章　ケア方法論としてのオリジナリティ

1　クリュニーにおける聖務を中心とした生活及び聖務に臨む態度や心構えについては Paxton & Cochelin［2013, 38］、及び、古田［2000, 98-99, 111-114］を参照した。

■ 第10章　プリスクリプティヴ・ミュージックの支え

1　このプロセスは、Schroeder-Sheker［2001, 11, 57; 2005a, 57］及び Hollis［2010, 35-36:2014, 61-63］を参考にし、整理してまとめたものである。

2　シュローダー゠シーカーは、拍子のない音楽（単旋律聖歌やグレゴリオ聖歌等）は、ケア対象者（死に逝かんとしている患者）を生きることに深く結びつけている織り糸を、緩やかにほどくのを助け、この世の時間的流れから解放する、という傾向をミュージック・ヴィジルの経験から見出している。また、このような生きることそのものから解き放たれようとしているエンドオブライフ期の人々を助ける音楽ないしは音楽経験を、「死に逝く人のための音楽（music for the dying）」として、「生きる人のための音楽（music for the living）」から区別している。彼女によると「生きる人のための音楽」とは、私たちを引き込み、参加させ、生きることに向かわせるような刺激を与える音楽ないしは音楽経験で、人生におけるあらゆる感情、すなわち苦しみから栄光の全範囲の経験の意味を反映し、表現する音楽である。一方「死に逝く人のための音楽」とは、人々が人間性や慈悲の深みを了知し、それを十分に味わい、さらにはそれから解き放たれるのを助けることができる、としている［Schroder-Sheker, 1994, 95; 2001, 61］。

3　シュローダー゠シーカーは、プリスクリプティヴ・ミュージックを「庭師（gardener）」に喩え、それは「地─人間─天（land-human-sky）連結という組織体全体を耕す」としている［Schroeder-Sheker, 2009b, 1］。そして同様に、プリスクリプティヴ・ミュージックの提供は、「患者─ミュージック・サナトロジスト─第三の未知なる存在（the presence of the Third or the Unknown）で構成される三重の癒す力のある関係性（a three-fold therapeutic relationship）」を築き、保持

する」としている。なお、シュローダー＝シーカーは、「神 God」という表現
は用いず、ここに記されているような the Third あるいは the Unknown のほか、
the sacred（神聖なるもの）という表現を用いている。

4　ここでの徳（virtue）とは、キリスト教的徳、すなわち、兄弟愛に満ちた言
動をもって互いに尊敬し合うことに関連した、人間関係に根差す徳のことを意
味している。

5　第1章第5節で検討したマフィンとハバーマンの研究は、プリスクリプテ
ィヴ・ミュージック・ヴィジルを通して、〝より完全に人間的になる機会（the
opportunity to become more fully human）を与えられる〟ということについて言
及している。彼らは、ミュージック・ヴィジルがどのように死に逝かんとして
いる患者（とその家族）の身体的、感情的及びスピリチュアルなニーズに応答
し、一時的とはいえ緩和をもたらしているかについての臨床ナラティヴ・ドキ
ュメントを、6事例挙げて分析している。そして次のような結果を導き出して
いる。

　すなわち、ナラティヴ・データは、第一に、プリスクリプティヴ・ミュージ
ック・ヴィジルが、ゆっくりと穏やかに、心拍数と呼吸数をより自然な状態へ
と戻していくことに役に立つということを立証する。第二に、ミュージック・
サナトロジストによって提供されるプリスクリプティヴ・ミュージックのわざ
がどのようなものかを説明する。第三に、死に逝かんとしている患者（とその
家族）、音楽、サナトロジストの間の、様々なレヴェル（身体、魂、スピリット）
で起こる、人間関係的な結びつきや相互コミュニケーションの質について示し
ている、という分析結果である。

　ここで重要なのは（マフィンとハバーマンが指摘していることではあるが）、こ
の臨床ナラティヴは、患者（とその家族）が死に逝くという時季を過ごすとき
の、質の良いケア（quality care）とはどういうことかを示唆していること、そ
してそれは、患者が死に逝くという空間・時間における、肉体、魂、スピリッ
トの微細なレベルのサインの看視とそれへの応答が（ハープと声の響き・音楽を
介して）為されているということである。

　これらをふまえてマフィンとハバーマンは、「私たちはプリスクリプティ
ヴ・ミュージックの効果にばかり目をむけるのではなく、より完全に、人間に
なる機会を与えられているという見方でプリスクリプティヴ・ミュージック・
ヴィジルを検討し理解する必要がある」［傍点、引用者］と結論づけている
［Murfin & Haberman, 2008, 70-73］。

■ 第11章　観想的修練のスタンス

1　　CORP のミュージック・サナトロジスト養成プログラムについては、Schroeder-Sheker, 2001, 64-69 を参照。

2　　『ジーニアス英和辞典』第3版, 大修館書店,「contemplative」

3　　LONGMAN Dictionary of American English, Second Edition, s.v. "contemplative"

4　　さらにここでは、このような観想的習慣・態度は古代ギリシアの時代からあり、16世紀カルメル修道会の神秘家、アビラのテレサや十字架のヨハネなどによって、神との一致に至る「祈り」の形態へと深められてことが記されている。大貫隆, 名取四郎, 宮本久雄, 百瀬文晃編［2002］『岩波キリスト教辞典』岩波書店,「観想」〔荻野弘之〕

5　　ここでは詳しく触れないが、詳細は里村［2011］で検討している。

あ と が き

　本書は、2017 年 9 月に京都大学より学位を授与された博士論文「音楽経験を通したスピリチュアルケア：ミュージック・サナトロジーの検討を通して」に、大幅に修正を施したものです。

　大学教員の職に就いた当初、私は教員養成の分野で、「人間（子ども）と音楽とのかかわり」に関する授業と研究に携わっておりました。今思うとそのことを通して、人間が音楽する意味、そして他ならぬこの私が音楽する意味を、実感できるレベルで探し求めていたようにも思います。その後個人的な経験が契機となって、その意味（生きる意味・死に逝く意味も含めて）をより深めなければという想いに内側から強く動かされていろいろな本を読んでいたときに、米国には「スピリチュアリティ」という学問領域があるらしいということを知り、どんどん意識が向いていきました。

　その頃すでに「ミュージック・サナトロジー」を耳にしていましたが、留学に際しては、人間存在の根本について神学的な面から基本を学ぶことを選びました。ただ思いがけないことに（進取の気性に富むボストンという土地柄も関係していたのかもしれませんが）、この学びの最中に出会った何人かの先生や周りの人が、これからの私の方向性・可能性の一つとして、儀式に根差した癒しの実践方法（ミュージック・サナトロジーのようなあり方）を示唆して下さいました。そして留学後、シュローダー＝シーカーとのメールのやりとりの中で受けた助言と、彼女の著書にあった "music for the living, music for the dying" の考え方が、音楽経験を通したスピリチュアルケア研究に本腰を入れさせてくれました。

　論考を始める前は、単純に、大切な人が死に逝くという時季をすごしているとき、あるいはどうしようもない苦しみを背負っているとき、この私はどのようにかかわったらよいのか、ミュージック・サナトロジーを通してその手立てを知りたいと思っていました。私自身も個人的に、親しい人との別れ

の仕方に後悔したり、誰も寄せつけずに苦悩するひとを傍観しているしかなかった苦い経験があるからです。しかし論考をすすめていくうちに、また終えた今は、この私が主導権を取って何かをするということよりも、ケア、そして音・声・音楽は、特別な注意のはたらきによって、意味をもったひとつのまとまりとして立ち現われるということ、そしてその背後には、スピリチュアルなうごき・はからいがはたらいているということに論点を移して検討することができて、どこか安堵したような、より大きな地平に開かれたような、そんな感覚を覚えています。これからまた心新たに精進して参りたいと思います。

　博士論文の主査を務めてくださった西平直先生をはじめ、審査の労を執っていただいた矢野智司先生、齋藤直子先生に、改めて御礼申し上げます。西平先生には主指導教員も務めていただき、「ミュージック・サナトロジー」という題材を、どのように筋道を立てて博士論文と成していくかという、最も肝要なところで大変お世話になりました。また「音楽経験」という言葉を尊重するように指導してくださったことにも深謝いたします。そのおかげで、音楽のあるいは音楽的方法論の効果を検証するという方向に引っ張られすぎることなく、最終的には、人間の死生（いのち）、かかわり・ケアという営みについて論考する方向で論文をまとめていくことができました。

　また中川吉晴先生（同志社大学）に深甚の感謝を申し上げます。ミュージック・サナトロジーを題材として博士論文を書きたいという私の希望に現実的な道筋を付けて下さいました。研究が博士論文という形を成し、こうして出版の運びとなるのは、先生の推進力のおかげです。

　出版実現に際しては、鎌田東二先生（上智大学）に大変お世話になりました。抱えてきたものをやっと送り出す（＝手放す）ことができて、ゆるりと、空が自分の中に創り出されていくやもしれません。本当に感謝しております。

　この御時勢にあって、本書の出版のご英断をくださいました春秋社の神田明社長、編集部の佐藤清靖さんと高梨公明さんに心より御礼申し上げます。高梨さんには、研究書としてのスタイルを尊重していただきながら、私の堅い文章表現を読者の方々につないでいくために、示唆に富んだ数々のご助言をいただきました。

　そして最後に、友人の山田陽子さん、梅戸由香里さん。論文執筆の途中、最も愛しい（と後になってわかった）人の受け入れ難い突然の死に直面して、深い悲しみと暗闇にあったとき、あなた方の深い思いやりとさりげない言動は、唯一この世とつながっていると思えたことでした。本当にありがとう。紙面を借りて厚くお礼申し上げます。

　2021 年 4 月

里村　生英

＊本書は「一般社団法人宗教信仰復興会議」の出版助成を受けて刊行されます。

初出一覧

＊いずれの章も、以下の論文をもとに、大幅な修正、加筆を加え、形を変えて組み込んでいる。

PART Ⅰ

第1章第1節…「終末期ケアにおける臨床音楽家のあり方について──音楽死生学実践家〔ミュージック・サナトロジスト〕養成プログラムにおける contemplative musicianship を通して」『エリザベト音楽大学研究紀要』第31巻，2011年，23-36頁

第1章第2節〜第4節… 博士論文のための書きおろし

第1章第5節及び第2章…「ミュージック・サナトロジーの地平からみたスピリチュアルケアの様相」『トランスパーソナル心理学／精神医学』Vol.15（1），日本トランスパーソナル心理学／精神医学会，2016年，43-61頁

第3章〜第4章… 博士論文のための書きおろし

PART Ⅱ

第5章第2節…「音楽死生学〔ミュージック・サナトロジー〕実践方法論の精神的基盤──11世紀クリュニー修道院における死の看取りの儀式による肉体のケア・魂のキュア」『エリザベト音楽大学研究紀要』第29巻，2009年，31-41頁

第5章第1節，第3節〜第4節，及び第6章〜第8章…「11世紀クリュニー修道院の看取りの慣わしにみる死に逝く人へのケア──ミュージック・サナトロジーに影響を与えたケアの精神性を中心として」『臨床死生学』第21巻第1号，日本臨床死生学会，2016年，58-67頁

PART Ⅲ

第9章… 博士論文のための書きおろし

第10章〜第11章…「ミュージック・サナトロジーの方法論──関係性と変容のアートとして」『ホリスティック教育研究』第20巻，日本ホリスティック教育協会，2017年，21-36頁

文献リスト

Clair, A. A. 1996. *Therapeutic Uses of Music with Older Adults*. Baltimore, ML: Health Professions Press. (クレア『高齢者のための療法的音楽活用』廣川恵理訳, 一麦出版社, 2001)

Clements-Cortes, A. 2004. The Use of Music in Facilitating Emotional Expression in the Terminally Ill. *American Journal of Hospice and Palliative Care*, 21 (4) : 255-60.

Cox, H. & Roberts, P. 2007. From Music into Silence: an Exploration of Music-Thanatology Vigils at End of Life. *Spirituality and Health International*, 8: 80-91.

Cox, H., Roberts, P., McGill, D., Carr, J., & Kelly, M. 2010. *The Use of Prescriptively Played Music in the Special Care Nursery* (Deakin University Report). Victoria, Australia: The Institute of Music in Medicine.

Doka, K.J. 2015. Spirituality: *Quo Vadis?* In J. M. Stillion & T. Attig (Eds.), *Death, Dying and Bereavement: Contemporary Perspectives, Institutions, and Practices* (1st Edition), 233-244. New York, NY: Springer Publishing Company.

Downey, M. 1997. *Understanding Christian Spirituality*. Mahwah, NJ: Paulist Press.

Freeman, L., Caserta, M., Lund, D., Rossa, S., Dowdy, A., & Partenheimer, A. 2006. Music Thanatology: Prescriptive Harp Music as Palliative Care for the Dying Patient. *America Journal of Hospice & Palliative Medicine*, 23 (2) : 100-104.

Gallagher, L.M., Lagman, R., Walsh, D., Davis, M.P., and Legrand, S.B. 2006. The Clinical Effects of Music Therapy in Palliative Medicine. *Support Care Cancer*, 14 (8) : 859-66.

Ganzini, L., Rakoski, A., Cohn, S., & Mularski, R. A. 2015. Family Members' View on the Benefits of Harp Music Vigils for Terminally-ill or Dying Loved Ones. *Palliative and Supportive Care*, 13 (1) : 41-44.

Hilliard, L.E. 2005. Music Therapy in Hospice and Palliative Care: A Review of the Empirical Data. *Evidence-Based Complementary and Alternative Medicine*, 2 (2) : 173-178.

Hogan, B. 1999. Music Therapy at the End-of-life: Searching for a Rite of Passage. In D. Aldridge (Ed.), *Music Therapy in Palliative Care: New Voices*, 68-81. London, UK: Jessica Kingsley Publishers.

Hollis, J. L. 2010. *Music at the End of Life: Easing the Pain and Preparing the Passage*. Santa Barbara, CA: Praeger. (ホリス『エンドオブライフ期の音楽―痛みを和らげ、旅立ちの準備に寄り添う』里村生英訳, ふくろう出版, 2014)

Horne-Thompson, A., & Grocke, D. 2008. The Effect of Music Therapy on Anxiety in Patients Who Are Terminally Ill. *Journal of Palliative Medicine*, 11 (4) : 582-90.

Horrigan, B. 2001. Conversations: Therese Schroeder-Sheker Music-Thanatology and Spiritual Care for the Dying. *Alternative Therapies in Health and Medicine*, 7 (1) : 68-

77.

———. 2005. Edge Runners: The Chalice of Repose Project. *Explore: The Journal of Science and Healing*, 1（3）: 166-167.

Magill, L. 1993. Music Therapy in Pain and Symptom Management. *Journal of Palliative Care*, 9（4）: 42-48.

———. 2009. The Spiritual Meaning of Pre-loss Music Therapy to Bereaved Caregivers of Advanced Cancer Patients, *Palliative and Supportive Care*, 7: 97-108.

McClean, S., Bunt, L., & Daykin, N. 2012. The Healing and Spiritual Properties of Music Therapy at Cancer Care Center. *Journal of Alternative Complement Medicine*, 18（4）: 402-407.

Morris, D. 2009. Music therapy. In B. Dossey & L. Keegan（Eds.）, *Holistic Nursing: A Handbook for Practice*（5th edition）: 327-246. Sudbury, MA: Jones and Partlett.

Munro, S. 1984. *Music Therapy in Palliative/ Hospice Care*. St. Louis, MO: MMB.（マンロー『ホスピスと緩和ケアにおける音楽療法』進士和恵訳, 音楽之友社, 1999）

Munro, S., & Mount, B. 1978. Music Therapy in Palliative Care. *Canadian Medical Association Journal*, 119（9）: 1029-1034.（マンロー『ホスピスと緩和ケアにおける音楽療法』進士和恵訳, 音楽之友社, 1999, 132-148）に邦訳転載）

Mullins, E. 2006. *Cluny: In Search of God's Lost Empire*. New York, NY: Blue Bridge.

Murfin, S. & Haberman, M. 2007. Building the Ship of Death: Part I. *Explore: The Journal of Science & Healing*, 3（6）: 619-622.

———. 2008. Building the Ship of Death: Part I. *Explore: The Journal of Science & Healing*, 4（1）: 70-73.

Nouwen, H.J.M. 1972. *The Wounded Healer: Ministry in Contemporary Society*. New York, NY: Doubleday.（ヌーウェン『傷ついた癒し人─苦悩する現代社会と牧会者』西垣二一・岸本和世訳, 日本基督教団出版局, 1981）

O'Callaghan, C., & Magill, L. 2009. Effect of Music Therapy on Oncologic Staff Bystanders: a Substantive Grounded Theory. *Palliative Support Care*, 7（2）: 219-228.

O'Callaghan, C., & McDermott, F. 2004. Music Therapy's Relevance in a Cancer Hospital Researched Through a Constructivist Lens. *Journal of Music Therapy*, 41（2）: 151-185.

O'Kelly, J. 2008. Saying It in Song: Music Therapy as a Career Support Intervention. *International Journal of Palliative Nursing*, 14（6）: 281-6.

Papineau, A. 1997. *Breaking up, down and through: Discovering Spiritual and Psychological Opportunities in Your Transitions*. Mahwah, NJ: Paulist Press.

Paxton, F. 1990. *Christianizing Death*. New York, NY: Cornell University Press.

———. 1993. *A Medieval Latin Death Ritual: The Monastic Customaries of Bernard and Ulrich of Cluny, Studies in Music-Thanatology 1*. Missoula, MT: St. Dunstan's Press.

———. 2012. Listening to the Monks of Cluny. In C. Chazelle, S. Doubleday, F. Lifshitz, & A.M. Remensnyder（Eds.）, *Why the Middle Ages Matter: Medieval Light on Modern*

Injustice, 41-53. New York, NY: Routledge.

Paxton, F. and Cochelin, I. 2013. *The Death Ritual at Cluny in the Central Middle Ages.* Turnhout, Belgium: Brepols.

Peck, M. 2009. An Interview with Therese Schroeder-Sheker. *The Harp Therapy Journal*, 14 (1) : 10-17.

Roberts, P. 2013. Journeys of the Heart. In H. Cox & P. Roberts, *The Harp and the Ferryman*, 81-188. Melbourne, Australia: Michelle Anderson Publishing.

Rykov, M., & Salmon, D. 1998. Bibliography for Music Therapy in Palliative Care, 1963-1997. *The American Journal of Hospice & Palliative Care*, 15 (3) : 174-80.

Salmon, D. 2001. Music Therapy as Psychospiritual Process in Palliative Care. *Journal of Palliative Care*, 17 (3) : 142-146.（サーモン＆バイテル・レイザー・プロダクション『歌の翼に―緩和ケアの音楽療法』生野里花訳，春秋社，2004, 55-73 に邦訳転載）

Schroeder-Sheker, T. 1992. Musical-Sacramental-Midwifery: the Use of Music in Death and Dying. In *Music, Medicine, and Miracles*, ed. Don Campbell, 18-35. Wheaton, IL: Quest Books.

――. 1993. Preface. In *A Medieval Latin Death Ritual: The Monastic Customaries of Bernard and Ulrich of Cluny*, by Frederick S. Paxton, xi-xiii. Missoula, MT: St. Dunstan's Press.

――. 1994. Music for the Dying: A Personal Account of the New Field of Music-Thanatology – History, Theories, and Clinical Narratives. *Journal of Holistic Nursing*, 12 (1) : 83-99.

――. 1998. Shaping a Sanctuary with Sound: Music-Thanatology and the Care of the Dying. *Pastoral Music*, 22 (3) : 26-41.

――. 2001. *Transitus: A Blessed Death in the Modern World.* Missoula, MT: St. Dunstan's Press.

――. 2002. The Last Note: Can Music Carry the Soul into a New Life? *Parabola*（summer）: 35-38.

――. 2005a. Prescriptive Music: Sounding Our Transitions. *Explore: The Journal of Science and Healing*, 1 (1) : 57-58.

――. 2005b. Contemplative Musicianship; Liminality & Music as an Organizing Force. In the Chalice of Repose Certificate in Contemplative Musicianship Distance Learning Program Online Lecture Material, CCM2 Module 1, posted June 13, 2005.

――. 2006.Narrative Medicine and Unresolved, End-of-Life Longing. *Explore: The Journal of Science and Healing*, 2 (2) : 169-171.

――. 2007a. Letting Go: The Paradox of Cultural Competence in End-of-Life Care. *Explore: The Journal of Science and Healing*, 3 (2) : 161-163.

――. 2007b. Subtle Signs of the Death Bed Vigil: Responding to Hearing-Impaired, Comatose, and Vegetative Patients. *Explore: the Journal of Science and Healing*, 3 (5) : 517-520.

――. 2009a. Principles of Prescriptive Music: PPM502 – the Second Octave. In the Chalice of Repose Project Music-Thanatology Program（MTH）Cycle 5 Online Lecture Material, MTH5 Module 2 posted on March 16, 2009.

――. 2009b. Principles of Prescriptive Music: PPM503. In the Chalice of Repose Project Music-Thanatology Program（MTH）Cycle 5 Online Lecture Material, MTH5 Module 3 posted on April 13, 2009.

Steindle-Rast, D. O.S.B. and Lebell, S. 1998. *Music of Silence: A Sacred Journey through the Hours of the Day.* Berkeley, CA: Seastone.

Teut, M., Dietrich, C., Deutz, B., Mittring, N. and Witt, C.M. 2014. Perceived Outcomes of Music Therapy with Body Tambura in End of Life Care – a Qualitative Pilot Study. *BMC Palliative Care*, 13（1）: 18.

アウグスティヌス，アウレリウス．1989.「音楽論」『アウグスティヌス著作集第三巻』，泉治典・原正幸訳，237-538．教文館．

安藤治．2007.「現代のスピリチュアリティ――その定義を巡って」安藤治・湯浅泰雄編『スピリチュアリティの心理学』，11-33．せせらぎ出版．

生田久美子．2005.「『知』の一様式としての『ケア』―ジェンダーの視座に立つ教育哲学からの提言」生田久美子編『ジェンダーと教育――理念・歴史の検討から政策の実現に向けて』，5-23．東北大学出版会．

――．2007.「「わざ」から「ケア」へ――「知識」とは何かを問いつづけて」生田久美子著『コレクション認知科学6「わざ」から知る』，175-199．東京大学出版会．

伊藤マミ・丸谷亜希子．2013.「緩和ケア病棟入院患者に対する初回音楽療法による患者のストレスの変化とセッション中の語りについての質的分析――パイロットスタディ」『日本音楽療法学会誌』12（1）: 56-64．

伊藤麻友子．2011.「ホスピス・緩和ケアにおける音楽療法――諸外国と我が国との比較から」『金城学院大学大学院人間生活学研究科論集』11: 11-23．

伊藤高章．2014.「スピリチュアルケアの三次元的構築」鎌田東二編『講座スピリチュアルケア学1 スピリチュアルケア』，16-40．ビイング・ネット・プレス．

井上ウィマラ・窪寺俊之．2009.『スピリチュアルケアのガイド――いのちを見まもる支援への実践』青海社．

大貫隆，名取四郎，宮本久雄，百瀬文明編．2002.『岩波キリスト教辞典』岩波書店．「命」（大貫隆・宮本久雄）「永遠の命」（大貫隆）「ペルソナ」（宮本久雄）「病者の塗油」（白浜満）「牧会（pastoral care）」（森野善右衛門）「神の休戦」（本寺廉太）「観想」（荻野弘之）「司牧」（岩島忠彦）「罪【罪の人間像】」（竹内裕）「霊魂」（加藤和弥）「ゆるし【秘跡】」（岩島忠彦）

オリエンス宗教研究所 2016「聖書と典礼」2016.5.15 号 : 4-5.

樫尾直樹．2012.『文化と霊性』慶応義塾大学出版会．

柏木哲夫・栗林文雄．2006『ホスピスのこころを語る――音楽が拓くスピリチュアルケア』一麦出版社．

金澤正剛. 1998.『中世音楽の精神史』講談社.

鎌田東二. 1995.『宗教と霊性』角川書店.

鎌田東二編. 2014.『講座スピリチュアルケア学 1 スピリチュアルケア』ビイング・ネット・プレス.

北川美歩, 桑名斉, 岡安大仁. 2009.「人生の最後を緩和ケア病棟で過ごした精神発達遅滞のあるがん患者の一事例——ウクレレや歌を通し自分の存在意義を見出した A 氏」『日本音楽療法学会誌』9（1）:36-43.

キッペス, ウォリデマール. 1999.『スピリチュアルケア』サンパウロ.

キャンベル, ドン. 1999.『モーツァルトで癒す』佐伯雄一訳, 日本文芸社.

ギリガン, キャロル. 1986.『もうひとつの声—男女の道徳観のちがいと女性のアイデンティティ』岩男寿美子監訳, 生田久美子・並木美智子訳, 川島書店.

久保田牧子, 北島正人, 西入晶子, 吉田芳子. 2007.「緩和ケアにおける音楽療法：死亡例から鑑みる, 患者と家族への効用と導入の時期」『日本芸術療法学会誌』36（1）: 142.

窪寺俊之. 2000.『スピリチュアルケア入門』三輪書店.

――. 2004.『スピリチュアルケア学序説』三輪書店.

――. 2008.『スピリチュアルケア概説』三輪書店.

窪寺俊之監修. 2012.『スピリチュアルケアの根底にあるもの——自分が癒され, 生かされるケア』遊戯社.

ゲイナー, ミッチェル・L. 2000.『音はなぜ癒すのか』上野圭一・菅原はるみ訳, 無名舎.

近藤里美. 2005.「言葉を超え, 音楽を感じるとき」『緩和ケア』15（5）: 475-408.

左近淑. 1990.『詩編をよむ』筑摩書房.

サック, キャロル. 2016.「死に逝く人により添う音楽——音楽死生学のとりくみ」（中山茂子訳）『礼拝と音楽』129: 19-21. 日本キリスト教団出版局.

里村生英. 2006.「霊性体験の深まりへのひびき・賛美・沈黙（静寂）の貢献について——All Saints Parish, Brookline での Celtic Holy Eucharist 体験を通して」『日本賛美歌学会紀要』2: 26-48.

――. 2009.「音楽死生学実践方法論の精神的基盤——11 世紀クリュニー修道院における死の看取りの儀式による肉体のケア・魂のキュア」『エリザベト音楽大学研究紀要』29: 31-41.

――. 2011.「終末期ケアにおける臨床音楽家のあり方について——音楽死生学実践家養成プログラムにおける contemplative musicianship を通して」『エリザベト音楽大学研究紀要』31: 23-36.

――. 2012.「終末期がん患者が音・音楽と関わることのスピリチュアルな意味についての一考察——音楽死生学の方法論を適用した生の音楽提供の事例を通して」『エリザベト音楽大学研究紀要』32: 1-13.

――. 2016a.「ミュージック・サナトロジーの地平からみたスピリチュアルケアの様相」『トランスパーソナル心理学／精神医学』15（1）: 43-61.

――. 2016b.「11 世紀クリュニー修道院の看取りの慣わしにみる死に逝く人へのケア

──ミュージック・サナトロジーに影響を与えたケアの精神性を中心として」『臨床死生学』21（1）: 58-67.

──. 2017a.「ミュージック・サナトロジーの方法論──関係性と変容のアートとして」『ホリスティック教育研究』20: 21-35.

──. 2017b.「音楽経験を通したスピリチュアルケア──ミュージック・サナトロジーの検討を通して」京都大学教育学研究科博士後期課程 学位申請論文

関口武彦. 2005.『クリュニー修道制の研究』南窓社.

柴田実・深谷美枝. 2011.『病院チャプレンによるスピリチュアルケア──宗教専門職の語りから学ぶ臨床実践』三輪書店.

島薗進. 1996.『精神世界のゆくえ──現代世界と新霊性運動』東京堂出版.

──. 2007.『スピリチュアリティの興隆──新霊性文化とその周辺』岩波書店.

──. 2012.『現代宗教とスピリチュアリティ』弘文堂.

──. 2014.「スピリチュアルケアと宗教」鎌田東二編『講座スピリチュアルケア学1 スピリチュアルケア』, 69-90. ビイング・ネット・プレス.

高木慶子. 2014.「現場から見たパストラルケアとスピリチュアルケア、グリーフケア」鎌田東二編『講座スピリチュアル学1 スピリチュアルケア』, 42-68. ビイング・ネット・プレス.

ターナー, ヴィクター・W. 1996.『儀礼の過程』新装版, 冨倉光雄訳, 新思索社.

谷山洋三. 2009a.「スピリチュアリティの構造─窪寺理論に日本の仏教者の視点を加える」窪寺俊之・平山孝裕編著『続・スピリチュアルケアを語る─医療・看護・福祉への新しい視点─』, 82-84. 関西学院大学出版会.

──. 2009b.「スピリチュアルケアと宗教的ケア」『緩和ケア』19（1）: 28-30.

──. 2014.「スピリチュアルケアの担い手としての宗教者─ビハーラ僧と臨床宗教師」鎌田東二編『講座スピリチュアルケア学1 スピリチュアルケア』, 125-143. ビイング・ネット・プレス.

デーケン, アルフォンス. 2011.『新版 死とどう向き合うか』NHK出版.

中山ヒサ子. 2001.「ターミナル期における音楽療法の臨床的意義──末期に関わった3例の記録より」『臨床死生学』6: 22-26.

中川吉晴. 2005.『ホリスティック臨床教育学──教育・心理療法・スピリチュアリティ』せせらぎ出版.

──. 2015.「ホリスティック教育とスピリチュアリティ」鎌田東二編『スピリチュアリティと教育』, 93-120. ビイング・ネット・プレス.

西平直. 2005.「からだ・いのち・無のはたらき──無の思想の地平から」『緩和ケア』15（5）: 552-555.

──. 2007.「スピリチュアリティ再考──ルビとしての『スピリチュアリティ』」安藤治・湯浅泰雄編『スピリチュアリティの心理学──心の時代の学問を求めて』, 71-90. せせらぎ出版.

──. 2013.「ケアと云わないケアの思想──ケア論が私たちに突き付けた問い」西平直編著『講座ケア3 ケアと人間──心理・教育・宗教』, 1-23. ミネルヴァ書房.

――. 2015.「無心のケアのために――断片ノート」京都大学こころの未来研究センター心身変容技法研究会『心身変容技法研究』4: 72-81.

日本カトリック典礼委員会編（1980）『カトリック儀式書 病者の塗油』カトリック中央協議会.

ノディングズ、ネル. 1997.『ケアリング――倫理と道徳の教育 女性の観点から』立山善康、清水重樹、新茂之、林泰成、宮崎宏志訳、晃洋書房.

濱野由美子、那須久美子、六波羅英子、谷美帆、河原歩. 2009.「外来がん化学療法患者の音楽療法による緩和ケアの評価」『済生』85（4）: 58-55.

ハリファックス、ジョアン. 2015.『死にゆく人とともにあること――マインドフルネスによる終末期ケア』中川吉晴、浦崎雅代、白居弘佳、小木曽由佳訳、春秋社.

ハーン、ハズラト・イナーヤト. 1998.『音の神秘―生命は音楽を奏でる』土取利行訳、平河出版社.

平山公子. 1978.「聖アウグスティヌスと古代ギリシャの音楽観」『福島大学教育学部論集』30号の2: 63-72.

平山正実. 2014.『死と向き合って生きる―キリスト教と死生学』教文館.

広川良典. 1997.『ケアを問い直す――〈深層の時間〉と高齢化社会』筑摩書房.

――. 2000.『ケア学――越境するケアへ』医学書院.

藤腹明子. 2010.「人の生き様、死に様に学ぶ死生観」『死生学年報 2010』、193-210.

ブルシア、ケネス・E. 2001.『音楽療法を定義する』生野里花訳、東海大学出版.

古田暁. 2000.『聖ベネディクトの戒律』すえもりブックス.

ベッカー、カール. 2014.「スピリチュアルケアとグリーフケアと医療」鎌田東二編『講座スピリチュアル学1 スピリチュアルケア』、144-166. ビイング・ネット・プレス.

マーティン、ジェーン・R. 1987.『女性にとって教育とはなんであったか―教育思想家たちの会話』村井実監訳 坂本辰朗・坂上道子訳、東洋館出版社.

――. 2007.『スクールホーム――〈ケア〉する学校』生田久美子訳、東京大学出版会.

ミラー、ジョン・P. 2010.『魂にみちた教育――子どもと教師のスピリチュアリティを育む』中川吉晴監訳、晃洋書房.

ムーア、トーマス. 2001.『内なる惑星――ルネサンスの心理占星学』鏡リュウジ訳、青土社.

村田久之. 2005.「終末期患者のスピリチュアルペインとそのケア――現象学的アプローチによる解明」『緩和ケア』15（5）: 385-390.

――. 2011.「終末期がん患者のスピリチュアルペインとそのケア」『日本ペインクリニック学会誌』18（1）: 1-8.

ラドシー、E. & ボイル、J. 1985.『音楽行動の心理学』徳丸吉彦、藤田芙美子、北川純子訳、音楽之友社.

若尾裕. 1997.「この世で最後に聴く音楽」『春秋』385: 21-24. 春秋社.

――. 2000.『奏でることの力』春秋社.

涌水理恵. 2008.「在宅療養患者とその家族を対象とした音楽療法介入の試み――患者のQOLの向上に焦点を当てて」『医療と社会』18（3）: 361-376.

CHALICE OF REPOSE PROJECT: THE VOICE OF MUSIC-THANATOLOGY. Home-page online. Available from https://chaliceofrepose.org（accessed February 18, 2021）.
JELA.「リラ・プレカリア（祈りのたて琴）」Online. Available from https://www.jela.or.jp/lyraprecaria/（accessed February 18, 2021）.
Music-Thanatology Association International. Home-page online. Available from https://www.mtai.org/（accessed February 18, 2021）.
日本ホスピス緩和ケア協会.「ホスピス緩和ケアの歴史と定義 WHO（世界保健機関）の緩和ケアの定義（2002 年）」Online. Available from https://www.hpcj.org/what/definition.html#:（accessed February 18, 2021）.
PubMed online. Available from http://www.ncb.nlm.nih.gov/pubmed/?term=music+therapy+palliative+care（accessed February 18, 2021）

索 引

プロフィール

里村 生英（SATOMURA, Ikue）

1961 年生まれ。広島大学教育学研究科（博士課程前期）修了後、1991 年より大学専任教員として、「人間と音楽のかかわり」に関する授業と研究に従事。90 年代、親友の夭折、阪神・淡路大震災、地下鉄日比谷線脱線事故を相次いで体験し、スピリチュアリティを強く意識させられるようになる。2001 年、一大決心のもと、米国に留学。人間存在の根本理論と癒しの方法について学ぶ。帰国後、「音楽経験とスピリチュアルケア」についての研究を本格化させ、のちに The Chalice of Repose Project, Music-Thanatology Contemplative Musicianship（Distant-Learning）Program 修了。2017 年、京都大学教育学研究科博士後期課程修了。博士（教育学）。翻訳書に、J. L. ホリス『エンドオブライフ期の音楽：痛みを和らげ、旅立ちの準備に付き添う』（ふくろう出版）、『音楽的成長と発達：誕生から 6 歳まで』〔共訳〕（渓水社）がある。現在、上智大学グリーフケア研究所非常勤講師。

ミュージック・サナトロジー
やわらかなスピリチュアルケア

2021 年 5 月 20 日　初版第 1 刷発行

著　　者＝里村生英
発行者＝神田　明
発行所＝株式会社　春秋社
　　　　　〒101-0021 東京都千代田区外神田 2-18-6
　　　　　電話　（03）3255-9611（営業）・（03）3255-9614（編集）
　　　　　振替　00180-6-24861
　　　　　https://www.shunjusha.co.jp/
装　　丁＝本田　進
印刷・製本＝萩原印刷株式会社